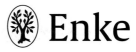

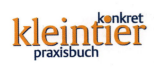

Leitsymptome beim Kaninchen

Diagnostischer Leitfaden und Therapie

Anja Ewringmann

211 Abbildungen, 33 Tabellen

Enke Verlag · Stuttgart

Bibliografische Information
Der Deutschen Bibliothek

Die Deutsche Bibliothek verzeichnet diese Publikation in der Deutschen Nationalbibliographie; detaillierte bibliografische Daten sind im Internet über http://dnb.ddb.de abrufbar.

Anschrift der Autorin:

Dr. med. vet. Anja Ewringmann
Nuthestraße 5b
14513 Teltow

© 2005 Enke Verlag in
MVS Medizinverlage Stuttgart GmbH & Co. KG
Oswald-Hesse-Str. 50, D-70469 Stuttgart

Unsere Homepage: www.enke.de

Printed in Germany

Eine Veröffentlichung der Redaktion
der Zeitschrift kleintier konkret
Enke Verlag in
MVS Medizinverlage Stuttgart GmbH & Co. KG

Umschlaggestaltung: Thieme Verlagsgruppe
Umschlaggrafik: Susanne Brenner, Offenbach
Satz: Fotosatz Sauter, Donzdorf
Druck: druckhaus köthen, Köthen

ISBN 3-8304-1020-4   1 2 3 4 5 6

Wichtiger Hinweis:
Wie jede Wissenschaft ist die Veterinärmedizin ständigen Entwicklungen unterworfen. Forschung und klinische Erfahrung erweitern unsere Kenntnisse, insbesondere was Behandlung und medikamentöse Therapie anbelangen. Soweit in diesem Werk eine Dosierung oder eine Applikation erwähnt wird, darf der Leser zwar darauf vertrauen, dass Autoren, Herausgeber und Verlag große Sorgfalt darauf verwandt haben, dass diese Angabe dem **Wissensstand bei Fertigstellung des Werkes entspricht.**

Für Angaben über Dosierungsanweisungen und Applikationsformen kann vom Verlag jedoch keine Gewähr übernommen werden. **Jeder Benutzer ist angehalten,** durch sorgfältige Prüfung der Beipackzettel der verwendeten Präparate – gegebenenfalls nach Konsultation eines Spezialisten – festzustellen, ob die dort gegebene Empfehlung für Dosierungen oder die Beachtung von Kontraindikationen gegenüber der Angabe in diesem Buch abweicht. Eine solche Prüfung ist besonders wichtig bei selten verwendeten Präparaten oder solchen, die neu auf den Markt gebracht worden sind. Vor der Anwendung bei Tieren, die der Lebensmittelgewinnung dienen, ist auf die in den einzelnen deutschsprachigen Ländern unterschiedlichen Zulassungen und Anwendungsbeschränkungen zu achten. **Jede Dosierung oder Applikation erfolgt auf eigene Gefahr des Benutzers.** Autoren und Verlag appellieren an jeden Benutzer, ihm etwa auffallende Ungenauigkeiten dem Verlag mitzuteilen

Geschützte Warennamen (Warenzeichen ®) werden **nicht immer** besonders kenntlich gemacht. Aus dem Fehlen eines solchen Hinweises kann also nicht geschlossen werden, dass es sich um einen freien Warennamen handelt.

Das Werk, einschließlich aller seiner Teile, ist urheberrechtlich geschützt. Jede Verwendung ist ohne Zustimmung des Verlages außerhalb der engen Grenzen des Urheberrechtsgesetzes unzulässig und strafbar. Das gilt insbesondere für Vervielfältigungen, Übersetzungen, Mikroverfilmungen oder die Einspeicherung und Verarbeitung in elektronischen Systemen.

Vorwort

In den letzten Jahren haben sich die wissenschaftlichen Erkenntnisse auf dem Gebiet der Heimtiermedizin stetig weiterentwickelt. Auch der Stellenwert des Kaninchens als Heimtier hat sich gewandelt. Waren diese Tiere vor einigen Jahren noch typische „Kindertiere", so werden sie mittlerweile zunehmend als echtes „Familienmitglied", vergleichbar mit Hund und Katze, angesehen. Kaninchenbesitzer stellen demzufolge immer höhere Ansprüche an die tierärztliche Betreuung sowie an die Diagnostik und Therapie von Erkrankungen.

Dieses Buch soll daher möglichst praxisnah häufig vorkommende Symptome bei Kaninchen aufarbeiten. Zu jedem Leitsymptom werden die wichtigsten Differentialdiagnosen und sinnvolle diagnostische Maßnahmen aufgezeigt. Dabei wird besonderer Wert darauf gelegt den diagnostischen Weg so zu beschreiben, dass eine Durchführung unter Praxisbedingungen erleichtert wird. Besonderes Augenmerk wird weiterhin auf die Befundinterpretation gelegt. Durch Tabellen mit Normwerten und eine Vielzahl von Röntgenbildern soll die Interpretation von Befunden erleichtert werden.

Letztlich werden die Erkrankungen der einzelnen Leitsymptome, angefangen mit ihrer Ätiologie und Klinik, über die Diagnostik, bis hin zur Therapie und Prognose ausführlich besprochen.

Herzlich bedanken möchte ich mich bei einigen Kollegen, ohne deren Unterstützung die Fertigstellung dieses Buches nicht möglich gewesen wäre: Dr. Bettina Schunack, Prof. Eberhard Schein, Dr. Petra Kattinger und Dr. Friedrich Roes danke ich für die Bereitstellung von Fotos. Bei Dr. Barbara Glöckner und Thorsten Schäfer möchte ich mich für ihr unermüdliches Korrekturlesen und Einscannen von Dias bedanken.
Für die Möglichkeit dieses Projekt zu realisieren gilt mein Dank dem Enke Verlag, insbesondere Frau Dr. Ulrike Arnold, Frau Sigrid Unterberg und Frau Heike Listmann, die, begonnen bei der Konzeptentwicklung bis hin zum Layout, mir stets mit Rat und Tat zur Seite standen.

Ich hoffe, dass das Buch in der täglichen Praxis tatsächlich eine Hilfestellung sein kann und möchte alle Leser ausdrücklich dazu auffordern, Anregungen und Verbesserungsvorschläge anzubringen.

Teltow, im Oktober 2004

Anja Ewringmann

Abkürzungsverzeichnis

BU = bakteriologische Untersuchung
d = Tag
EL = Esslöffel
h = Stunde
Histo = histologische Untersuchung
Rö = Röntgenuntersuchung
Sono = Sonografie
US = Untersuchung

88 = Verweis auf das Medikamentenverzeichnis im Anhang, hier Medikament Nr. 88

❶ = Verweis auf Kap. 2.1 Leitsymptom Dyspnoe
❷ = Verweis auf Kap. 2.2 Leitsymptom Durchfall
❸ = Verweis auf Kap. 2.3 Leitsymptom Augenveränderungen
❹ = Verweis auf Kap. 2.4 Leitsymptom Umfangsvermehrung an Kopf und/oder Hals
❺ = Verweis auf Kap. 2.5 Leitsymptom Schmerzen oder Umfangsvermehrung im kranialen Abdomen
❻ = Verweis auf Kap. 2.6 Leitsymptom Schmerzen oder Umfangsvermehrung im kaudalen Abdomen
❼ = Verweis auf Kap. 2.7 Leitsymptom Umfangsvermehrung im Anogenitalbereich
❽ = Verweis auf Kap. 2.8 Leitsymptom umfangsvermehrtes Gesäuge
❾ = Verweis auf Kap. 2.9 Leitsymptom Vaginalausfluss
❿ = Verweis auf Kap. 2.10 Leitsymptom Urinveränderungen
⓫ = Verweis auf Kap. 2.11 Leitsymptom Polydipsie, Polyurie
⓬ = Verweis auf Kap. 2.12 Leitsymptom neurologische Ausfallerscheinungen
⓭ = Verweis auf Kap. 2.13 Leitsymptom Lahmheit
⓮ = Verweis auf Kap. 2.14 Leitsymptom Fell- und Hautveränderungen
⓯ = Verweis auf Kap. 2.15 Leitsymptom Abmagerung
⓰ = Verweis auf Kap. 2.16 Unspezifische Symptomatik
⓱ = Verweis auf Kap. 2.17 Schock

Inhalt

Vorwort V

Abkürzungsverzeichnis VI

1   Allgemeinuntersuchung 1

1.1 Anamnese 1
1.1.1 **Allgemeines** 1
1.1.2 **Signalement** 1
1.1.3 **Allgemeine Anamnese** 2
1.1.4 **Spezielle Anamnese** 3

1.2 Klinische Untersuchung 4
1.2.1 **Adspektion** 4
1.2.2 **Palpation** 7
1.2.3 **Auskultation** 7
1.2.4 **Körpertemperatur** 8

2   Leitsymptome, Diagnostik und Therapie 9

2.❶ Dyspnoe 9
2.1.1 **Tierartliche Besonderheiten** 9
2.1.2 **Sofortmaßnahmen** 10
2.1.3 **Wichtige Ursachen** 11
2.1.3.1 Übersicht 11
2.1.3.2 Diagnostischer Leitfaden: Dyspnoe 12
　　　　▪ Besonderes Augenmerk bei der Anamnese 16
　　　　▪ Besonderes Augenmerk bei der klinischen Allgemeinuntersuchung 16
　　　　▪ Diagnosesicherung durch weiterführende Untersuchungen 17
2.1.3.3 Erkrankungen 17
　　　　▪ Kaninchenschnupfen (Rhinitis contagiosa curiculi) 17
　　　　▪ Lungenabszess 19
　　　　▪ Rabbit Hemorrhagic Disease (RHD) 20
　　　　▪ Myxomatose 20
　　　　▪ Neoplasien der Lunge 21
　　　　▪ Septikämie 22
　　　　▪ Hitzschlag 22
　　　　▪ Oronasale Fistel 23
　　　　▪ Herzerkrankungen 24
　　　　▪ Erkrankungen des Magen-Darm-Trakts 24
　　　　▪ Anaphylaxie 25
　　　　▪ Allergie 25
　　　　▪ Zwerchfellruptur 26
　　　　▪ Lungenblutung 27

2.❷ Durchfall ... 28
- **2.2.1 Tierärztliche Besonderheiten** ... 28
- **2.2.2 Sofortmaßnahmen, Therapiegrundsätze** ... 29
- **2.2.3 Wichtige Ursachen** ... 30
- 2.2.3.1 Übersicht ... 31
- 2.2.3.2 Diagnostischer Leitfaden: Durchfall ... 32
  - Besonderes Augenmerk bei der Anamnese ... 36
  - Besonderes Augenmerk bei der klinischen Untersuchung ... 36
  - Diagnosesicherung durch weiterführende Untersuchungen ... 36
- 2.2.3.3 Erkrankungen ... 37
  - Zahnerkrankungen ... 37
  - Fütterungsfehler ... 38
  - Infektionen des Magen-Darm-Trakts ... 39
  - Darmmykose ... 39
  - Bakterielle Enteritis ... 39
  - Kokzidiose ... 41
  - *Passalurus ambiguus*-Befall ... 42
  - Magenwurm-Befall ... 42
  - *Trichostrongylus retortaeformis*-Befall ... 43
  - Bandwurm-Befall ... 43
  - Virusenteritis ... 44
  - Erkrankungen, die mit Inappetenz einhergehen ... 44
  - Antibiotikaintoxikation ... 45
  - Vergiftungen ... 45

2.❸ Augenveränderungen ... 47
- **2.3.1 Tierärztliche Besonderheiten** ... 47
- **2.3.2 Sofortmaßnahmen, Therapiegrundsätze** ... 47
- **2.3.3 Wichtige Ursachen** ... 48
- 2.3.3.1 Übersicht ... 49
- 2.3.3.2 Diagnostischer Leitfaden: Augenveränderungen ... 50
  - Besonderes Augenmerk bei der Anamnese ... 54
  - Besonderes Augenmerk bei der klinischen Untersuchung ... 54
  - Diagnosesicherung durch weiterführende Untersuchungen ... 54
- 2.3.3.3 Erkrankungen ... 55
  - Konjunktivitis ... 55
  - Dacryocystitis ... 56
  - Keratitis ... 57
  - Uveitis ... 58
  - Phakoklastische Uveitis ... 59
  - Glaukom ... 60
  - Exophthalmus ... 60
  - Nickhautdrüsenhyperplasie ... 62
  - Pterygium conjunctivae ... 62
  - Katarakt ... 63

2.❹ Umfangsvermehrung an Kopf und/oder Hals ... 65
- **2.4.1 Tierärztliche Besonderheiten** ... 65
- **2.4.2 Sofortmaßnahmen** ... 65
- **2.4.3 Wichtige Ursachen** ... 65
- 2.4.3.1 Übersicht ... 65
- 2.4.3.2 Diagnostischer Leitfaden: Umfangsvermehrung an Kopf und/oder Hals ... 66

	▪ Besonderes Augenmerk bei der Anamnese	68
	▪ Besonderes Augenmerk bei der klinischen Untersuchung	68
	▪ Diagnosesicherung durch weiterführende Untersuchungen	68
2.4.3.3	Erkrankungen	69
	▪ Kieferabszesse	69
	▪ Weichteilabszesse	71
	▪ Myxomatose	71
	▪ Allergische Reaktionen	72
	▪ Knochentumor	73
	▪ Leukose	73

2.5 Schmerzen und/oder Umfangsvermehrung im kranialen Abdomen — 74

2.5.1	**Tierartliche Besonderheiten**	74
2.5.2	**Sofortmaßnahmen**	74
2.5.3	**Wichtige Ursachen**	74
2.5.3.1	Übersicht	75
2.5.3.2	Diagnostischer Leitfaden: Schmerzen und/oder Umfangsvermehrung im kranialen Abdomen	76
	▪ Besonderes Augenmerk bei der Anamnese	78
	▪ Besonderes Augenmerk bei der klinischen Untersuchung	78
	▪ Diagnosesicherung durch weiterführende Untersuchungen	78
2.5.3.3	Erkrankungen	78
	▪ Magentympanie	78
	▪ Magenüberladung	81
	▪ Fettleber	83
	▪ Stauungsleber	84
	▪ Leberkokzidiose	84
	▪ Traumatische Hepatitis	85
	▪ Infektiöse Hepatitis	85
	▪ Leukose	85

2.6 Schmerzen und/oder Umfangsvermehrung im kaudalen Abdomen — 86

2.6.1	**Tierartliche Besonderheiten**	86
2.6.2	**Sofortmaßnahmen**	86
2.6.3	**Wichtige Ursachen**	87
2.6.3.1	Übersicht	87
2.6.3.2	Diagnostischer Leitfaden: Schmerzen und/oder Umfangsvermehrung im kaudalen Abdomen	88
	▪ Besonderes Augenmerk bei der Anamnese	92
	▪ Besonderes Augenmerk bei der klinischen Untersuchung	92
	▪ Diagnosesicherung durch weiterführende Untersuchungen	93
2.6.3.3	Erkrankungen	93
	▪ Darmtympanie	93
	▪ Obstipation	95
	▪ Zystitis	96
	▪ Urolithiasis, Nephrolithiasis	96
	▪ Nephritis	97
	▪ Nierentumor	98
	▪ Erkrankungen der Gebärmutter	99
	▪ Neoplasien anderer innerer Organe	101
	▪ Intraabdominale Abszesse	101

2.7 Umfangsvermehrung im Anogenitalbereich ... 102

- 2.7.1 **Tierartliche Besonderheiten** ... 102
- 2.7.2 **Sofortmaßnahmen** ... 102
- 2.7.3 **Wichtige Ursachen** ... 103
  - 2.7.3.1 Übersicht ... 103
  - 2.7.3.2 Diagnostischer Leitfaden: Umfangsvermehrung im Anogenitalbereich ... 104
    - Besonderes Augenmerk bei der Anamnese ... 108
    - Besonderes Augenmerk bei der klinischen Untersuchung ... 108
    - Diagnosesicherung durch weiterführende Untersuchungen ... 109
  - 2.7.3.3 Erkrankungen ... 109
    - Myiasis ... 109
    - Entzündung der Inguinaldrüsen ... 110
    - Myxomatose ... 110
    - Spirochätose (Kaninchensyphilis) ... 111
    - Harnröhrensteine ... 111
    - Papillomatose ... 113
    - Präputialödem, Penisprolaps, Bissverletzungen des Penis ... 113
    - Orchitis, Epididymitis ... 114
    - Hodentumoren ... 114

2.8 Umfangsvermehrtes Gesäuge ... 116

- 2.8.1 **Tierartliche Besonderheiten** ... 116
- 2.8.2 **Therapiegrundsätze** ... 116
- 2.8.3 **Wichtige Ursachen** ... 117
  - 2.8.3.1 Übersicht ... 117
  - 2.8.3.2 Diagnostischer Leitfaden: Umfangsvermehrtes Gesäuge ... 118
    - Besonderes Augenmerk bei der Anamnese ... 120
    - Besonderes Augenmerk bei der klinischen Untersuchung ... 120
    - Diagnosesicherung durch weiterführende Untersuchung ... 120
  - 2.8.3.3 Erkrankungen ... 121
    - Scheinträchtigkeit ... 121
    - Gesäugetumoren ... 121
    - Gesäugehyperplasie ... 122
    - Mastitis ... 122
    - Gesäugeabszess ... 123
    - Gynäkomastie ... 123

2.9 Vaginalausfluss ... 125

- 2.9.1 **Tierartliche Besonderheiten** ... 125
- 2.9.2 **Sofortmaßnahmen** ... 127
- 2.9.3 **Wichtige Ursachen** ... 127
  - 2.9.3.1 Übersicht ... 127
  - 2.9.3.2 Diagnostischer Leitfaden: Vaginalausfluss ... 128
    - Besonderes Augenmerk bei der Anamnese ... 130
    - Besonderes Augenmerk bei der klinischen Untersuchung ... 130
    - Diagnosesicherung durch weiterführende Untersuchungen ... 130
  - 2.9.3.3 Erkrankungen ... 131
    - Endometriale Hyperplasie, Hämometra ... 131
    - Uterustumor ... 133
    - Hydrometra, Mukometra ... 133
    - Pyometra ... 134

	▬ Geburtsstörungen	135
	▬ Scheidentumor	136

2.⑩ Urinveränderungen 137
2.10.1 Tierartliche Besonderheiten 137
2.10.2 Sofortmaßnahmen 138
2.10.3 Wichtige Ursachen 138
2.10.3.1 Übersicht 139
2.10.3.2 Diagnostischer Leitfaden: Urinveränderungen 140
▬ Besonderes Augenmerk bei der Anamnese 144
▬ Besonderes Augenmerk bei der klinischen Allgemeinuntersuchung 144
▬ Diagnosesicherung durch weiterführende Untersuchungen 145
2.10.3.3 Erkrankungen 145
▬ Zystitis 145
▬ Akute Niereninsuffizienz 146
▬ Chronische Niereninsuffizienz 147
▬ Urolithiasis, Nephrolithiasis 148
▬ Gebärmuttererkrankungen 151

2.⑪ Polydipsie, Polyurie 153
2.11.1 Tierartliche Besonderheiten 153
2.11.2 Sofortmaßnahmen 153
2.11.3 Wichtige Ursachen 153
2.11.3.1 Übersicht 153
2.11.3.2 Diagnostischer Leitfaden: Polydipsie, Polyurie 154
▬ Besonderes Augenmerk bei der Anamnese 156
▬ Besonderes Augenmerk bei der klinischen Untersuchung 156
▬ Diagnosesicherung durch weiterführende Untersuchungen 156
2.11.3.3 Erkrankungen 157
▬ Diabetes mellitus 157
▬ Chronische Niereninsuffizienz 158
▬ Haltungsbedingte Polydipsie 159
▬ Fütterungsbedingte Polydipsie 159
▬ Kortisoninduzierte Polydipsie 160

2.⑫ Neurologische Ausfallerscheinungen 161
2.12.1 Tierartliche Besonderheiten 161
2.12.2 Sofortmaßnahmen 161
2.12.3 Wichtige Ursachen 161
2.12.3.1 Übersicht 162
2.12.3.2 Diagnostischer Leitfaden: Neurologische Ausfallerscheinungen 164
▬ Besonderes Augenmerk bei der Anamnese 170
▬ Besonderes Augenmerk bei der klinischen Untersuchung 171
▬ Diagnosesicherung durch weiterführende Untersuchungen 172
2.12.3.3 Erkrankungen 172
▬ Encephalitozoonose 172
▬ Otitis media/interna 175
▬ Toxoplasmose 177
▬ Schädeltrauma, Schädelfraktur 177
▬ Gehirntumor 178
▬ Wirbelsäulentrauma, Rückenmarkläsion 179
▬ Entzündungen/Abszesse im Rückenmark 180

- Neoplasien der Wirbelsäule 180
- Degenerative Wirbelsäulenerkrankungen 181
- Meningitis 182
- Hitzschlag 182
- Vergiftung 182
- Hypokalzämie, Hypoglykämie 183
- Trächtigkeitstoxikose 184
- Septikämie 185
- Hepatopathien 185
- Nephropathien 186
- Herzerkrankungen 187

2.13 Lahmheit 189
2.13.1 Tierartliche Besonderheiten 189
2.13.2 Sofortmaßnahmen 190
2.13.3 Wichtige Ursachen 190
2.13.3.1 Übersicht 191
2.13.3.2 Diagnostischer Leitfaden: Lahmheit 192
- Besonderes Augenmerk bei der Anamnese 194
- Besonderes Augenmerk bei der klinischen Untersuchung 194
- Diagnosesicherung durch weiterführende Untersuchungen 194

2.13.3.3 Erkrankungen 195
- Traumatische Fraktur 195
- Weichteiltrauma 198
- Krallenverletzung, Krallenabriss 199
- Pododermatitis ulcerosa (Sohlengeschwür) 199
- Ellenbogengelenkluxation 200
- Hüftgelenkluxation 201
- Arthritis 202
- Pathologische Fraktur 202
- Osteodystrophie 203
- Osteomyelitis 204
- Knochentumor 204

2.14 Fell- und Hautveränderungen 206
2.14.1 Tierartliche Besonderheiten 206
2.14.2 Therapiegrundsätze 206
2.14.3 Wichtige Ursachen 207
2.14.3.1 Übersicht 207
2.14.3.2 Diagnostischer Leitfaden: Fell- und Hautveränderungen 208
- Besonderes Augenmerk bei der Anamnese 212
- Besonderes Augenmerk bei der klinischen Untersuchung 213
- Diagnosesicherung durch weiterführende Untersuchungen 213

2.14.3.3 Erkrankungen 214
- Scheinträchtigkeit 214
- Rohfasermangel 214
- Nekrotisierende Dermatitis 215
- Cheyletiellose 215
- Ohrräude 216
- Demodikose 217
- *Ornithonyssus bacoti*-Befall 218
- Flohbefall 219

	Läusebefall	219
	Dermatomykose	220
	Bakterielle Dermatitis	221
	Spirochätose (Kaninchensyphilis)	221
	Bissverletzungen	222
	Spritzennekrosen	223
	Allergie	224

2.⑮ Abmagerung ... 226
2.15.1 Tierartliche Besonderheiten ... 226
2.15.2 Sofortmaßnahmen ... 226
2.15.3 Wichtige Ursachen ... 226
2.15.3.1 Übersicht ... 227
2.15.3.2 Diagnostischer Leitfaden: Abmagerung ... 228
    ▪ Besonderes Augenmerk bei der Anamnese ... 230
    ▪ Besonderes Augenmerk bei der klinischen Untersuchung ... 230
    ▪ Diagnosesicherung durch weiterführende Untersuchungen ... 231
2.15.3.3 Erkrankungen ... 231
    ▪ Zahn- und Kiefererkrankungen ... 231
    ▪ Herzerkrankungen ... 234
    ▪ Chronische Niereninsuffizienz ... 236
    ▪ Chronische Enteritis ... 237
    ▪ Diabetes mellitus ... 237
    ▪ Altersbedingte Gewichtsabnahmen ... 238
    ▪ Stressbedingte Gewichtsabnahmen ... 238
    ▪ Fütterungsbedingte Kachexie ... 239
    ▪ Leukose ... 239
    ▪ Pseudotuberkulose (Rodentiose, Nagerpest) ... 240
    ▪ Tularämie ... 240

2.⑯ Unspezifische Symptomatik ... 241
2.16.1 Allgemeines ... 241
2.16.2 Therapiegrundsätze ... 241
2.16.3 Wichtige Ursachen ... 242
2.16.4 Anamnese ... 243
2.16.5 Klinische Untersuchung ... 243
2.16.6 Weiterführende Untersuchungen ... 244

2.⑰ Schock ... 245
2.17.1 Sofortmaßnahmen ... 245
2.17.2 Therapiegrundsätze ... 245

3 Weiterführende Untersuchungen ... 247

3.1 Blutuntersuchung ... 247
3.1.1 Blutentnahme ... 247
3.1.2 Hämatologie ... 248
3.1.3 Blutchemische Parameter ... 250
3.1.3.1 Enzyme ... 250
3.1.3.2 Elektrolyte ... 250
3.1.3.3 Sonstige Blutwerte ... 251
3.1.4 Serologische Untersuchung ... 251

3.2	**Harnuntersuchung**	253
3.2.1	**Harngewinnung**	253
3.2.2	**Harnanalyse**	254
3.2.2.1	Makroskopische Untersuchung	254
3.2.2.2	Sensorische Untersuchung	254
3.2.2.3	Chemische Untersuchung	254
3.2.2.4	Physikalische Untersuchung	254
3.2.2.5	Mikroskopische Untersuchung	254
3.3	**Kotuntersuchung**	256
3.4	**Röntgendiagnostik**	257
3.4.1	**Allgemeines**	257
3.4.2	**Technische Voraussetzungen**	257
3.4.3	**Lagerung und Durchführung**	257
3.4.4	**Interpretation von Röntgenaufnahmen**	258
3.4.4.1	Thorax	258
3.4.4.2	Abdomen	259
3.4.4.3	Schädel	262
3.4.5	**Kontrastmitteluntersuchung**	263
3.5	**Ultraschalldiagnostik**	264
3.5.1	**Abdominale Sonografie**	264
3.5.2	**Echokardiografie**	265
3.6	**Elektrokardiografie (EKG)**	266
3.7	**Dermatologische Diagnostik**	267
3.7.1	**Parasitologische Untersuchungen**	267
3.7.2	**Mykologische Untersuchungen**	267
3.7.3	**Bakteriologische Untersuchungen**	267
3.7.4	**Histologische Untersuchungen**	267
3.8	**Neurologische Untersuchung**	268

Anhang ... 269

Medikamentenverzeichnis ... 269

Abbildungsnachweis ... 279

Sachregister ... 280

1 Allgemeinuntersuchung

1.1 Anamnese

1.1.1 Allgemeines

Kaninchen sind Fluchttiere, die Krankheitssymptome meist lange verstecken. In freier Wildbahn werden sie andernfalls schnell Opfer von Raubtieren und Beutegreifern und können zudem die Stellung in ihrer Kolonie nicht behaupten. Dem Tierarzt werden Kaninchen daher oft erst in fortgeschrittenen Krankheitsstadien vorgestellt. Erschwerend kommt hinzu, dass Kaninchen, als klassische „Käfigtiere", von ihren Besitzern oft nur unzureichend beobachtet werden. Daher ist eine sorgfältige Anamneseerhebung äußerst wichtig.

1.1.2 Signalement

- Rasse
- Alter
- Geschlecht
- Gewicht

Die **Rasse** des Kaninchens ist in den meisten Fällen von untergeordneter Bedeutung, allerdings bestehen für einige Krankheiten gewisse Rassedispositionen. So sind langhaarige Kaninchen (Angora- und Fuchskaninchen, Cashmere-Widder) besonders gefährdet für eine Bezoarbildung im Magen. Kurzköpfige Kaninchen scheinen häufiger unter genetisch bedingten Zahnfehlstellungen zu leiden. Widder weisen, aufgrund ihrer hängenden Ohren, eine Prädisposition für abszedierende Entzündungen der Gehörgänge auf.
Bestimmte Erkrankungen weisen **Alter**sdispositionen auf. So kommen z. B. klinisch manifeste Kokzidiosen v. a. bei Jungtieren vor. Tumore der Gebärmutter sind fast ausschließlich bei Häsinnen ab einem Alter von 4–5 Jahren zu erwarten. Bei Jungtieren sollten die Zähne weiß sein und gerade stehen, beim älteren Tier kommt es nach und nach zum Abkippen der Backenzähne (oben nach buccal, unten nach lingual) und sie färben sich gelblicher. Ein schlechtes Fütterungsregime (aber auch genetische Veranlagung) können Zahnqualität und -stellung jedoch schon bei 2- bis 3-Jährigen stark beeinträchtigen.

Auch bezüglich des **Geschlechts** kommen gewisse Prädispositionen vor. So treten beispielsweise Lun-

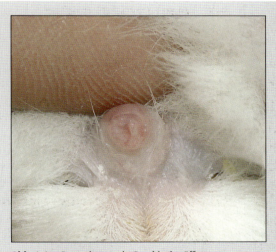

Abb. 1.1 a Rammler, runde Geschlechtsöffnung.

Abb. 1.1 b Häsin, schlitzförmige Geschlechtsöffnung.

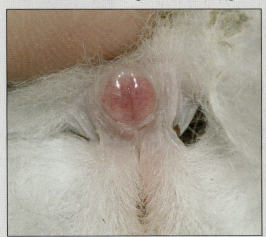

1.1 Anamnese

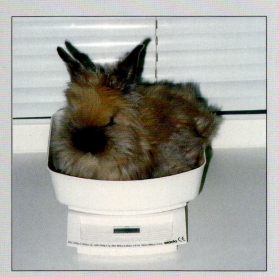

Abb. 1.2 Waage für kleine Heimtiere.

1.1.3 Allgemeine Anamnese

- Herkunft
- Haltung
- Fütterung
- Impfstatus
- Frühere Erkrankungen

Die **Herkunft** des Kaninchens sollte besonders bei neu erworbenen Tieren erfragt werden. Tiere aus Großzuchten leiden wesentlich häufiger unter Parasitosen als Kaninchen aus privater Haltung.
Bezüglich der **Haltungsbedingungen** sind folgende Punkte von Interesse:
- Innen- oder Außenhaltung: Infektionsmöglichkeiten durch Wildkaninchen oder Wildnager, Angriffe durch Raubtiere
- Einzelhaltung oder Gruppenhaltung/mit anderer Tierart vergesellschaftet
- Der Käfig für zwei kleinere Kaninchen darf eine Mindestgröße von 120 × 60 cm nicht unterschreiten
- Als Einstreumaterial eignen sich handelsübliche Holzspäne, Holzgranulat, Strohpresspellets, Hanfstreu, Stroh und Heu. Manche Kaninchen entwickeln Allergien gegen die übliche Kleintierstreu.

Katzenstreu ist als Einstreu, auch für die Toilettenecke, absolut ungeeignet, da sie bei Aufnahme im Darm verklumpen kann und zudem zu starker Staubentwicklung führt.

- Käfiginventar muss aus Holz bestehen, Futternäpfe aus Keramik oder Ton. Plastik kann, auch in winzigen Anteilen, zu Verletzungen der Darmschleimhaut führen. Angenagte Plastikgegenstände sind zudem sehr scharfkantig und bergen ebenfalls ein Verletzungsrisiko.
- Der Käfig sollte an einem hellen, ruhigen und zugfreien Standort untergebracht sein. Bei Wohnungshaltung ist darauf zu achten, dass der Käfig keiner direkten Sonnenstrahlung ausgesetzt ist (Hitzschlaggefahr). Auch Außenkäfige dürfen nicht direkt der Sonne ausgesetzt sein.
- Freilauf beaufsichtigt/unbeaufsichtigt: Möglichkeiten für Unfälle? Anknabbern von Pflanzen möglich?

gentumore vorwiegend bei Häsinnen auf, da es sich meist um Metastasen primärer Mamma- oder Uteruskarzinome handelt. Besonders bei neu erworbenen Jungtieren sollte das Geschlecht immer vom Tierarzt kontrolliert werden (Abb. 1.1 a und b). Vorangegangene Geschlechtsbestimmungen sind oft fehlerhaft, so dass für den Patientenbesitzer unangenehme Konsequenzen entstehen können (ungewollter Nachwuchs, Rangordnungskämpfe zwischen Rammlern).
Das **Gewicht** sollte vor jeder Untersuchung bestimmt werden. Die in jeder Praxis befindlichen Hundewaagen sind für Kaninchen nur wenig geeignet. Es sind Geräte vorzuziehen, die in 10 Gramm-Schritten messen können (Abb. 1.2). Die genaue Gewichtsbestimmung ist einerseits erforderlich, um Medikamente exakt dosieren zu können, andererseits geben Gewichtsverluste und -zunahmen wichtige Informationen über den Verlauf einer Erkrankung.

Tab. 1.1 Empfohlene Rationszusammensetzung für Kaninchen

Futtermittel	Menge
Heu	ad libitum
Frischfutter	2 x tägl.
Strukturiertes Grünfutter (z. B. Gras, Kräuter, Löwenzahn, Möhrengrün, Blumenkohlblätter, Kohlrabiblätter)	½ bis ⅔ der Frischfutterration
Gemüse (z. B. Möhre, Kohlrabi, Broccoli, Sellerie)	etwa ⅓ der Frischfutterration
Obst (Apfel, Birne, Banane)	max. ¼ der Frischfutterration
Salate (z. B. Endivie, Feldsalat, Ruccola)	
pelletiertes Alleinfutter	max. 1 EL/kg KGW/d

Da viele Verdauungsstörungen, Zahnerkrankungen und Blasensteinleiden fütterungsbedingt sind, sollte die **Rationszusammensetzung** detailliert erfragt werden:
- Art des „Kraftfutters"; bei Mischfutter: frisst das Tier alle Komponenten oder selektiert es?
- Heu (stets verfügbar/nur gelegentliche Gaben)
- Frischfutterzusammensetzung
- „Leckerli"

Der **Impfstatus** bezüglich RHD und Myxomatose sollte erhoben werden, um diese Erkrankungen ggf. ausschließen zu können.
Weiterhin wird nach **vorangegangenen Erkrankungen** gefragt, die sowohl bei dem vorgestellten Kaninchen, als auch bei dessen Partnertieren aufgetreten sind.

1.1.4 Spezielle Anamnese

- Art der Symptome
- Dauer der Symptomatik
- Futter- und Wasseraufnahme
- Kot- und Harnabsatzverhalten
- Vorbehandlungen

Art und Dauer der Symptome sind zunächst vom Tierhalter zu schildern. Es schließen sich gezielte Fragen, v.a. nach dem Allgemeinbefinden und der Mobilität an. Diese können in der Praxis oft nicht hinreichend beurteilt werden. Durch Aufregung wirken die Kaninchen meist deutlich munterer als in ihrer gewohnten Umgebung.

Das **Futter- und Wasseraufnahmeverhalten** ist besonders detailliert zu hinterfragen, da es wichtige Hinweise auf die Art einer Erkrankung liefern kann. So zeigen Kaninchen mit Allgemeinerkrankungen kaum oder kein Interesse am Futter und suchen auch nicht die Trinkgefäße auf. Bei isolierten Zahnerkrankungen fressen die Tiere oftmals selektiv nur weiches Futter oder sie zeigen Interesse am Futter, lassen es nach einigen Kaubewegungen jedoch liegen. Bei diesen Kaninchen ist häufig eine vermehrte Wasseraufnahme zu beobachten. Diabetes-Patienten leiden unter Polydipsie sowie meist auch unter Polyphagie, wobei die Tiere plötzlich zusätzlich Futtermittel fressen, die früher verschmäht wurden.

Kot- und Harnabsatzverhalten dienen der Beurteilung des Allgemeinbefindens. Tiere, die sich in schlechtem Allgemeinzustand befinden, suchen oft nicht mehr ihre üblichen Toilettenecken auf. Schmerzäußerungen, ein auffälliges Anheben des Hinterteils beim Urinabsatz oder plötzliche Defizite bei der Stubenreinheit weisen auf eine Erkrankung der Harnorgane hin.

Alle **Vorbehandlungen**, ob durch einen anderen Tierarzt oder den Patientenbesitzer, müssen erhoben werden. Dadurch können möglicherweise bestimmte Erkrankungen ausgeschlossen werden (z.B. Räude bei bereits erfolgter Milbenbehandlung). Auch kann der Erfolg weiterführender diagnostischer Maßnahmen beurteilt werden (z.B. bakteriologische Untersuchung bei Antibiotikatherapie).

1.2 Klinische Untersuchung

Bei der Untersuchung eines Kaninchens sind verschiedene Aspekte zu bedenken:
- Kaninchen sind Fluchttiere. Laute Geräusche, plötzliche Bewegungen sowie festes Zugreifen können Fluchtreflexe auslösen. Panische Abwehrbewegungen, die zu Verletzungen von Tier und Helfer führen können, sind die Folge.
- Kaninchen sind relativ stressempfindlich, besonders wenn sie Störungen des Allgemeinbefindens aufweisen. Diese Stressempfindlichkeit resultiert aus anatomischen Besonderheiten der Tierart. Herz und Lunge des Kaninchens besitzen ein sehr geringes relatives Gewicht, welches bei Hauskaninchen im Vergleich zu Wildkaninchen noch gesenkt ist. In Stresssituationen kommt es daher leicht zum Kreislaufversagen. Dieses Risiko ist bei adipösen Tieren besonders hoch, da das relative Gewicht der Organe weiter sinkt.

Beim Handling von Kaninchen sollten daher einige Vorkehrungen getroffen werden, um eine komplikationslose Untersuchung zu gewährleisten:
- Die Untersuchung sollte in einem ruhigen Raum durchgeführt werden.
- Der Behandlungstisch muss eine griffige Unterlage haben.
- Plötzliche Bewegungen sind zu vermeiden.
- Das Kaninchen sollte so wenig wie möglich fixiert werden. Ist eine Fixation nötig, sollte sich der Helfer dabei so über das Tier beugen, dass ein „Höhleneffekt" entsteht (Abb. 1.3).
- Um hektische Tiere zu beruhigen, können sie auf den Arm genommen werden, so dass sie ihren Kopf unter dem Ellenbogen verstecken können (Abb. 1.4).
- Besonders panische Kaninchen müssen ggf. im Nackenfell fixiert werden, um Stürze zu vermeiden.

1.2.1 Adspektion

- Allgemeinbefinden
- Ernährungszustand
- Pflegezustand
- Fortbewegung, Bewegungsapparat
- Atmung
- Schleimhäute
- Haut und Haarkleid
- Augen
- Ohren
- Nase
- Maulhöhle und Zähne

1.2.1.1 Allgemeinbefinden

Zunächst ist das Allgemeinbefinden zu beurteilen. Gesunde Kaninchen reagieren auf ihre Umgebung entweder mit neugieriger Annäherung oder mit ängstlichem Verhalten.

Teilnahmslosigkeit ist nur in äußerst kritischen Zuständen zu erwarten und muss als Alarmsignal gewertet werden.

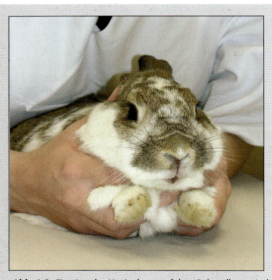

Abb. 1.3 Fixation des Kaninchens auf dem Behandlungstisch.

Abb. 1.4 Fixation des Kaninchens auf dem Arm.

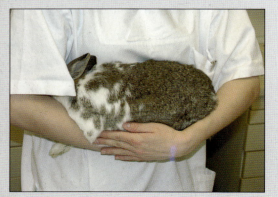

In solchen Fällen sind, nach Einschätzung der Herz-Kreislauf- und Atmungsfunktion, stabilisierende Sofortmaßnahmen einzuleiten.

1.2.1.2 Ernährungszustand

Der Ernährungszustand wird wie bei Hund und Katze bewertet: bei untergewichtigen Kaninchen stehen Rippen und Wirbelsäule deutlich hervor; bei adipösen Tieren sind sie nicht mehr zu palpieren.

1.2.1.3 Pflegezustand

Der Pflegezustand kann Anhaltspunkte auf das Allgemeinbefinden sowie auf die Haltungsbedingungen geben: ein stumpfes, ungepflegtes Fell weist auf ein in der Regel bereits längere Zeit reduziertes Putzverhalten hin und ist Anzeichen für eine chronische Erkrankung. Überlange Krallen und urinverschmutztes Fell an den Sohlenballen sind das Resultat unzureichender Haltungsbedingungen und Pflege durch den Besitzer. Bei solchen Patienten ist die Anamnese besonders kritisch zu bewerten. Es ist zu vermuten, dass die Tiere nicht besonders gut beobachtet und versorgt werden.

1.2.1.4 Bewegungsapparat

Alle Gliedmaßen sollen gleichmäßig belastet werden; die Fortbewegung muss artspezifisch und sicher sein. Um diese Aspekte beurteilen zu können, ist es erforderlich, dem Tier eine griffige Unterlage zur Verfügung zu stellen. Es muss allerdings auch dann berücksichtigt werden, dass Kaninchen, wenn sie ängstlich sind, nicht hoppeln, sondern oft einen „meerschweinchenähnlichen" Gang zeigen.

1.2.1.5 Atmung

Die Adspektion der Atmungstätigkeit kann wertvolle Hinweise auf die Art einer Erkrankung geben. So findet sich bei Schmerz- oder Schockzuständen eine frequente, flache Atmung. Pneumonien führen oft zu einer verstärkten abdominalen Atmung, die durch deutliche Atemgeräusche begleitet wird. Im Gegensatz dazu weisen Tiere mit Lungenmetastasen, Thoraxerguss oder Lungenabszess trotz deutlicher Dyspnoe keine auffälligen Atemgeräusche auf.

1.2.1.6 Schleimhäute

Die Betrachtung der Schleimhäute von Maul und Auge (Abb. 1.5) ermöglicht eine Beurteilung der Kreislaufsituation. Bei Kaninchen, die unter rezidivierenden oder chronischen Blutverlusten leiden, kann auch eingeschätzt werden, ob eine Anämie vorliegt.

1.2.1.7 Haut, Haarkleid

Die gesamte Körperoberfläche sollte adspiziert werden. Verklebungen an Augen, Nase und Vorderpfoten deuten auf Atemwegserkrankungen hin. Verunreinigungen im Anogenitalbereich geben Hinweise auf Durchfallerkrankungen oder Krankheiten der Harn- oder Geschlechtsorgane. Ein stumpfes, struppiges Fell ist bei verschiedenen chronischen Krankheitsgeschehen zu finden. Ektoparasitosen, bakterielle Infektionen und Dermatomykosen verursachen Alopezie und Hautveränderungen.

1.2.1.8 Augen

Bei jeder klinischen Allgemeinuntersuchung sollte auch eine Beurteilung der Augen vorgenommen werden. Zunächst erfolgt eine vergleichende Betrachtung, um Größenunterschiede (z. B. bei Exophthalmus, Glaukom) feststellen zu können. Lider, Konjunktiven und Nickhaut werden auf Verletzungen, Hyperämisierung und Ödematisierung überprüft. Durch vorsichtiges Abziehen des unteren Augenlides und leichten Druck auf den Tränensack kann dort befindliche Tränenflüssigkeit in

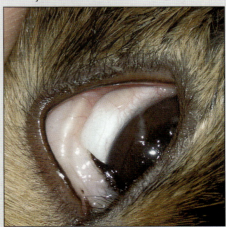

Abb. 1.5 Beurteilung der Kreislaufsituation anhand der Konjunktivalschleimhäute.

Richtung des Tränenpunktes ausmassiert werden. Ist die Flüssigkeit trübe, sollte der Tränennasenkanal in jedem Fall durchgespült werden. Weiterhin ist auf Trübungen des Auges zu achten, die die Kornea, das Kammerwasser oder die Linse betreffen. Um eine weitere Beurteilung der okulären Strukturen vornehmen zu können, sind Hilfsmittel wie eine Spaltlampe oder zumindest eine Lupe erforderlich. Untersuchungen des Augenhintergrunds und des intraokulären Drucks werden wie auch bei anderen Tierarten durchgeführt.

Bei der Beurteilung der Augen ist zu beachten, dass Kaninchen unter Stress einen beidseitigen Exophthalmus ausbilden können, der durch ein Anschwellen des Gefäßsinus in der Orbita verursacht wird. Auch ein Vorschieben des dritten Augenlids und in Einzelfällen ein massives Anschwellen der Nickhautdrüse werden in solchen Situationen beobachtet ohne dass sie als pathologisch zu bewerten sind.

Besteht Augenausfluss, so muss stets auch eine Überprüfung der Durchgängigkeit des Tränennasenkanals erfolgen. Die Spülung erfolgt mit Spritze und aufgesetzter Braunüle. Der einzige Tränenpunkt des Kaninchens befindet sich im Bereich des nasalen Augenwinkels am Unterlid, einige Millimeter vom Lidrand entfernt.

1.2.1.9 Ohren

Da Kaninchen gelegentlich unter Ohrräude oder bakteriellen Otitiden leiden, sind die Ohren stets in die Untersuchung einzubeziehen. Besonders bei Widderkaninchen muss überprüft werden, ob Zerumenpfropfen den äußeren Gehörgang verstopfen. Besteht der Verdacht auf Ohrräude, so sollte die Lichtquelle erst nach Einführen des Otoskops in den Gehörgang eingeschaltet werden, da die Parasiten sich unter Lichteinfluss sofort verstecken.

1.2.1.10 Nase

Die Nase ist besonders dann zu kontrollieren, wenn aus dem Vorbericht eine Atemwegsproblematik hervorgeht. Die Nasengänge können mit einem Otoskop und dünnem Trichter eingesehen werden. Dabei ist auf Hyperämisierung und Schwellung der Schleimhäute sowie auf Sekretansammlungen zu achten. Durch die Manipulation wird zudem häufig ein Niesen ausgelöst, durch das höher gelegenes Sekret in die Nasengänge gelangt.

1.2.1.11 Maulhöhle, Zähne

Zahnerkrankungen kommen bei Kaninchen besonders häufig vor. Daher müssen Maulhöhle und Zähne besonders gründlich untersucht werden. Zunächst werden durch Hochziehen der Lippen die Incisivi beurteilt (Abb. 1.6). Die sichtbaren Anteile der Schneidezähne des Ober- und Unterkiefers sind beim Kaninchen physiologischerweise etwa gleich lang; die oberen Incisivi stehen vor den unteren. Die Zähne haben eine weiße Farbe und besitzen angedeutete Längsrillen. Eine Untersuchung mit Otoskop und aufgesetztem Trichter oder Spekulum reicht meist nicht aus, um alle Backenzähne und Schleimhautstrukturen begutachten zu können. Das Maul sollte mit Maul- und Wangenspreizer geöffnet (Abb. 1.7) und die Maulhöhle mit einer Lichtquelle gut ausgeleuchtet werden. Es wird auf Fehlstellungen, übermäßiges Wachstum sowie Kanten- und Spitzenbildung der Zähne geachtet und jeder Zahn auf Lockerungen überprüft. Es ist weiterhin auf Verletzungen und Entzündungen der Schleimhäute sowie auf Eiteransammlungen zu achten.

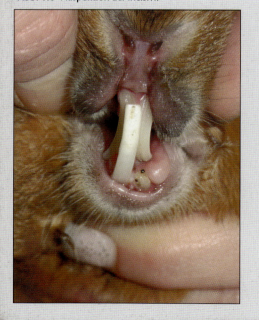

Abb. 1.6 Adspektion der Incisivi.

1.2.2 Palpation

- Hautturgor
- Körperoberfläche
- Abdomen

1.2.2.1 Hautturgor

Kaninchen dehydrieren sehr schnell, wenn sie keine Nahrung aufnehmen. Der Hautturgor muss daher immer überprüft werden. Bei gutem Hydratationszustand verstreicht eine aufgezogene Hautfalte sofort. Bei reduziertem Hautturgor ist unbedingt eine schnelle Flüssigkeitssubstitution vorzunehmen.

1.2.2.2 Körperoberfläche

Die gesamte Körperoberfläche des Kaninchens wird in kraniokaudaler Richtung abgetastet. Zunächst ist der Kopf besonders sorgfältig zu palpieren. So können Abszesse und knöcherne Auftreibungen des Kiefers erkannt werden. Bei der weiteren Untersuchung wird auf Umfangsvermehrungen von Haut, Lymphknoten und Gesäuge sowie andere Hautveränderungen geachtet.

1.2.2.3 Abdomen

Gesunde Kaninchen haben ein weiches, schmerzfreies Abdomen, in dem sich die Organe gut ertasten lassen. Erkrankungen der inneren Organe wie Enteritis, Tympanie, Obstipation, Zystitis oder Urolithiasis können zu Schmerzzuständen mit aufgetriebenem, angespanntem Abdomen führen.

1.2.3 Auskultation

- Herz
- Atmungsapparat
- Magen-Darm-Trakt

1.2.3.1 Herz

Bei der Auskultation des Herzens werden Frequenz, Regelmäßigkeit, Abgesetztheit und Deutlichkeit der Herztöne beurteilt. Bei der hohen Frequenz des Kaninchenherzens, die mit 150–300 Schlägen pro Minute stark schwanken kann, ist ein Zählen der Schläge in der Regel nicht möglich. Dennoch können Bradykardien oder Tachykardien erkannt werden. Eine Dämpfung der Herztöne ist vor allem bei Thoraxerguss, Lungenabszessen oder Neoplasien der Lunge zu erwarten. Auch bei besonders adipösen Kaninchen kann eine Dämpfung auftreten.

1.2.3.2 Atmungsapparat

Im Rahmen der Untersuchung des Atmungsapparats wird nicht nur die Lunge auskultiert, sondern auch die Nasenhöhlen, der Kehlkopfbereich sowie der Halsteil der Trachea. Bei Schnupfenerkrankungen befinden sich oft große Sekretansammlungen in den Nasenhöhlen, die durch die Atmung bewegt werden. Dadurch entstehen laute Atemgeräusche, die sich bis in den Lungenbereich fortpflanzen können. Eine exakte Lokalisation der Geräuschentstehung ist unbedingt erforderlich, um nicht fälschlicherweise die Diagnose einer Pneumonie zu stellen. Bei Atemwegsinfektionen können zudem auch reibende oder pfeifende Geräusche im Kehlkopf- und Luftröhrenbereich entstehen. Bei Auskultation der Lunge ist zu beachten, dass auch bei gesunden Kaninchen stets leise, regelmäßige Atemgeräusche sowohl bei der In- als auch bei der Exspiration zu hören sind. Bei Atemwegsinfektionen sind sie deutlich verschärft.

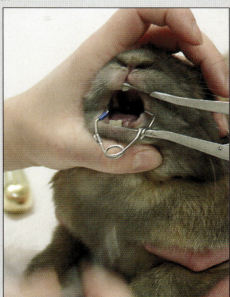

Abb. 1.7 Inspektion der Maulhöhle mit Maul- und Wangenspreizer.

1.2.3.3 Magen-Darm-Trakt

Auch der Magen-Darm-Trakt ist unbedingt in die Untersuchung einzubeziehen. Bei physiologischer Verdauungstätigkeit sind immer dezente gluckernde Geräusche wahrzunehmen. Eine Zunahme und Verstärkung der Geräusche weist auf übermäßige Peristaltik und Fehlgärungsprozesse hin, wie sie bei Enteritis und Tympanie auftreten. Bei Obstipationen erlahmt die Darmtätigkeit dagegen oftmals, und Verdauungsgeräusche verschwinden.

1.2.4 Körpertemperatur

Messungen der Rektaltemperatur sind bei Kaninchen nur begrenzt aussagefähig. Als physiologischer Temperaturbereich können Werte zwischen 38 und 39 °C angesehen werden. Kaninchen weisen jedoch in der Regel eine deutliche Stresshyperthermie auf, so dass auch bei gesunden Tieren häufig Werte weit über 39 °C gemessen werden. Temperaturmessungen sind daher vorwiegend sinnvoll, um Untertemperaturen oder Hyperthermien bei Verdacht auf Hitzschlag erfassen zu können.

2 Leitsymptome, Diagnostik und Therapie

2.1 Dyspnoe

Die Leitsymptomatik kann mit verschiedenen Anzeichen einhergehen:
- Atemgeräusche
- Veränderung von Atemfrequenz und -tiefe
- verstärkte Flankenatmung
- Nasen- und Augenausfluss, Verklebung der Nasenlöcher
- Verlust von Fell um die Nasenöffnungen, Verklebungen und Fellverlust an der Medialfläche der Vorderbeine
- Aufblähen der Nasenflügel
- Atmen mit geöffnetem Maul
- Überstrecken des Halses zur Erleichterung der Atmung

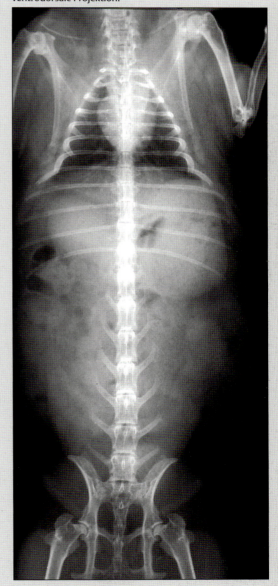

Abb. 2.1 Übersichtsaufnahme von Thorax und Abdomen, ventrodorsale Projektion.

2.1.1 Tierartliche Besonderheiten

Kaninchen besitzen einen sehr engen Thorax (Abb. 2.1). Das Herz des domestizierten Kaninchens hat ein relatives Organgewicht von nur 0,3 % und ist damit um 37 % kleiner als das des Wildkaninchens. Das relative Organgewicht der Lunge ist sogar um 39 % reduziert. Daraus resultiert eine hohe Anfälligkeit gegenüber Faktoren, die die Funktion der Thoraxorgane einschränken. Besonders gefährdet sind adipöse Tiere, bei denen die relativen Organgewichte noch weiter erniedrigt sind.
Bei Stress, Ausfall von Lungenarealen (Infektion, Tumor) oder Druck der Bauchhöhlenorgane auf das Zwerchfell entstehen schnell lebensbedrohliche Situationen, da sowohl die Atmung als auch die Herzfunktion sofort erheblich beeinträchtigt werden.

Kaninchen sind obligate „Nasenatmer". Besteht bei diesen Tieren Maulatmung, ist dies als äußerst kritisches Alarmsignal zu bewerten.

Die Atmungsaktivität wird überwiegend durch Zwerchfellkontraktionen aufrechterhalten. Dies kann man sich bei Narkosezwischenfällen mit Apnoe zu Nutze machen.

Praxistipp
Notfallmaßnahme bei Apnoe
Durch vorsichtiges horizontales Schwenken des Kaninchens um seine Querachse wird die Aktivität des Zwerchfells nachgeahmt. Wird dabei das Hinterteil nach unten, der Kopf nach oben gehalten, so entsteht ein Zug der Bauchhöhlenorgane am Diaphragma (Abb. 2.2 a). In umgekehrter Position wird dagegen Druck auf das Zwerchfell ausgeübt (Abb. 2.2 b).

2.1.2 Sofortmaßnahmen

1. Freihalten der Atemwege, Erleichterung der Atmung
   - Schleim aus der Maulhöhle entfernen
   - Brust-Bauch-Lage
   - Sicherung der Sauerstoffzufuhr
   - Sauerstoffbox
   - Intubation
3. Kreislaufstabilisierung
   - Prednisolon [69] (z. B. Solu-Decortin®), 5–10 mg/kg i.v., i.m.
   - Infusionen (Vollelektrolytlösung [82]), 20–40 ml/kg i.v., s.c.
   - ggf. Furosemid [46] (bei Verdacht auf Herzinsuffizienz, Lungenödem), 5 mg/kg i.m.
4. Tier in ruhigen, abgedunkelten Raum verbringen
5. Temperaturkontrolle

Die Therapie richtet sich in jedem Einzelfall nach der Ursache. Bei starker Dyspnoe und labiler Kreislaufsituation sollte in jedem Fall eine symptomatische Notfallbehandlung durchgeführt werden. Da Kaninchen sehr stressempfindlich sind, sollte man das Handling, sofern die Tiere noch bei Bewusstsein sind, auf ein Minimum beschränken.

Droht ein Ersticken des Tieres, was besonders bei anaphylaktischen Reaktionen der Fall sein kann, so können Intubation und Beatmung unter Umständen das Leben des Kaninchens retten.

Praxistipp
Intubation:
Es wird ein Tubus ohne Cuff gewählt. Dieser muss, da der Glottisbereich beim Kaninchen nicht ohne weiteres einsehbar ist, meist blind eingeführt werden. Der Kopf des Tieres wird überstreckt, die Zunge herausgezogen (Abb. 2.3), ein Lokalanästhetikum in den Rachen gesprüht und der Tubus langsam aber zügig vorgeschoben.

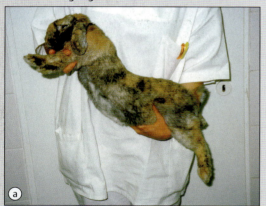
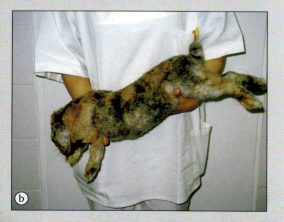

Abb. 2.2a „Schwenken" bei Apnoe. Durch Zug (**a**) bzw. Druck (**b**) auf das Diaphragma wird die Atemtätigkeit mechanisch angeregt.

2.1.3 Wichtige Ursachen

Neben Krankheiten der Atemwege, die sowohl infektiös als auch tumorös oder traumatisch bedingt sein können, verursachen auch Erkrankungen des Herzens und des Magen-Darm-Trakts gelegentlich Atemnot. Bei Erkrankungen, die mit Schocksymptomatik (⑰) einhergehen, tritt ebenfalls häufig eine Dyspnoe auf.

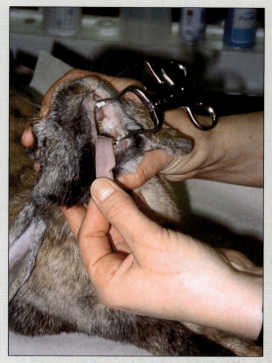

Abb. 2.3 Lagerung des Kaninchens zur Intubation.

2.1.3.1 Übersicht

Tab. 2.1 Wichtige Ursachen für Dyspnoe

Ursachen	Bedeutung	siehe Seite	siehe auch Leitsymptom, Bemerkungen
Kaninchenschnupfen-Komplex	+++	S. 17	
Lungentumor	++	S. 21	Meist von Primärtumoren der Geschlechtsorgane ausgehend
Septikämie	++	S. 22	⑫
Herzerkrankung	+	S. 24	⑮, ⑫, ⑬
Oronasale Fistel (Zahnerkrankung)	+	S. 23	⑮, ❸, ❹
Lungenabszess	+	S. 19	Grunderkrankung meist Kaninchenschnupfen
Magenüberladung/ Tympanie	+	S. 24	❺
Allergie/Anaphylaxie	+	S. 25	
Myxomatose	+	S. 20	❼, ❹
Hitzschlag	+	S. 22	⑫
Lungenblutung	(+)	S. 27	
Zwerchfellruptur	(+)	S. 26	
RHD	(+)	S. 20	

2.1.3.2 Diagnostischer Leitfaden: **Dyspnoe**

Anamnese

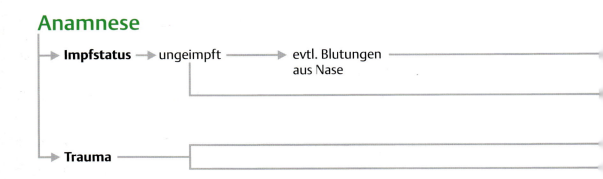

Klinische Untersuchung

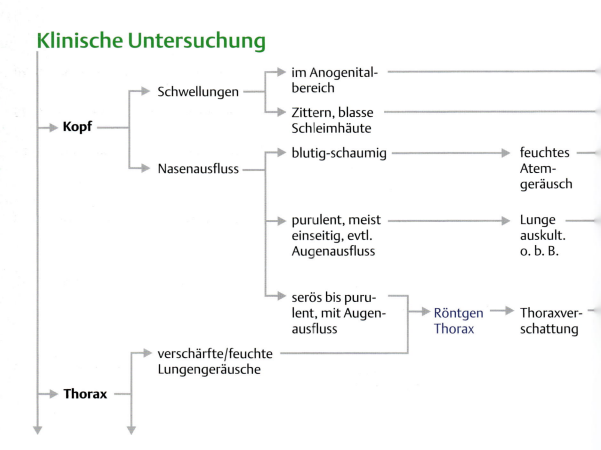

1 Dyspnoe

→ Sektion	→ petechiale Einblutungen an inneren Organen	→ RHD	S. 20
		→ Myxomatose?	S. 20
		→ Lungenblutung?	S. 27
		→ Zwerchfellruptur?	S. 26
		→ Myxomatose	S. 20
		→ Anaphylaxie	S. 25
→ Röntgen Thorax	→ diffus fleckige, unscharf begrenzte Lungenareale	→ Lungenblutung	S. 27
→ Röntgen Schädel	→ Prämolare unscharf begrenzt, Fistel Richtung Nasenhöhle	→ oronasale Fistel	S. 23
→ Blutuntersuchung	→ Leukozytose → evtl. BU	→ Kaninchenschnupfenkomplex	S. 17
	→ evtl. Eosinophilie, Monozytose	→ Allergie	S. 25

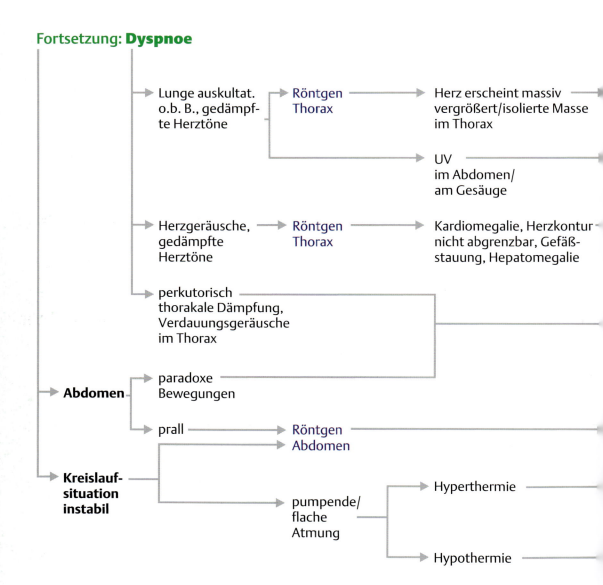

1 Dyspnoe

Fortsetzung

→ Echokardiografie		→ Lungenabszess	→ S. 19
→ Röntgen Thorax und Abdomen	→ einzelne/multiple Rundschatten	→ Lungentumor	→ S. 21
→ EKG, Echokardiografie		→ Herzerkrankung	→ S. 24
→ Röntgen Thorax und Abdomen	→ Zwerchfelllinie unvollständig, evtl. Bauchorgane im Thorax	→ Zwerchfellruptur	→ S. 26
	→ Magen massiv vergrößert, enthält Gas/Futterbrei, Darm gashaltig	→ Magenüberladung/ Tympanie	→ S. 24
		→ Hitzschlag	→ S. 22
→ z.B. Harn-, Blut- oder Kot-US		→ Septikämie	→ S. 22

2.1 Dyspnoe

Besonderes Augenmerk bei der Anamnese

Alter und Geschlecht des Tieres sollten erfragt werden, da einige Krankheiten Alters- und Geschlechtsprädispositionen aufweisen. So sind z. B. Lungentumoren (S. 21) meist bei älteren unkastrierten Häsinnen zu beobachten, bei denen sich Primärtumoren der Geschlechtsorgane finden.

Der **Impfstatus** gibt Auskunft darüber, ob virale Infektionserkrankungen wie die RHD (S. 20) oder die Myxomatose (S. 20) für das Symptombild verantwortlich sein können.

Auch die **Fütterungs- und Haltungsbedingungen** können zur Diagnosefindung beitragen. Haltung in unzureichend abgesicherten Freigehegen kann die Infektionsgefahr für RHD (S. 20) und Myxomatose (S. 20) erhöhen, v. a. wenn auch Wildkaninchen Zugang haben. Raubtiere können für traumatische Veränderungen verantwortlich sein. Fütterungsfehler können zu schweren Verdauungsstörungen (Magenüberladung, S. 24, Tympanie, S. 24) führen, die sekundär Atembeschwerden nach sich ziehen. Tiere, die Frischfutter von Grünflächen erhalten, zu denen auch Wildkaninchen Zugang haben, sind wiederum einem erhöhten Risiko für Infektionskrankheiten ausgesetzt.

Vorerkrankungen können wichtige Anhaltspunkte für das Krankheitsgeschehen liefern. So entwickeln sich z. B. Lungenabszesse (S. 19) meist bei Kaninchen, die bereits an einer Schnupfeninfektion erkrankt waren. Andere Allgemeinerkrankungen können in einer Septikämie (S. 22) enden.

Besonderes Augenmerk bei der klinischen Allgemeinuntersuchung

Besteht Schocksymptomatik?

Es muss zunächst festgestellt werden, ob sich das Kaninchen in einem Schockzustand befindet (⑰). Dieser kann Folge einer Atemnot und der daraus resultierenden Sauerstoffunterversorgung sein. Dyspnoe kann jedoch auch Anzeichen eines Schocks sein, der durch Erkrankungen ausgelöst wird, die nicht die Atemwege betreffen. Typische Schocksymptome sind Apathie bis hin zur Bewusstlosigkeit, Brust-Bauch- oder Seitenlage, blasse Schleimhäute sowie eine flache, frequente Atmung.

In solchen Fällen muss umgehend eine Notfallversorgung erfolgen, bevor weitere diagnostische Maßnahmen durchgeführt werden können (S. 10)!

In diesem Zusammenhang ist es zwingend erforderlich (v. a. in den Sommermonaten) die Rektaltemperatur zu messen, um hypothermische Zustände (Septikämie, S. 22) von einem Hitzschlag (S. 22) abgrenzen zu können.

Liegt ein anderes Leitsymptom vor?

Ein pralles Abdomen weist auf Umfangsvermehrungen der Bauchorgane hin (❺, ❻). Diese führen durch Druck auf das Zwerchfell zu einer Einengung der Thoraxorgane und zu einer Beeinträchtigung der Atemfunktion.

Nicht nur primäre Erkrankungen der abdominalen Organe können diese Wirkung haben. Bei Atemnot kann es auch sekundär, durch Abschlucken von Luft, zu einer Aufgasung mit erheblicher Größenzunahme des Magen-Darm-Trakts kommen.

Durch vorsichtige Abdomenpalpation wird versucht, die Art der abdominalen Veränderungen zu diagnostizieren.

Ist das Abdomen schmerzhaft, sollte von einer ausgiebigen Palpation abgesehen werden. Schmerzzustände können einen Schock auslösen.

Da die meisten abdominalen Erkrankungen mit akuter Atemnot vom Magen-Darm-Trakt ausgehen, empfiehlt sich jedoch eine vorsichtige Perkussion. Hohler Klang deutet auf eine Tympanie (S. 24) hin. Klingt es nicht hohl, besteht eher der Verdacht auf eine Magenüberladung (S. 24).

Ist ein Schock ⑰ für die Dyspnoe verantwortlich, so muss nach Krankheitserscheinungen gesucht werden, die für das Symptom verantwortlich sind.

Welcher Art sind die Veränderungen der Atmungsqualität?

Verstärkte Flankenatmung, eine verstärkte Aktivität der Nasenflügel bei der Atmung oder gar Maulatmung bei in den Nacken gelegtem Kopf sind Anzeichen einer höchstgradigen Atemnot. Sie machen eine sofortige Sauerstoffzufuhr erforderlich!

Gleiches gilt bei flacher, frequenter oder deutlich verlangsamter Atmung, wenn gleichzeitig hochgradige Apathie oder Seitenlage bestehen (Schock ⑰).

Als typisches Symptom bei Zwerchfellrupturen (S. 26) ist eine paradoxe Abdomenbewegung zu beobachten. Dabei kommt es bei der Inspiration zur Verkleinerung, bei der Exspiration zur Erweiterung des Abdomens. Je nach Ausmaß der Verlagerung von Bauchhöhlenorganen sind intrathorakale Verdauungsgeräusche wahrzunehmen.

▪ Besteht Augen- oder Nasenausfluss?

Beidseitiger eitriger Augen- und Nasenausfluss weist auf Kaninchenschnupfen (S. 17) hin. Besteht der Ausfluss nur einseitig, ist dies eher verdächtig für eine oronasale Fistel (S. 23). Blutiger Nasenausfluss entsteht nach Traumata mit Lungenblutung, kann aber gelegentlich auch im Endstadium der RHD (S. 20) beobachtet werden.

▪ Bestehen Schwellungen im Kopf- oder Halsbereich?

Ödematöse Schwellungen sind sowohl bei der Myxomatose als auch bei allergischen Reaktionen nachzuweisen (❹). Die Unterscheidung des perakuten Krankheitsverlaufes bei Anaphylaxien (S. 25) und des schleichenderen Fortschreitens bei der Myxomatose (S. 20) ist bereits durch die Anamnese möglich. Bei der Myxomatose lassen sich bei fortgeschrittener Ödematisierung zudem auch Anzeichen von Sekundärinfektionen wie eitrige Konjunktivitiden feststellen.

▪ Sind Atemgeräusche vorhanden?

Feuchte Atemgeräusche lassen sich feststellen, wenn Flüssigkeitsansammlungen in den Atemwegen vorhanden sind. Dabei ist es völlig unerheblich, ob es sich um Sekrete seröser, eitriger oder blutiger Qualität handelt (z.B. Kaninchenschnupfen, S. 17, Lungenödem, S. 24). Während Sekretansammlungen in der Nasenhöhle zu deutlichen Stenosegeräuschen führen, haben Flüssigkeitsansammlungen in der Lunge eher rasselnde Atemgeräusche zur Folge. Auskultatorisch lassen sich erhebliche Verschärfungen der Atmung nachweisen. Dabei ist zu beachten, dass sich laute nasale Geräusche bis in die Lunge fortpflanzen können. Sind trotz ausgeprägter Atemnot (Flankenatmung, Maulatmung, Kopf in den Nacken gelegt) keine Atemgeräusche zu vernehmen, so besteht der begründete Verdacht auf das Vorliegen raumfordernder Prozesse in der Lunge (Tumor, S. 21, Abszess, S. 19) oder einen Thoraxerguss. Diese Erkrankungen können auch zu einer deutlichen Dämpfung von Herztönen führen, so dass die Herzaktivität nicht mehr beurteilbar ist. Sind bei der weiteren klinischen Untersuchung Umfangsvermehrungen des Gesäuges (❽) oder der Gebärmutter (❻) zu finden, so verhärtet sich der Verdacht auf das Vorliegen von Tumormetastasen in der Lunge. Eine exakte Differenzierung kann jedoch nur durch weiterführende Untersuchungen (Röntgen) erfolgen.

▪ Diagnosesicherung durch weiterführende Untersuchungen

Röntgenaufnahmen des Thorax sollten immer dann angefertigt werden, wenn sich bei der klinischen Untersuchung eine Lungenerkrankung als Ursache der Dyspnoe diagnostizieren lässt. Nur röntgenologisch kann das konkrete Ausmaß bestimmt werden. Röntgenbilder müssen außerdem erstellt werden, wenn bei hochgradiger Atemnot auskultatorisch keine Lungengeräusche wahrnehmbar sind und die Herztöne gedämpft erscheinen, um Lungentumoren (S. 21), Lungenabszesse (S. 19) und Herzerkrankungen (S. 24) mit Thoraxerguss voneinander abgrenzen zu können.

Röntgenaufnahmen des Abdomens werden bei primären Erkrankungen des Verdauungstrakts bzw. aufgetriebenem Abdomen angefertigt.

Zusätzliche Untersuchungen, wie z. B. ein EKG und eine Echokardiografie, schließen sich an, wenn Auskultationsbefund und Röntgenaufnahmen den Verdacht auf eine Herzerkrankung (S. 24) erhärten.

Mikrobiologische Untersuchungen können bei Verdacht auf ein infektiöses Geschehen die Diagnostik unterstützen. Insbesondere Nasentupfer werden entnommen und dabei möglichst feine Tupfer verwendet, um in die Nasengänge zu gelangen. Allerdings ist zu berücksichtigen, dass das so identifizierte Keimspektrum von dem der Nasenhöhlen erheblich abweichen kann.

Pasteurella multocida, die bei Schnupfenerkrankungen des Kaninchens fast immer beteiligt ist, kapselt sich meist in den Nasenhöhlen ab und kann mit Hilfe von Tupferproben oft nicht erreicht werden.

2.1.3.3 Erkrankungen

▪ Kaninchenschnupfen (Rhinitis contagiosa cuniculi)

Infektiöse, kontagiöse und multifaktorielle Erkrankung, die chronisch verläuft und in Kaninchenbeständen weit verbreitet ist.

Ätiologie & Pathogenese

Kaninchenschnupfen kann durch verschiedene Keime verursacht werden. Häufigster Erreger ist *Pasteurella multocida*, oft werden auch *Bordetella bronchiseptica, Streptococcus spp.* und *Staphylococcus spp.* isoliert. Die Ansteckung erfolgt durch direkten Kontakt von Tier zu Tier sowie durch Aerosole. Jungtiere infizieren sich oft bereits bei ihrer Mutter. Stress begünstigt als immunsupprimierender Faktor den Ausbruch klinischer Symptome (z. B. Stress durch Transporte, neue Partnertiere, unausgewogene Fütterung). Erkrankungen werden besonders in den Wintermonaten beobachtet, während sich die Symptomatik in der wärmeren Jahreszeit meist deutlich bessert oder verschwindet.

Klinik

Die Symptome reichen von gelegentlichem Niesen mit serösem Augenausfluss bis hin zu schweren eitrigen Bronchopneumonien. Als Komplikationen können eitrige Entzündungen des Mittel- und Innenohres ebenso entstehen wie Lungenabszesse. Betroffene Tiere fallen in der Regel bereits durch verklebte Augen und Nasenöffnungen auf (Abb. 2.4). Sekret findet sich oft auch an der Medialfläche der Vorderbeine, da die Kaninchen sich vermehrt putzen.

Häufig sind nur die oberen Atemwege betroffen, wodurch ein deutlich nasales Atemgeräusch entsteht. Bei starker Verklebung der Nasenöffnungen kann Maulatmung beobachtet werden. Auskultatorisch verschärfte Atemgeräusche entstehen bei Beteiligung von Bronchien und Lunge.

Diagnose

Das klinische Bild liefert in der Regel bereits deutliche Hinweise auf eine Schnupfenerkrankung. Die Schleimhäute der Nasengänge weisen Hyperämisierungen und Sekretansammlungen auf. Röntgenaufnahmen des Thorax geben Aufschluss über das Ausmaß einer Lungenbeteiligung (Abb. 2.5). Eine Erregerisolierung gestaltet sich meist schwierig. Zwar können Tupferproben der Nase entnommen werden, die Ergebnisse liefern häufig aber nur unzureichende Hinweise auf die tatsächlich beteiligten Keime. *Pasteurella multocida* kann als Hauptverursacher der Erkrankung angesehen werden. Dieser nistet sich jedoch oft im Bereich der Nasenhöhlen und der tieferen Atemwege ein, so dass er durch Tupferentnahmen nicht erreicht wird.

Therapie & Prognose

Bei Kaninchen, die aufgrund verklebter Nasenöffnungen hochgradige Dyspnoe aufweisen, muss umgehend das verkrustete Sekret aufgeweicht und entfernt werden. Befinden sich größere Eitermengen in der Nasenhöhle, die einen freien Luftaustausch verhindern, sollte eine Nasenspülung durchgeführt werden. Zu diesem Zweck kann eine Spritze direkt oder mit aufgesetzter Sonde (z. B. dünne, flexible Ernährungssonde) an die Nasenöffnung angesetzt werden. Die Spülung erfolgt mit (möglichst angewärmter) physiologischer Kochsalzlösung. Das Kaninchen sollte dabei schräg mit dem Kopf nach unten gehalten werden, um zu verhindern, dass Spülflüssigkeit in die Lunge gelangt.

Da sich in zahlreichen Untersuchungen Fluorchinolone (Enrofloxacin [8], Marbofloxacin [11]) als Mittel der Wahl bei Erkrankungen des Kaninchenschnupfen-Komplexes erwiesen haben, sollten

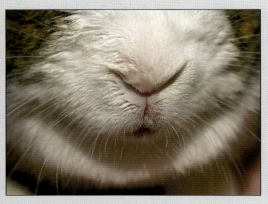

Abb 2.4 Kaninchenschnupfen mit eitrigem Nasenausfluss.

Abb. 2.5 Pneumonie. Präkardiale Verschattung, verstärkte bronchiale Zeichnung.

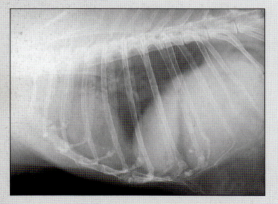

diese Antibiotika bevorzugt eingesetzt werden. Die antibiotische Behandlung ist über einen Zeitraum von mindestens 7–10 Tagen aufrechtzuerhalten. Unterstützend kommen Mukolytika zum Einsatz. Acetylcystein [38] kann sowohl oral als auch parenteral verabreicht werden. Als besonders günstig hat sich die Inhalation mit verdünnter Acetylcystein-Injektionslösung über ein Inhalationsgerät erwiesen. Die Kaninchen werden zu diesem Zweck in eine abgedeckte Transportbox verbracht und der Verdampfer an der Tür befestigt. Die Tiere tolerieren diese Prozedur in der Regel problemlos. Als weitere Maßnahme können Paramunitätsinducer eingesetzt werden. Baypamune® [110] wird am 1., 2. und 8. Behandlungstag appliziert. Alternativ kann man Echinacin-Präparate [111] über einen Zeitraum von 2–3 Wochen oral verabreichen. Der Besitzer des Tieres muss wissen, dass eine Behandlung in der Regel nicht in der Lage ist, die Keime vollständig zu eliminieren. Es bleibt ein Erregerreservoir in den Nasenhöhlen zurück, so dass mit wiederholten Erkrankungen zu rechnen ist.

Besonders bei chronischen Schnupfenerkrankungen ist der Einsatz von Paramunitätsinducern oft wesentlich wirkungsvoller als eine Behandlung mit Antibiotika. Nach anfänglicher „Kur" mit Baypamune® reichen oft Wiederholungsinjektionen im Abstand von etwa 14 Tagen aus, um den Zustand des Kaninchens stabil zu halten.

> **Therapie des Kaninchenschnupfen-Komplexes:**
> - Antibiotikum:
>   – Enrofloxacin [8] (Baytril®), 1 x tägl. 10 mg/kg s.c., p.o.
>   – Marbofloxacin [11] (Marbocyl®), 1 x tägl. 4 mg/kg s.c., p.o.
> - Mukolytikum: Acetylcystein [38], 2 x tägl. 3 mg/kg KGW s.c., p.o.
> - Paramunitätsinducer [110]

Prophylaxe

Es sind Impfstoffe gegen Kaninchenschnupfen verfügbar, deren Nutzen jedoch umstritten ist. Von *Pasteurella multocida* existieren diverse Serovare, von denen nur einige wenige in der Vakzine enthalten sind. Bei einzelnen Tieren, die offensichtlich latent infiziert waren, wurden nach Impfung zudem heftige Krankheitsausbrüche beobachtet. Eine Impfung darf ab der 4. Lebenswoche erfolgen; Wiederholungen werden in halbjährlichen Abständen erforderlich.

Lungenabszess

Infektiöse, chronisch-progressiv verlaufende Erkrankung mit akuter Symptomatik.

Ätiologie & Pathogenese

Lungenabszesse können als Komplikation bei Patienten entstehen, die unter rezidivierendem oder chronischem Kaninchenschnupfen leiden. Die Infektionserreger (v.a. *Pasteurella multocida*) kapseln sich in der Lunge ab und können auch durch längere antibiotische Therapie nicht vollständig abgetötet werden. Es kommt zu Abszessen, die sich langsam aber ständig vergrößern. Beim Auftreten klinischer Symptome liegen meist bereits großvolumige Veränderungen vor, so dass ein Großteil des Lungenfeldes ausfällt.

Klinik

Die Tiere haben hochgradige Dyspnoe mit verstärkter Flanken- und Nasenatmung. Symptome eines Kaninchenschnupfens (S. 17) können, müssen aber nicht vorhanden sein.

Diagnose

Auskultatorisch ist die Lunge meist unauffällig. Die Herztöne können allerdings, je nach Ausmaß und Lokalisation des Abszesses, erheblich gedämpft erscheinen. Im Röntgenbild ist eine große rundliche Verschattung zu erkennen, die sich oftmals nicht vom Herzschatten abgrenzen lässt (Abb. 2.6), so dass differentialdiagnostisch eine Kardiomegalie oder ein Tumorgeschehen auszuschließen sind. Hierzu eignet sich eine echokardiografische Untersuchung.

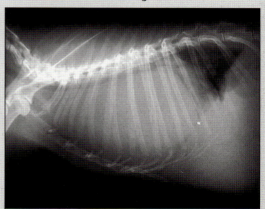

Abb. 2.6 Lungenabszess. Das Herz ist nicht abgrenzbar; der Thorax wird von einer Masse ausgefüllt

Therapie & Prognose

Die Prognose ist infaust. Wenn der Abszess eine Größe erreicht hat, die zu Dyspnoe führt, sollte das Tier euthanasiert werden. Werden kleinere Abszesse in der Lunge diagnostiziert, kann durch Dauergabe von Enrofloxacin [8] oder Marbofloxacin [11] oftmals eine Vergrößerung des Prozesses verhindert oder verzögert und das Leben des Tieres erheblich verlängert werden. Eine medikamentelle Ausheilung des Abszesses ist jedoch auch in solchen Fällen nicht zu erwarten.

> **Praxistipp**
> **Euthanasie**
> Zum schmerzlosen Töten eines Kaninchens eignet sich am besten **Pentobarbital** [105], 500–800 mg/kg (Narcoren®, Eutha 77®). Es kann intravenös verabreicht, aber auch intraperitoneal appliziert werden und führt über eine tiefe Narkose letztlich zum Herzstillstand. Die intraperitoneale Applikation hat sich in der Praxis besonders bewährt, da sie ohne gravierende Fixierung und bei physiologischer Körperhaltung des Tieres erfolgen kann. Die Injektion erfolgt im linken Flankenbereich. Das Kaninchen schläft langsam ein, was vom Patientenbesitzer in der Regel angenehmer empfunden wird, als die schnelle Euthanasie bei intravenöser Gabe.

Das vielfach verwendete T61® führt zu einer Atemlähmung und ist stark gewebereizend. Es darf daher nur bei Tieren eingesetzt werden, die sich in tiefer Narkose befinden. Die Applikation muss dann streng intravenös oder intrakardial erfolgen. Andere Anwendungsarten, insbesondere ohne vorherige Narkose, stellen einen klaren Verstoß gegen das Tierschutzgesetz dar!

Rabbit Hemorrhagic Disease (RHD)

Infektiöse und hochkontagiöse Viruserkrankung mit perakutem Verlauf.

Ätiologie

Die RHD ist eine virale Infektionserkrankung, die durch ein *Calicivirus* hervorgerufen wird. Der Erreger wird durch direkten Kontakt mit erkrankten Tieren, durch kontaminiertes Grünfutter sowie durch stechende Insekten übertragen. Auch Personen können als Vektoren fungieren. Die Erkrankung tritt ganzjährig auf. Ihre Inkubationszeit wird mit 1–3 Tagen angegeben.

Klinik & Diagnose

Die Krankheit nimmt meist einen perakuten Verlauf, so dass der Tierarzt selten mit Symptomen konfrontiert wird. In der Regel werden betroffene Tiere von ihren Besitzern tot im Käfig aufgefunden und die Diagnose durch Sektion gestellt. Typische Symptome sind plötzliche Apathie und Inappetenz, gefolgt von hochgradiger Atemnot mit blutigem Nasenausfluss sowie blutigem Urinabsatz.

Das Virus verursacht Veränderungen im Sinne einer hämorrhagischen Diathese. Im Vordergrund stehen Einblutungen in die Schleimhäute des Respirationstrakts; es können jedoch auch petechiale Blutungen in Darm und Harnorganen gefunden werden. Daneben bestehen Schwellungen von Leber, Milz und Nieren.

Prophylaxe

Da eine Behandlung der Erkrankung nicht möglich ist, kommt der Prophylaxe entscheidende Bedeutung zu. Kaninchen sollten auch bei Wohnungshaltung jährlich geimpft werden. Grünfutter von kontaminierten Wiesen ist zu meiden, Insekten müssen ferngehalten und bekämpft werden. Kontakt zu Wildkaninchen sollte unterbunden werden.

> **RHD-Impfschema:**
> - Erstimpfung, unabhängig von der Jahreszeit
>   - bei Jungtieren ungeimpfter Häsinnen ab 6. Lebenswoche
>   - bei Jungtieren geimpfter Häsinnen ab 12. Lebenswoche
> - Wiederholungsimpfung 1 x jährlich

Myxomatose

Hochkontagiöse Viruserkrankung mit Mortalitätsraten von bis zu 100 %.

Ätiologie & Pathogenese

Die Myxomatose wird durch ein *Leporipoxvirus* hervorgerufen. Seine Übertragung erfolgt durch direkten Kontakt mit infizierten Kaninchen sowie durch kontaminiertes Grünfutter und stechende Insekten. Die Erkrankung tritt vom Frühjahr bis in den Herbst auf.

Die Inkubationszeit der Erkrankung beträgt etwa 4–10 Tage.

Klinik & Diagnose

Die Erkrankung führt zu Ödembildungen, zunächst anogenital und im Kopfbereich (4, 7). Die Schwellungen dehnen sich aber auch in den Kehlgangsbereich aus, so dass sowohl Schluck- als auch Atembeschwerden resultieren können (**ödematöse Form** der Myxomatose). Zur knotigen Form siehe ❹ (S. 72).

Die Diagnose der Erkrankung ergibt sich aus dem klassischen klinischen Bild.

Therapie

Da eine gezielte Behandlung nicht möglich ist, die Überlebenschancen gering sind und überlebende Kaninchen meist kümmern, ist aus tierschützerischen Gründen eine Euthanasie (S. 20) vorzuziehen.

Durch eine kostspielige Interferontherapie (S. 72) kombiniert mit einer unterstützenden Behandlung mit Antibiotika, Infusionen und Zwangsernährung, konnte in Einzelfällen eine Ausheilung erzielt werden.

Prophylaxe

Die Impfung gegen Myxomatose ist weniger zuverlässig als die gegen RHD. Es wird empfohlen, die Tiere erstmals im Frühjahr zu impfen. Wiederholungsimpfungen sind bei hohem Infektionsdruck einen und sechs Monate nach Erstimpfung durchzuführen. Das Impfschema muss – bei hohem Infektionsdruck inklusive Boosterung – jährlich wiederholt werden (S. 72).

> **Myxomatose-Impfschema:**
> - 1. Impfung im Frühjahr (frühestens ab 4. Lebenswoche)
> - 2. Impfung 4 Wochen nach Erstimpfung
> - 3. Impfung 5–6 Monate nach Erstimpfung
> - jährliche Wiederholungsimpfung, bei hohem Infektionsdruck inkl. Boosterung

Neoplasien der Lunge

Meist durch Metastasierung von Primärtumoren der Gebärmutter, des Gesäuges oder der Hoden ausgehende Erkrankungen.

Ätiologie

Lungentumoren werden vorzugsweise bei älteren, unkastrierten Häsinnen diagnostiziert. Als Primärtumor werden meist Adenokarzinome des Uterus oder des Gesäuges gefunden. Auch maligne Hodentumoren, die allerdings wesentlich seltener beobachtet werden, können zu Metastasierungen in die Lunge führen.

Klinik

Das klinische Bild ähnelt dem eines Lungenabszesses (S. 19). Die Tiere haben Dyspnoe mit Flankenatmung; die Nasenflügel heben und senken sich bei der Atmung deutlich.

Diagnose

Werden bei der klinischen Untersuchung Neoplasien (v.a. der Geschlechtsorgane) gefunden, so besteht bereits der begründete Verdacht, dass die Atemnot durch Lungenmetastasen verursacht wird. Auskultatorisch lassen sich keine ungewöhnlichen Atemgeräusche feststellen; die Herztöne können, je nach Lokalisation der Metastasen, deutlich gedämpft sein. Röntgenologisch lassen sich in der Lunge Rundschatten nachweisen (Abb. 2.7, Abb. 2.8).

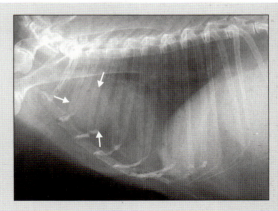

Abb. 2.7 Solider Lungentumor kranial des Herzschattens.

Abb. 2.8 Multiple Lungentumoren. Der Herzschatten wird durch röntgendichte Rundschatten überlagert

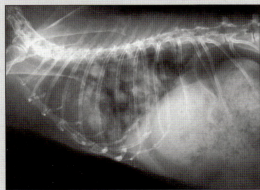

Therapie & Prognose

Die Prognose ist infaust. Erkrankte Kaninchen sollten umgehend euthanasiert werden (S. 20).

Septikämie

Von bakteriellen Infektionen ausgehende Erkrankung mit meist akutem Verlauf.

Ätiologie

Septikämien können aus bakteriellen Infektionen jeglicher Art hervorgehen. In den meisten Fällen nimmt die Keimausbreitung ihren Ausgang im Magen-Darm-Trakt; besonders *E. coli* durchbrechen häufig die Darmschranke. Oft kommt es auch ausgehend von Atemwegsinfektionen (Kaninchenschnupfen, S. 17, besonders bei Jungtieren) und Gebärmuttervereiterungen zu einer Erregerausbreitung.

Klinik

Erkrankte Kaninchen werden zunehmend apathisch und zeigen eine pumpende Atmung. Im weiteren Verlauf stellt sich eine Schocksymptomatik ein; die Tiere befinden sich in Brust-Bauch- oder Seitenlage, haben blasse Schleimhäute und eine flache Atmung. Meist lässt sich eine Hypothermie nachweisen. Krämpfe und Bewusstseinsstörungen sind im Endstadium möglich (S. 185, ⑫).

Diagnose

Vorberichtliche Primärerkrankungen (z. B. Durchfälle) können bereits einen Hinweis auf ein septikämisches Krankheitsgeschehen liefern. Bei der klinischen Untersuchung finden sich oft deutliche Symptome einer Grunderkrankung. Die Tiere befinden sich meist in einer Hypothermie.

Therapie & Prognose

Ein Behandlungsversuch beinhaltet eine schnelle intravenöse oder intraperitoneale Flüssigkeitssubstitution ⁸² sowie die intravenöse Applikation eines geeigneten Breitbandantibiotikums (z. B. Marbofloxacin ⑪). Die Tiere erhalten Sauerstoffzufuhr und werden auf einer Wärmematte gelagert.
Die Prognose ist relativ schlecht, häufig kommt die Behandlung zu spät.

Hitzschlag

In den Sommermonaten häufig vorkommende Erkrankung; akuter Notfall!

Ätiologie

Kaninchen sind, da sie keine Schweißdrüsen besitzen, sehr wärmeempfindlich. Sie erleiden leicht einen Hitzschlag, wenn sie keine Möglichkeit haben hohen Temperaturen auszuweichen. Transporte im Auto bei hohen Umgebungstemperaturen, Ausläufe ohne Schattenplätze oder Außenkäfige, die der prallen Sonne ausgesetzt sind, sind die häufigsten Ursachen für einen Hitzschlag. Aber auch in stickigen Dachgeschosswohnungen kann es zu einer Hyperthermie kommen.

Klinik & Diagnose

Die Tiere werden zunächst unruhig und versuchen der Hitze auszuweichen. Es kommt im weiteren Verlauf zu Apathie; die Kaninchen sind ataktisch und haben eine flache, frequente, angestrengte Atmung sowie Tachykardie und hyperämische Schleimhäute. Im fortgeschrittenen Stadium tritt eine Schocksymptomatik ein (⑰), die auch mit Krämpfen einhergehen kann (S. 182, ⑫).
Die Diagnose ergibt sich aus der Anamnese und dem Nachweis einer Hyperthermie.

Therapie & Prognose

Betroffene Tiere sollten umgehend an einen kühlen Ort verbracht werden. Es erfolgt eine Sauerstoffzufuhr, zudem werden kühle Infusionen mit Ringer-Laktat-Lösung ⁸² verabreicht. Die Kaninchen werden in kühle, feuchte Umschläge eingewickelt oder mit lauwarmem Wasser abgespritzt. In jedem Fall muss ein Breitbandantibiotikum parenteral appliziert werden, da eine Ischämie der abdominalen Organe sowie eine Hyperthermie die Entstehung einer Sepsis fördern. Die Temperatur des Patienten ist regelmäßig zu kontrollieren, da häufig reaktive Hypothermien auftreten.
Die Prognose ist als äußerst vorsichtig zu beurteilen. Häufige Komplikationen sind ein Zusammenbruch der kardiovaskulären und neurologischen Funktionen aufgrund von Proteindenaturierung und Hypoxie, akutes Nierenversagen und DIC.

> **Therapie bei Hitzschlag:**
> - Tier an kühlen Ort bringen
> - feuchte, kühle Umschläge/Abspritzen mit lauwarmem Wasser
> - Sauerstoffzufuhr
> - Infusion (Ringer-Laktat) ⁸², 40 ml/kg i.v., i.p.
> - Breitbandantibiotikum i.v. (z. B. Marbocyl FD® ⑪, 4 mg/kg)

Oronasale Fistel

Durch Vereiterung der Zähne hervorgerufene, relativ häufige Erkrankung.

Ätiologie & Pathogenese

Oronasale Fisteln können durch Eiteransammlungen in den Nasenhöhlen zu Atemnot führen. Solche Veränderungen gehen meist von den Prämolaren des Oberkiefers aus, wobei besonders häufig P1 und P2, seltener der P3, betroffen sind. Zahnfehlstellungen führen aufgrund von veränderten Druckverhältnissen beim Kauen zu Entzündungen im Alveolarbereich. Aus diesen entwickeln sich Zahngranulome, die vereitern und in die Nasenhöhle durchbrechen können. Es kommt zunächst zu einseitigem Eiterausfluss aus der Nase (Abb. 2.9). Unter Umständen kann auch der Tränennasenkanal in das Geschehen einbezogen sein, so dass eitriger Augenausfluss entsteht (❸). In fortgeschrittenen Fällen breitet sich der Eiter durch Osteolyse der Nasenhöhlenstrukturen auf die gegenüberliegende Seite aus. Beidseitiger Ausfluss ist die Folge.

Diagnose

Im Falle der beschriebenen Symptome muss eine gründliche Inspektion der Maulhöhle vorgenommen werden. Röntgenaufnahmen des Schädels schließen sich an. Besonders in der laterolateralen Ansicht können Verbindungen der Zähne in die Nasenhöhle diagnostiziert werden (Abb. 2.10). Der Schädel sollte so schräg gelagert werden, dass die betroffene Kieferseite nicht von anderen Knochenstrukturen überlagert wird.

Therapie

Einzig wirkungsvolle Therapie ist die Extraktion der beteiligten Zähne in Allgemeinanästhesie. Der Alveolarbereich muss anschließend sorgfältig ausküretiert werden, um alle Granulomanteile zu entfernen. Gründliche Spülungen schließen sich an. Während des Spülens muss das Kaninchen mit dem Kopf nach unten gehalten werden, damit die Spülflüssigkeit über die Nase abläuft und nicht in den Rachen und die Trachea gelangt. Die Schleimhaut wird dann über den Alveolen vernäht. Andernfalls besteht die Gefahr, dass Futter über die Wunde in die Nasenhöhle einwandert. Die Tiere erhalten über einige Tage ein Analgetikum und müssen über einen Zeitraum von mehreren Wochen (ca. 4–6) mit einem knochengängigen

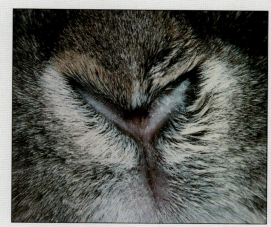

Abb. 2.9 Einseitiger Nasenausfluss durch linksseitige oronasale Fistel.

Abb. 2.10 Oronasale Fistel (Pfeile), ausgehend von P2. Die Nasenhöhle ist durch Eiteransammlungen fleckig verschattet (Aufnahme seitlich verkippt, um erkrankte Seite hervorzuprojizieren).

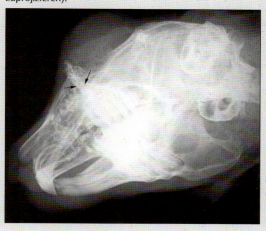

Antibiotikum (Enrofloxacin [8], Marbofloxacin [11], Chloramphenicol [4]) versorgt werden. Um Chemotherapeutika gezielt einsetzen zu können, empfiehlt sich die Entnahme von Tupferproben aus dem Fistelbereich.

Prognose

Sind nur einzelne Zähne an dem Geschehen beteiligt und bestehen die Veränderungen erst kurzzeitig, ist die Prognose als recht gut zu beurteilen. Bei beidseitigem Nasenausfluss muss davon ausgegangen werden, dass bereits weitreichende osteolytische Prozesse vorliegen. Es ist dann oftmals auch nach Zahnextraktion nicht möglich die Infektion unter Kontrolle zu bekommen.

Herzerkrankungen

Relativ häufig vorkommende Erkrankungen. Besonders oft sind es Insuffizienzen der Atrioventrikularklappen und dilatative Kardiomyopathien.

Ätiologie
Ursachen kardialer Erkrankungen können angeborene Herzveränderungen sein sowie Infektionen (z.B. Kaninchenschnupfen, S. 17), die zu entzündlichen Veränderungen der Herzklappen und später zu deren Vernarbung führen.

Klinik
Die Symptome sind oft unspezifisch. Atembeschwerden mit Zyanose sind erst bei dekompensierter Insuffizienz mit Thoraxerguss, Aszites oder Perikarderguss zu erwarten. Daneben werden Abmagerung, Bewegungsunlust, Ataxien und Anfallsgeschehen beobachtet.

Diagnose
Die Diagnose einer Herzerkrankung setzt eine sorgfältige klinische Allgemeinuntersuchung voraus. Bei der Auskultation lassen sich oft deutliche Herzgeräusche feststellen. Beim Vorliegen eines Thoraxergusses sind die Herztöne gedämpft; bei massiver Ödembildung sind Flüssigkeitsbewegungen zu hören. Röntgenaufnahmen des Thorax zeigen häufig eine Vergrößerung der Herzsilhouette, eine Stauung der V. cava caudalis sowie eine Hepatomegalie (als Anzeichen einer Leberstauung). Durch einen Thoraxerguss ist der Herzschatten möglicherweise nicht abgrenzbar (Abb. 2.11).

Therapie
Bis zur Stabilisierung des Patienten wird initial Furosemid **46** gegeben. Liegt eine Dyspnoe vor, so muss Sauerstoff zugeführt werden. Eine weiterführende Diagnostik durch EKG und Echokardiografie ist erforderlich, um die Art der Herzerkrankung charakterisieren und sie gezielt behandeln zu können. (**15**).

Erkrankungen des Magen-Darm-Trakts

Häufig vorkommende Erkrankungen, die in Einzelfällen zu Einschränkungen der Atemfunktion führen können.

Ätiologie & Pathogenese
Raumfordernde Erkrankungen des Magen-Darm-Trakts (**5**, z.B. Tympanie, Magenüberladung, S. 78 und 81) können durch Druck auf das Zwerchfell akute Atembeschwerden auslösen. Da Kaninchen einen sehr kleinen Thorax besitzen, wirkt sich bereits eine geringgradige Vorwölbung des Diaphragmas auf die Atemtätigkeit und die Kreislaufsituation aus.

Klinik
Betroffene Tiere haben ein pralles, aufgetriebenes Abdomen. Sie zeigen eine angestrengte, frequente

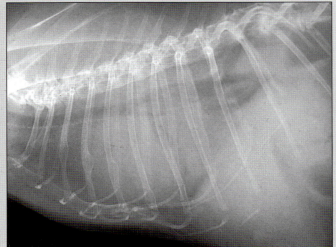

Abb. 2.11 Thoraxerguss. Der Herzschatten ist nicht abzugrenzen; die Lunge ist nur noch im dorsalen Bereich der Zwerfelllappen belüftet.

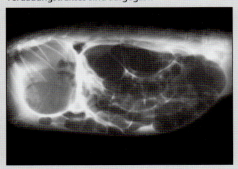

Abb. 2.12 Magen-Darm-Tympanie. Alle Anteile des Verdauungstraktes sind aufgegast.

Atmung sowie blasse bis zyanotische Schleimhäute. In fortgeschrittenen Fällen tritt eine Schocksymptomatik ein.

Diagnose
Die Diagnose einer raumfordernden Erkrankung des Gastrointestinaltrakts ergibt sich in der Regel bereits durch die klinische Untersuchung. Röntgenbilder des Abdomens geben Auskunft über Lokalisation, Art und Ausmaß der Krankheit (Abb. 2.12).

Therapie
Nach initialer Notfallversorgung sollte eine rasche Entlastung des Magen-Darm-Trakts erfolgen (❺).

Anaphylaxie
Selten auftretende Überempfindlichkeitsreaktion vom Soforttyp.

Ätiologie
Anaphylaktische Reaktionen werden bei Kaninchen selten gesehen. Sie können v.a. im Sommer durch Insektenstiche ausgelöst werden.

Klinik & Diagnose
Schwellungen im Kopfbereich und Quaddelbildung am ganzen Körper sind möglich. Durch ein Kehlkopfödem können ausgeprägte Atembeschwerden entstehen.
In der Regel kann nur eine Verdachtsdiagnose gestellt werden, die sich aus der Anamnese und dem klinischen Bild ergibt.

Therapie
Die Tiere sind umgehend mit Kortikosteroiden zu versorgen. Eine Intubation und Beatmung können erforderlich werden (⑰).

> **Therapie bei anaphylaktischen Reaktionen:**
> - Prednisolon ⁶⁹ (z. B. Solu-Decortin®), 10 mg/kg i.v., i.m.
> - Sauerstoffzufuhr/ggf. Intubation
> - Kreislaufstabilisierung (Etilefrin® ⁴⁵, 0,5-1 mg/kg)

Allergie
Überempfindlichkeitsreaktion, häufig durch Einstreumaterialien hervorgerufen.

Ätiologie
Allergien, die zu verstärkter Bronchosekretion und damit zu einer Beeinträchtigung der Atmung führen, sind bei Kaninchen immer wieder zu beobachten. Meist handelt es sich um allergische Reaktionen auf Einstreumaterial, bevorzugt auf handelsübliche Holzspäne.

Klinik
Die Tiere zeigen laute, feuchte bis rasselnde Atemgeräusche, haben serösen Nasen- und Augenausfluss und husten oder würgen häufig. Das Allgemeinbefinden ist dennoch oftmals nur wenig beeinträchtigt.

Diagnose
Bisher gibt es keine Möglichkeit der Allergietestung bei Kaninchen. Auch über potentielle Allergene ist so gut wie nichts bekannt. Es ist daher nur nach dem Ausschlussprinzip möglich, die Diagnose „Allergie" zu stellen.
Besonders Kaninchenschnupfenerkrankungen müssen abgegrenzt werden. Diese gehen in der Regel jedoch nicht mit derart feuchten Atemgeräuschen bei gleichzeitig weitgehend unbeeinträchtigtem Allgemeinbefinden einher. Typisch für allergische Geschehen ist außerdem der konstant seröse Charakter von Nasen- und Augenausfluss.
Die Haltungsbedingungen müssen detailliert hinterfragt und dabei besonderes Augenmerk auf das Einstreumaterial gelegt werden. Besonders oft lösen die handelsüblichen Holzspäne Allergien aus. Da die Qualität dieser Einstreu sehr unterschiedlich ist, kann auch das Öffnen einer neuen Charge des Materials anamnestisch von Bedeutung sein.
Auf Röntgenaufnahmen des Thorax ist die Herzkontur durch die Flüssigkeitsansammlungen in Bronchien und Bronchiolen meist nur schlecht abgrenzbar (Abb. 2.13). Bei vielen Tieren ist die Zahl der Eosinophilen und der Monozyten erhöht, jedoch ist auch über eine Blutuntersuchung oftmals keine exakte Diagnose zu stellen.

Therapie
Kaninchen mit den beschriebenen Symptomen, die auf antibiotische Behandlung nicht ansprechen,

sind zumindest verdächtig für eine allergische Erkrankung. Bei solchen Tieren sollte die Kleintierstreu gegen Strohpresspellets, Holzgranulat oder Zeitungspapier ausgetauscht werden. Es hat sich außerdem bewährt, den Tieren so viel Freilauf wie möglich zu gewähren, damit die Aufenthaltsdauer im eingestreuten Käfig reduziert wird. Die Kaninchen erhalten außerdem über einige Tage ein Prednisolonpräparat (1 × tägl. 1 mg/kg) bis zum Abklingen der Symptome.

Prognose

Die Beurteilung der Prognose muss differenziert betrachtet werden. In der Regel besteht keine akute Gefahr für das Leben des Tieres, auch wenn die Atemgeräusche für den Besitzer mitunter äußerst beunruhigend sind. Eine gezielte Behandlung der Allergie ist dagegen nicht möglich; es kann lediglich versucht werden, die auslösenden Allergene zu beseitigen oder zu minimieren.

Zwerchfellruptur

Selten vorkommende, traumatisch bedingte Erkrankung.

Ätiologie

Rupturen des Zwerchfells kommen gelegentlich nach Stürzen oder Attacken von Raubtieren vor.

Klinik

Die Symptome variieren, abhängig von der Größe der Ruptur und dem Ausmaß der Verlagerung von Bauchorganen. Es können Tachypnoe, Dyspnoe und Zyanose bis hin zu Erstickungsanfällen auftreten. Durch verminderten venösen Blutrückfluss aus den verlagerten Organen können akute Zirkulationsstörungen mit Schocksymptomatik (⑰) resultieren.

Diagnose

Typisch ist eine paradoxe Abdomenbewegung, d. h. eine Verkleinerung des Abdomens bei der Inspiration. Auskultatorisch lassen sich unter Umständen Darmgeräusche im Thorax feststellen; Herz und Lunge erscheinen gedämpft. Röntgenaufnahmen ermöglichen die Sicherung der Diagnose (Abb. 2.14).

Therapie

Betroffene Tiere sollten zunächst mit Sauerstoff und Flüssigkeitstherapie stabilisiert werden. Durch hochlagern der vorderen Körperhälfte kann der Druck auf die Thoraxorgane gesenkt werden. Nach Stabilisierung des Patienten muss die Ruptur chirurgisch versorgt werden. Eine Intubation ist in diesem Fall unbedingt erforderlich.

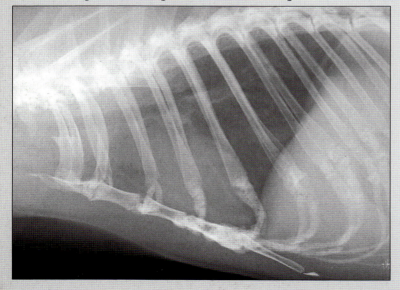

Abb. 2.13 Flüssigkeitsansammlungen in den Bronchien bei Allergie.

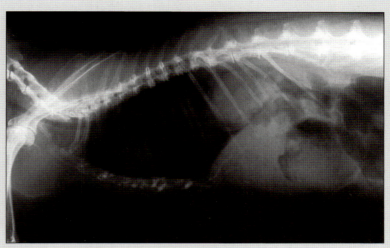

Abb. 2.14 Zwerchfellruptur. Darmschlingen sind in den Thorax vorgefallen.

Lungenblutung

Traumatisch bedingte Erkrankung mit Ruptur von Lungengefäßen.

Ätiologie

Lungenblutungen können durch verschiedene Arten von Traumata ausgelöst werden. Ursächlich kommen v.a. Stürze aus größerer Höhe, Einklemmen in Türen oder Angriffe von Raubtieren in Frage.

Klinik

Betroffene Tiere befinden sich oft in einem Schockzustand (⑰), haben Atemnot unterschiedlichen Ausmaßes, blasse bis zyanotische Schleimhäute und es kann Blut oder blutiger Schaum aus den Nasenöffnungen austreten (Abb. 2.15). Je nach Trauma können äußerliche Verletzungen vorhanden sein.

Diagnose

Die Anamnese liefert Hinweise auf ein traumatisches Geschehen. Auskultatorisch kann evtl. ein feuchtes, rasselndes Atemgeräusch wahrgenommen werden. Röntgenologisch lassen sich diffuse Verdichtungen im Lungengewebe erkennen. Es ist wichtig, Röntgenaufnahmen in zwei Ebenen anzufertigen, um die genaue Lokalisation der Blutung bestimmen zu können.

Therapie & Prognose

Das Tier ist, falls es sich in Seitenlage befindet, auf die Körperseite zu lagern, auf der die Blutung besteht. So kann der gesunde Lungenanteil leichter belüftet und ein Vermischen von Blut und Luft verhindert werden. Neben allgemein unterstützenden Maßnahmen (Sauerstoffzufuhr, Infusion, Kreislaufstabilisierung, Temperaturkontrolle) sollten die Tiere in jedem Fall über einen Zeitraum von 7–10 Tagen antibiotisch versorgt werden, um Infektionen der vorgeschädigten Lunge zu verhindern.

Die Prognose ist abhängig vom Umfang der Gefäßschädigung (radiologisch erkennbares Ausmaß der Lungenschädigung). Werden große Gefäße verletzt, kommt es oft innerhalb weniger Minuten zum Erstickungstod.

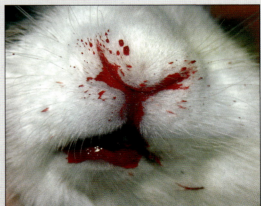

Abb. 2.15 Blutiger Nasenausfluss bei Lungenblutung.

2.2 Durchfall

Diarrhoe ist ein Symptom, das auf eine Entzündung des Magen-Darm-Trakts hinweist. Es ist jedoch zu beachten, dass eine (Gastro-)Enteritis sowohl primär als auch sekundär bedingt sein kann.
Klinische Anzeichen bei Durchfallerkrankungen können sein:
- kotverklebte/nasse Anogenitalregion
- Störungen des Allgemeinbefindens (Apathie, Inappetenz)
- aufgetriebenes, schmerzhaftes Abdomen
- Exsikkose

2.2.1 Tierartliche Besonderheiten

Die Anatomie des Magen-Darm-Trakts sowie die Verdauungsphysiologie des Kaninchens unterscheiden sich erheblich von denen bei Hund und Katze.
Die **Zähne** des Kaninchens wachsen lebenslang und werden durch den Kauvorgang abgenutzt. Die physiologische Nahrung des Wildkaninchens besteht vorwiegend aus Wildgräsern und -kräutern, deren Zerkleinerung eine intensive Kauaktivität erfordert.
Die Abnutzung der Incisivi erfolgt sowohl durch die typische „Nageaktivität" als auch durch den normalen Kauvorgang, bei dem die Schneidezähne immer wieder gegeneinander reiben. Die mahlenden Kaubewegungen der Tiere werden dadurch ermöglicht, dass das **Kiefergelenk** als Schlittengelenk ausgebildet ist.
Der Magen-Darm-Trakt ist an die Verdauung großer Mengen Rohfaser angepasst.
Der **Magen** besitzt keine Muskelfaserschicht (Ausnahme: Magenausgang), so dass Eigenkontraktionen des Organs nicht möglich sind. Ein Weitertransport von Futter in den Darm geschieht nur dadurch, dass es durch neu aufgenommene Nahrung weiter geschoben wird. Aus diesem Grund sind die Tiere auf eine permanente Nahrungszufuhr angewiesen. Innerhalb von 24 Stunden werden bis zu 120 kleine Mahlzeiten aufgenommen. Der anatomische Aufbau des Magens verhindert außerdem ein Erbrechen und begünstigt eine massive Ausdehnung bei Fehlgärungsprozessen.
Die Verdauungsvorgänge im **Dünndarm** entsprechen weitgehend denen bei anderen Monogastriern.
Das Ende des Ileums ist zum sog. Sacculus rotundus erweitert. Dieser ist mit dem Anfangsteil des Blinddarms und dem Beginn des Kolons verbunden und stellt einen wichtigen „Knotenpunkt" dar. Im proximalen Anteil des Kolons werden Nahrungsbestandteile separiert und in verschiedene Richtungen gelenkt. Große, unverdauliche Anteile gelangen weiter ins Kolon. Aus ihnen werden durch Wasserentzug die trockenen, festen Kotkugeln des Kaninchens gebildet (Abb. 2.16). Kleine, fermentierbare Nahrungsanteile werden ins Zäkum geschleust.
Der **Blinddarm** besitzt das größte Fassungsvermögen aller Darmabschnitte. Er stellt eine Gärkammer dar, in der die wesentlichen mikrobiellen Aufschlussvorgänge der Rohfaser ablaufen. Die Blinddarmflora besteht aus einer Vielzahl verschiedener, überwiegend grampositiver Bakterien.

Antibiotika mit vorwiegend oder ausschließlich grampositivem Wirkungsspektrum sollten daher nur in Ausnahmefällen eingesetzt werden; ihre orale Applikation ist kontraindiziert.

Die bakteriellen Fermentationsvorgänge führen zur Bildung von flüchtigen Fettsäuren, Aminosäuren und wasserlöslichen Vitaminen (v.a. B-Vitamine). Dieser Blinddarminhalt gelangt schließlich in das Kolon. Dort wird der für das Kaninchen typische Blinddarmkot gebildet. Es handelt sich dabei

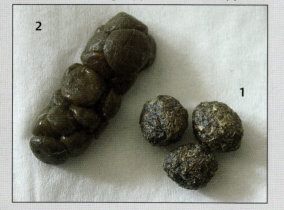

Abb. 2.16 Feste Kotkugeln (**1**) und Blinddarmkot (**2**).

um kleine weiche Kotbällchen, die traubenförmig aneinander gelagert sind (Abb. 2.16). Sie sind mit einer mukösen Schicht überzogen, die einen späteren Angriff von Magensäure verhindert. Dieser Kot wird von den Tieren unmittelbar vom Anus wieder aufgenommen und dient sowohl der Aufrechterhaltung des Futtertransports im Gastrointestinaltrakt als auch der Versorgung mit B-Vitaminen und der besseren Proteinausnutzung.

Die Zäkotrophe darf nicht mit Durchfall verwechselt werden!

2.2.2 Sofortmaßnahmen, Therapiegrundsätze

1. Flüssigkeitsersatz
   - Infusionen (Vollelektrolytlösung [82], z. B. Jonosteril®), 60–100 ml/kg/d s.c., i.m.
   - Glukose [80], 1–2 x tägl. bis zu 500 mg/kg s.c., i.m.
2. Stabilisierung der Darmflora: Probiotika [37] (z. B. Bird Bene-Bac®)
3. Vitaminsubstitution: v.a. Vitamin B [74]
4. ggf. Antitympanika [34] (z. B. Sab simplex®), mehrmals tägl. 0,5-1 ml/kg p.o.
5. ggf. Metoclopramid [35] (MCP-ratiopharm®), 2–3 x tägl. 1–5 mg/kg p.o., s.c.
6. ggf. Analgetika (z. B.
   - Metamizol [93] (Novalgin®), 2–3 x tägl. 10–20 mg/kg p.o., s.c.)
   - Carprofen [91] (Rimadyl®), 1 x tägl. 5 mg/kg s.c.
7. ggf. Antibiotika, z. B.
   - Chloramphenicol [4] (Chloromycetin® Palmitat), 2 x tägl. 50 mg/kg p.o.
   - Sulfadoxin/Trimethoprim [13] (Cotrim K-ratiopharm®), 2 x tägl. 30–40/6–8 mg/kg p.o.
8. ggf. Zwangsernährung

Die Behandlung einer Durchfallerkrankung lässt sich grundsätzlich in zwei Komplexe untergliedern:

Ätiologische Therapie: Nur wenn die Ursache der Erkrankung beseitigt wird, ist eine erfolgreiche Behandlung möglich. Die ätiologische Behandlung beinhaltet, je nach Ursache, Zahnkorrekturen, Futterumstellungen oder die Gabe von Antiparasitika, Antibiotika und Antimykotika.

Symptomatische Therapie: Bei klinisch manifesten Durchfallerkrankungen muss immer eine symptomatische Behandlung durchgeführt werden.
- Infusionen (ggf. mit Glukosezusatz [80]) dienen der Regulierung des Flüssigkeitshaushalts.
- Probiotika (z. B. Bird Bene-Bac® [37]) oder Kotsuspensionen gesunder Kaninchen werden verabreicht, um die Darmflora zu stabilisieren.
- Da die bakterielle Vitaminsynthese bei Durchfallerkrankungen gestört ist, sollte v.a. Vitamin B [74] substituiert werden.
- Liegen Tympanien oder feinschaumige Gärung vor, erhalten die Kaninchen mehrmals täglich Antitympanika [34].
- Zusätzlich wird ihnen Metoclopramid [35] verabreicht, um die orthograde Darmperistaltik anzuregen und dadurch Gase aus dem Magen-Darm-Trakt zu eliminieren.
- Bei kolikartigen Bauchschmerzen, die meist durch tympanische Zustände verursacht werden, erhalten die Kaninchen Analgetika.

Vorsicht bei der Gabe von Spasmolytika! Durch Senkung der Darmmotorik können Tympanien verstärkt werden.

Die richtige **Fütterung bei Durchfallerkrankungen** ist therapeutisch enorm wichtig. Inappetente Tiere sind unbedingt so schnell wie möglich zwangszufüttern (S. 241, ⑯). Eine ausreichende Darmpassage wird nur durch regelmäßige Futteraufnahme erreicht. Andernfalls verlängert sich die Verweildauer des Nahrungsbreis im Magen-Darm-Trakt und weitere Gärungsprozesse sind die Folge. Zur Zwangsernährung eignen sich:
- Handelsübliche Fertigprodukte (Critical Care® [107]).
- Babybrei in Gläschen, der zur Rohfasersubstitution mit gemahlenen Pellets versetzt wird [108].
- Flüssigdiäten für Hunde und Katzen (z.B. Waltham Concentration Diet® [109]) unter Zusatz von rohfaserhaltigen Pellets.

Nehmen die Kaninchen noch selbstständig Futter auf, sollte die angebotene Nahrung besonders auf die bestehende Situation angepasst sein. Eine Heu- und Wasserdiät mit Entzug von Frischfutter ist nicht geeignet, um den Bedürfnissen der Tiere gerecht zu werden. Ziele der Fütterung sind es, die Darmflora zu stabilisieren, die Darmschleimhaut zu regenerieren und angesammelte mikrobielle

Stoffwechselprodukte abzubauen. Verschiedene Futtermittel sind dafür geeignet:
- Durch qualitativ hochwertiges Heu wird hochverdauliche Rohfaser zur Verfügung gestellt, die zur Unterstützung physiologischer Fermentationsvorgänge wichtig ist.
- Möhren und Gemüse sind reich an Zellulose und Pektinen. Diese Substanzen liefern leicht, aber langsam fermentierbare Kohlenhydrate, so dass über die Fermentationsprodukte (flüchtige Fettsäuren) eine ausreichende Energieversorgung der Schleimhaut gewährleistet wird.
- Bananen erzeugen eine gelähnliche Oberfläche und dienen dadurch dem Schleimhautschutz.
- Kleien (v.a. Haferkleie) binden laxierend wirkende Gallensäuren.
- Aufgeschlossene Getreide (Haferflocken, Zwieback) dienen als Energielieferanten. Sie sollten aber nur bei akuten wässrigen Durchfällen verabreicht werden.

> **Unterstützende Fütterungsmaßnahmen bei Diarrhoe:**
> - hochwertiges Heu
> - aufgeschlossene Getreide (Zwieback, Haferflocken), nur bei akuten wässrigen Durchfällen!
> - Möhren und Gemüse
> - Banane
> - strukturiertes Grünfutter (z. B. Möhrengrün, Kräuter)
> - Haferkleie

Ein häufig zu beobachtendes Sekundärproblem bei Durchfallerkrankungen in den Sommermonaten ist ein **Befall mit Fliegenmaden** (Myiasis). Kaninchen mit kotverklebter Anogenitalregion müssen daher stets gründlich gewaschen werden, um Fliegen keinen Angriffspunkt zu bieten. Zur Behandlung der Myiasis siehe ❼ (S. 109).

2.2.3 Wichtige Ursachen

Durchfälle können verschiedenste Ursachen haben:

Einer der häufigsten Gründe für Verdauungsstörungen sind Zahnerkrankungen. Die Kaninchen kauen nur ungenügend oder sie nehmen nur weiche, rohfaserarme Nahrung auf, so dass Fehlgärungen resultieren.

Ähnliche Folgen haben Fütterungsfehler, die ebenfalls sehr häufig vorkommen. Unhygienisches oder zu kaltes Futter stört ebenso das Darmmilieu wie ungeeignete Futtermittel (Nagerdrops, Schokolade, unzureichend getrocknetes Brot etc.).

Vergiftungen können als unspezifisches Symptom eine Durchfallerkrankung verursachen. Vergiftungsfälle sind jedoch äußerst selten.

Alle Erkrankungen, die mit Inappetenz einhergehen, führen innerhalb kurzer Zeit ebenfalls zu Verdauungsproblemen.

Primär bakterielle Infektionen des Darmes kommen bei Heimtierkaninchen selten vor, dagegen sind häufig sekundäre Besiedelungen, v.a. mit *E. coli* und Clostridien zu beobachten, die unbehandelt zu lebensbedrohlichen Septikämien führen können. Sie werden auch nach dem Einsatz von Antibiotika mit vorwiegend grampositivem Wirkungsspektrum beobachtet.

Als weitere Sekundärinfektion spielt die Besiedelung mit Hefepilzen eine große Rolle. Ein Nachweis im Kot setzt immer eine andere Grunderkrankung voraus, die gefunden und behandelt werden muss.

Durchfälle werden auch durch Parasitosen verursacht, von denen die Kokzidiose die mit Abstand am häufigsten vorkommende Erkrankung ist.

Infektionen mit Rota- und Coronaviren kommen besonders bei Jungkaninchen vor.

2.2.3.1 Übersicht

Tab. 2.2 Wichtige Ursachen für Durchfall

Ursachen	Bedeutung	siehe Seite	Bemerkungen	siehe auch Leitsymptom
Zahnerkrankungen	+++	S. 37		❸, ❹, ⓯
Fütterungsfehler	+++	S. 38		
Erkrankungen des GIT	+++	S. 39		
Bakterielle Infektion	+++	S. 39	meist sek. Infektion	
Parasitose	++	S. 41 ff	v.a. Kokzidiose	
Darmmykose	+++	S. 39	immer sek. Infektion	
Virusinfektion	+	S. 44	bei Jungtieren	
Erkrankungen anderer Organsysteme	++	S. 44	führen durch Inappetenz zu Verdauungsstörungen	
Antibiotikaintoxikation	+	S. 45		⑫
Vergiftungen	(+)	S. 45		⑫

2.2.3.2 Diagnostischer Leitfaden: **Durchfall**

Anamnese

- **Fütterung**
- **Vorbehandlung mit Antibiotikum**
- **Giftpflanzenaufnahme**
- **Inappetenz**

Klinische Untersuchung

- **intermittierend matschiger, säuerlich riechender Kot** → Nativpräparat Kot → sekundäre Darmmykose → kann bei *allen* Durchfallursachen auftreten!

- **Jungtiere**
  - pralles Abdomen, evtl. Inappetenz, Exsikkose → Kotflotation → Kokzidiose → instabile Kreislaufsituation
  - wässrig-schleimiger, grüner Kot → hohe Mortalität in Beständen

2 Durchfall

	Erkrankung anderer Organsysteme?		S. 44
			S. 39
	keine weitere Symptomatik	Fütterungsfehler	S. 38
besonders bei	gelockerte, eitrige Zähne, evtl. Kieferschwellung	evtl. Schädel-Röntgen → Zahnerkrankung	S. 37
	vorberichtlich Antibiotika-Behandlung	Antibiotika-Intoxikation	S. 45
		Septikämie?	S. 22
			S. 41
AK-Bestimmung, Virusanzucht, Histo		Corona-/ Rotavirus-Erkrankung	S. 44

Fortsetzung: Durchfall

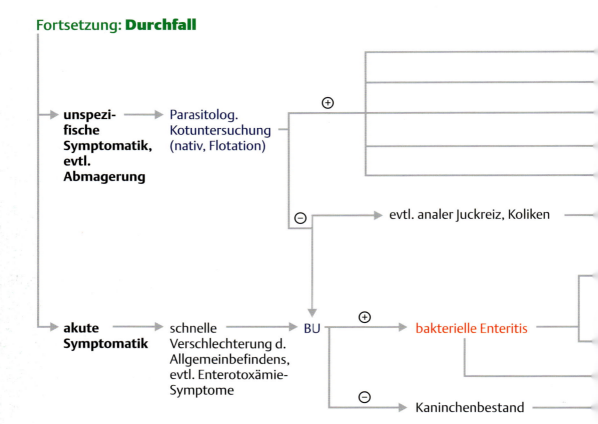

2 Durchfall

→ Kokzidiose			S. 41
→ *Passalurus ambiguus*-Befall			S. 42
→ Bandwurm-Befall			S. 43
→ *Trichostrongylus retortaeformis*-Befall			S. 43
→ Magenwurm-Befall			S. 42
→ Tesafilm-Abklatschpräparat		→ *Passalurus ambiguus*-Befall	S. 42
→ Kaninchenbestand	→ evtl. primäre Infektion	→ Salmonellose, (Tyzzer's Disease)	S. 39
→ Einzelhaltung	→ eher sekundäre Infektion	→ Suche nach Grunderkrankung	
			S. 39
→ Pathohistologie		→ Tyzzer's Disease	S. 39

Besonderes Augenmerk bei der Anamnese

Alter: Jungtiere haben eine besonders empfindliche und instabile Darmflora. Bei neu erworbenen jungen Kaninchen können durch Stress (Umgebungsänderung, Transport) leicht Erkrankungen manifest werden (v.a. Kokzidiose! S. 41). Virusenteritiden (S. 44) treten in der Regel bei Patienten bis zum Alter von etwa drei Monaten auf.

Fütterung: Die Rationszusammensetzung muss detailliert erfragt werden (auch alle Formen von „Leckerli"). Besonderes Augenmerk ist auf etwaige Futtermittelumstellungen zu legen (Darmmykose, S. 39).

Haltung: Hierbei ist besonders von Interesse, ob das Kaninchen Zugang zu ungeeigneten Pflanzen hat. Auch ein möglicher Kontakt zu wild lebenden Kaninchen oder Nagern sollte hinterfragt werden, da diese Tiere eine Ansteckungsquelle darstellen könnten.

Vorbehandlungen: Es ist besonders nach dem Einsatz von Antibiotika zu fragen. Besteht der Verdacht auf eine medikamentell induzierte Diarrhoe, sollte im Zweifel der vorbehandelnde Kollege zu den bisher applizierten Medikamenten befragt werden (Antibiotikaintoxikation, S. 45).

Fressverhalten: Viele Kaninchen neigen dazu, bestimmte Futtermittel (z.B. Getreideprodukte, süßes Futter) zu selektieren. Dadurch kann die tatsächlich aufgenommene Ration erheblich von der angebotenen abweichen. Veränderte Fressgewohnheiten können die Folge von Zahnerkrankungen (S. 37) sein. Eine verminderte Futteraufnahme kann ebenfalls Hinweise auf Zahnerkrankungen, aber auch auf Erkrankungen anderer Organsysteme (Erkrankungen, die mit Inappetenz einhergehen, S. 44) geben.

Symptome: Neben einer genauen Beschreibung der Magen-Darm-Symptome (Dauer, Kotfarbe und -konsistenz, Durchfall evtl. nur zu bestimmten Tageszeiten) sollte auch nach anderen Auffälligkeiten gefragt werden, die Hinweise auf eine Erkrankung außerhalb des Verdauungstrakts geben können.

Besonderes Augenmerk bei der klinischen Untersuchung

Besteht ein Befall mit Fliegenmaden?

Besonders in den Sommermonaten müssen die Anogenitalregion sowie angrenzende Hautbezirke auf einen Befall mit Maden (Myiasis, S. 109) untersucht werden. Dabei ist besonderes Augenmerk auf die Inguinaltaschen zu legen, in denen sich die Parasiten bevorzugt ansiedeln (❼).

Besteht eine Zahn- oder Kiefererkrankung?

Besonders gründlich ist die Maulhöhle des Tieres zu untersuchen. Eine ausreichende Inspektion ist nur bei mit Maul- und Wangenspreizer geöffneter Maulhöhle möglich. Zu achten ist auf Kanten- und Spitzenbildung an den Backenzähnen, lockere Zähne, Läsionen an Zunge und Maulschleimhaut sowie Eiterbildung.

Eine sorgfältige Palpation des Schädels, v.a. des ventralen Unterkiefers, kann zum Auffinden von Auftreibungen führen, die Anzeichen für Exostosenbildung durch apikales Zahnwachstum sind (❹).

Welche Veränderungen finden sich am Verdauungstrakt?

Palpation und Auskultation des Abdomens sind besonders sorgfältig durchzuführen, um Tympanien (S. 78, S. 93) sowie gesteigerte oder verminderte Darmtätigkeit diagnostizieren zu können. Auch Flüssigkeitsansammlungen im Verdauungstrakt sowie eine Verdickung der Darmwände sind zu erkennen.

Liegt eine Erkrankung anderer Organsysteme vor?

Geht aus der Anamnese hervor, dass Inappetenz (⑯) oder zumindest ein reduziertes Futteraufnahmeverhalten besteht, muss eine gründliche klinische Allgemeinuntersuchung erfolgen, die alle Organsysteme berücksichtigt.

Diagnosesicherung durch weiterführende Untersuchungen

Kotuntersuchungen sind die wichtigste diagnostische Maßnahme (Weiterführende Untersuchungen). Sie können zunächst mikroskopisch im Nativpräparat erfolgen. Im Zweifelsfall wird eine parasitologische Untersuchung (Flotationsmethode) angeschlossen. Kaninchen leiden gelegentlich an einem Befall mit Oxyuren (*Passalurus ambiguus*, S. 42), deren Eier sich im Kot oft schlecht nachweisen lassen. Es kann versucht werden, sie mit Hilfe eines Tesafilm-Abklatschpräparats vom Anus zu diagnostizieren. Oftmals ist es von Vorteil, v.a. bei schlechtem Allgemeinbefinden des Tieres, zusätzlich eine mikrobiologische Kotuntersuchung einzuleiten.

Röntgenaufnahmen des Schädels sind zwingend erforderlich, wenn sich bei der Inspektion der Maulhöhle gelockerte Zähne finden lassen oder Eiter sichtbar wird (Zahnerkrankungen, S. 37). Sie werden im Zweifelsfall auch dann angefertigt, wenn bei der klinischen Untersuchung keine auffälligen Befunde zu erheben sind, aus der Anamnese jedoch hervorgeht, dass Störungen des Kauvorgangs bestehen oder das Tier weiches Futter selektiert.

Röntgenaufnahmen des Abdomens sind v.a. dann sinnvoll, wenn Aufgasungen des Magen-Darm-Trakts vorliegen, die sich palpatorisch nicht eindeutig lokalisieren lassen oder differenzialdiagnostisch von anderen Veränderungen abgegrenzt werden müssen.

Besteht der Durchfall aufgrund einer Inappetenz des Tieres, die nicht mit den Verdauungsorganen in Zusammenhang steht, muss durch entsprechende weitere Untersuchungen wie beispielsweise **Blut-** oder **Harnuntersuchungen** die Ursache ermittelt werden.

2.2.3.3 Erkrankungen

Zahnerkrankungen

Eine der häufigsten Ursachen für Durchfallerkrankungen beim Kaninchen.

Ätiologie & Pathogenese

Sowohl eine mechanische Behinderung des Kauvorgangs als auch Schmerzen führen dazu, dass das aufgenommene Futter nur ungenügend gekaut und zerkleinert wird. Bereits die Bildung dezenter Zahnkanten (Abb. 2.17) oder ein leichtes Stufengebiss (Abb. 2.18) können für verminderte Kauaktivität oder unzureichende Zerkleinerung verantwortlich sein. Durch unphysiologisch große Futterbestandteile im Verdauungstrakt werden Fehlgärungen ausgelöst. Diese führen zu einer Instabilität oder gar zum Absterben der physiologischen Darmflora. In diesem veränderten Milieu vermehren sich zunächst Hefen, die einen intermittierend matschigen Kot hervorrufen. Bakterielle Infektionen (v.a. mit *E. coli* und Clostridien) verschlechtern die Kotkonsistenz und letztlich auch das Allgemeinbefinden des Tieres.

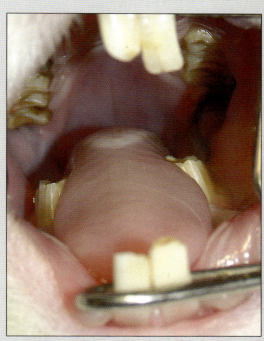

Abb. 2.17 Dezente Kantenbildung an den Backenzähnen des Unterkiefers.

Abb. 2.18 Stufengebiss.

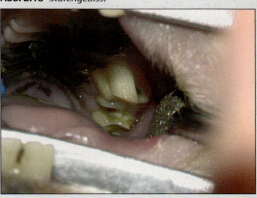

Klinik

Die Tiere leiden meist zunächst unter Hefedurchfällen. Matschiger Kot, der überwiegend nachts und morgens abgesetzt wird, klebt in der Anogenitalregion. Das Futteraufnahmeverhalten kann unbeeinträchtigt sein. Bei gravierenderen Zahnproblemen werden vorwiegend weiche Futtermittel selektiert.

Diagnose

Durch sorgfältige Inspektion der Maulhöhle können Zahnveränderungen leicht erkannt werden. Finden sich auffällige Veränderungen (z. B. Verfärbungen einzelner Zähne, gelockerte Zähne, Eiterbildung), müssen unbedingt Röntgenaufnahmen des Schädels angefertigt werden.

Therapie

Durch Zahnkorrekturen können wieder kongruente Kauflächen hergestellt werden. Bei der Korrektur sind nicht nur Kanten und Spitzen zu entfernen. Zähne, die ihre „Nachbarn" überragen (Stufengebiss), müssen in der Höhe angeglichen werden, um einen ordnungsgemäßen Kauvorgang zu ermöglichen. Sind Zähne auffallend gelockert oder befindet sich Eiter in der Maulhöhle, werden in der Regel Zahnextraktionen erforderlich (s. S. 69 ff).

Praxistipp

Immer wieder erfährt man von Kaninchenbesitzern, dass sie ihren Tieren kein Frischfutter anbieten, da es Durchfall auslöst. In den meisten Fällen liegt dem jedoch eine latente Zahnerkrankung zugrunde. Natürlich löst unzureichend zerkautes Obst oder Gemüse schneller Fehlgärungen aus als Trockenfutteranteile. Bei solchen Kaninchen können regelmäßige Zahnkorrekturen dazu führen, dass sie wieder artgerecht ernährt werden können.

Fütterungsfehler

Häufigster Grund für Durchfallerkrankungen beim Kaninchen.

Ätiologie & Pathogenese

Fütterungsfehler haben einen direkten Einfluss auf die Stabilität der Darmflora. Diese ist auf einen ausreichenden Anteil an strukturierter Rohfaser angewiesen und toleriert Milieuänderungen schlecht.
Typische Fütterungsfehler sind:
- unzureichender Gehalt an strukturierter Rohfaser (mangelndes Heuangebot, wenig strukturiertes Frischfutter)
- hoher Rationsgehalt an Kohlenhydraten (z. B. Getreide), Eiweißen (z. B. junges Gras) oder Fetten (z. B. durch Nüsse, Sonnenblumenkerne)
- ungeeignete Futtermittel (z. B. Schokolade, Kekse, Joghurtdrops, frische Backwaren)
- kalte Futtermittel (direkt aus dem Kühlschrank)
- unhygienisches Futter (angewelktes Frischfutter, schimmeliges Brot)
- Phasen des Fastens: die Tiere haben nicht ständig Zugang zu Futter, so dass die Verweildauer des Nahrungsbreis im Magen verlängert wird (unregelmäßige Fütterung, Nahrungskarenz vor Operationen).

Der häufigste Fütterungsfehler ist ein übermäßiges Angebot an Getreide und Getreideprodukten. Mischfuttermittel enthalten in hohem Maße Körner und deren Produkte und werden oft als Hauptfutter ad libitum verfüttert. Hartes Brot und Knabberstangen werden angeboten, da sie den Zahnabrieb fördern sollen.
Getreide enthält vorwiegend sehr schnell vergärbare Kohlenhydrate. Diese werden zwar hauptsächlich im Dünndarm verdaut, bei übermäßiger Zufuhr gelangt jedoch ein Teil in den Blinddarm. Dort kann es zu vermehrter Bildung von Laktat und daraus resultierend zur Azidose kommen, wodurch die physiologische Mikroflora gestört wird. Erhalten solche Tiere zudem zu geringe Rohfasermengen, kommt es durch Mangel an unverdaulicher Rohfaser zur Hypomotilität des Darms. Die Verweildauer des Nahrungsbreis verlängert sich; Fehlgärungsprozesse sind die Folge.

Klinik

Die meisten üblicherweise vorkommenden Fütterungsfehler führen zunächst zu leichten Instabilitäten der Darmflora, die eine Vermehrung von Hefepilzen nach sich ziehen. Typischerweise kommt es dabei zu intermittierend matschigem Kot, der oft in der Anogenitalregion des Kaninchens haften bleibt und einen säuerlichen Geruch aufweist.

Diagnose

Die Diagnose fütterungsbedingter Durchfälle ergibt sich v.a. durch die Erhebung einer detaillierten Fütterungsanamnese. Werden bei der Kotuntersuchung Hefen nachgewiesen, ohne dass Zahnerkrankungen oder infektiöse Ursachen zugrunde liegen, muss in den meisten Fällen von einer fehlerhaften Fütterung ausgegangen werden.

Therapie

Werden akute Durchfälle durch Fütterungsfehler hervorgerufen, muss eine allgemein stabilisierende Behandlung durchgeführt werden. Bei chroni-

scher Enteritis ist meist eine Hefebehandlung mit Nystatin [31] notwendig.
Die Fütterung muss langsam aber konsequent den Bedürfnissen des Kaninchens angepasst werden.

> **Eine ausgewogene Ration für ein Kaninchen setzt sich folgendermaßen zusammen:**
> - hochwertiges Heu ad libitum
> - vielseitiges Frischfutterangebot (2 x tägl.): grundsätzlich können fast alle Gemüse- und Obstsorten sowie Salate, Kräuter und „Wiesenfutter" angeboten werden. Frischfutter mit ausreichendem Gehalt an strukturierter Rohfaser, Zellulose und Pektinen (z. B. Gras, Löwenzahn, Kräuter, Möhre mit Grün, Broccoli) sollte jedoch den größten Anteil ausmachen.
> - „Kraftfutter" ist bei oben genanntem Fütterungsregime nicht erforderlich. Mischfuttermittel sollten allenfalls in geringen Mengen (max. 1 EL/kg tägl.) angeboten werden. Besser geeignet sind jedoch pelletierte Futtermittel, da sie keine Getreideanteile enthalten und eine Selektion durch die Tiere verhindern.
> - Getreide und Getreideprodukte (z. B. Hafer, Haferflocken, Brot, Knabberstangen) sollten, wenn überhaupt, nur gelegentlich und in geringen Mengen verfüttert werden.

Infektionen des Magen-Darm-Trakts

Infektionen des Verdauungstrakts können durch Parasiten, Pilze, bakterielle Erreger und Viren hervorgerufen werden.

Darmmykose

Nicht kontagiöse, stets sekundär bedingte Infektion; sehr häufig vorkommend.

Ätiologie & Pathogenese

Darmmykosen werden durch *Saccharomyces guttulatus* hervorgerufen. Einzelne dieser Hefepilze sind fast immer im Darm von Kaninchen zu finden; bei Veränderung des Darmmilieus kommt es jedoch zu explosionsartiger Vermehrung und Durchfall. Im Darm gesunder Tiere können die Hefen sich nicht ansiedeln, so dass keine Ansteckungsgefahr von Tier zu Tier besteht.

Klinik

Der Kot weist einen säuerlichen Geruch auf, hat eine meist matschige Konsistenz und bleibt an Anus und Blume kleben. Meistens ist zunächst ausschließlich der Blinddarmkot betroffen, die übrigen Kotballen sind normal geformt.

Diagnose

Die Pilze können am besten im Nativpräparat bei 100–400facher Vergrößerung nachgewiesen werden (Abb. 2.19).

Therapie

Bei Darmmykosen handelt es sich nie um Primärerkrankungen. Es liegen immer Faktoren zugrunde, die eine Instabilität der physiologischen Darmflora bewirken (z. B. Zahnerkrankungen, Fütterungsfehler, Parasitosen).

Die Behandlung der Hefen mit Nystatin [31] erfolgt so lange, bis kein mikroskopischer Nachweis mehr möglich ist. Vor allem aber muss die Ursache für das Pilzwachstum behoben werden.

> **Therapie der Darmmykose:**
> - Nystatin [31] (Nystaderm®), 2 x tägl. 60.000–90.000 I.E./kg p.o. über ca. 10 d
> - Diagnose und Therapie der auslösenden Ursache!
> - ggf. allgemein unterstützende Durchfalltherapie

Bakterielle Enteritis

Primäre oder sekundäre Infektionen unterschiedlicher Kontagiosität.

Ätiologie & Pathogenese

Bakterielle Infektionen des Magen-Darm-Trakts sind häufig zu diagnostizieren, allerdings handelt es sich in den seltensten Fällen um primäre Infektionen. Diese spielen v.a. eine Rolle in größeren Kaninchenbeständen, wo sie besonders bei Jungtieren große Verluste verursachen können. Dazu gehören die Salmonellose und die Tyzzer's Disease (*Bacillus piliformis*). Bei Heimtieren kommen dagegen meist sekundäre Infektionen vor, die aus einer Instabilität der physiologischen Darmflora resultieren. Pathogene Keime können sich im veränderten Milieu ansiedeln und Erkrankungen auslösen. Daher ist bei jeder Durchfallerkrankung des Kaninchens mit der Gefahr einer bakteriellen Enteritis zu rechnen. Besonders häufig werden *Escherichia coli* und *Clostridien* nachgewiesen.
Während primäre Bakteriosen kontagiös sind, besteht bei sekundären Infektionen kaum eine Ansteckungsgefahr, da sich Keime wie z. B. *E. coli* im gesunden Kaninchendarm nicht ansiedeln können.

Tab. 2.3 An Enteritiden beteiligte Infektionserreger

Erreger	Bedeutung	Bemerkungen
Bakterien		
E. coli	+++	meist sek. Infektion, humanpathogen!
Salmonellen	+	
Clostridien	++	
Bacillus piliformis	+	Erreger der Tyzzer's Disease
Staphylokokken	++	
Streptokokken	++	
Pilze		
Saccharomyces guttulatus	+++	nur Sekundärinfektionen!
Parasiten		
Protozoen Kokzidien	+++	Erkrankungen v.a. im Absetzalter
Zestoden		
Anoplocephaliden	(+)	
Nematoden		
Passalurus ambiguus	++	
Graphidium strigosum	(+)	
Trichostrongylus retortaeformis	(+)	
Viren		bei Jungtieren
Coronavirus	+	
Rotavirus	+	

Klinik

Sind bakterielle Infektionserreger an einem Durchfallgeschehen beteiligt, so besteht die Gefahr einer Enterotoxämie, die v.a. durch schnelle Verschlechterung des Allgemeinbefindens gekennzeichnet ist.

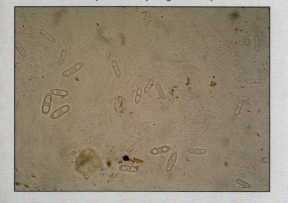

Abb. 2.19 Hefen (Saccharomyces guttulatus).

Diagnose

Besonders bei akut auftretender Diarrhoe sollten mikrobiologische Kotuntersuchungen eingeleitet werden. Gleiches gilt für chronische Durchfallerkrankungen, wenn die Tiere Störungen des Allgemeinbefindens aufweisen.

Therapie

Primär durch bakterielle Infektionserreger hervorgerufene Durchfälle bedürfen stets einer antibiotischen Behandlung. Jedoch können auch sekundäre Infektionen gravierende gesundheitliche Folgen haben. Deshalb kann es angezeigt sein, eine allgemein unterstützende Durchfalltherapie durch Gabe eines Antibiotikums zu ergänzen. Gleiches gilt für alle Magen-Darm-Erkrankungen, die mit einer Störung der Darmflora einhergehen, wie Tympanien oder auch Obstipationen (S. 95).

Therapie der bakteriellen Enteritis:
Antibiotikum (möglichst nach Antibiogramm), z. B.
- Chloramphenicol [4] (Chloromycetin Palmitat®), 2 x tägl. 50 mg/kg p.o.
- Sulfonamid/Trimethoprim [13] (Borgal®, Cotrim K®) 2 x tägl. 30/8 mg/kg s.c., p.o.
- Enrofloxacin [8] (Baytril®), 1 x tägl. 10 mg/kg p.o.

Allgemein unterstützende Durchfalltherapie

Kokzidiose

Häufigste Parasitose des Kaninchens; hohe Verluste bei Jungtieren im Absetzalter.

Ätiologie & Pathogenese

Es existieren 9 verschiedene, für das Kaninchen spezifische Kokzidienarten (Eimeria spp.). Die Parasiten werden meist bereits von der Mutter auf die Jungtiere übertragen und sind in Kaninchenzuchtbeständen weit verbreitet. Erschwerend kommt hinzu, dass in diesen Beständen oftmals keine ausreichende Versorgung mit hochwertigem Heu stattfindet, so dass die Ausbildung einer stabilen Darmflora ausbleibt. Stattdessen erhalten die Tiere vorwiegend pelletiertes Futter mit überhöhten Eiweiß- und Energiegehalten. Durch Transporte und wechselnde Umgebungen (Züchter → Zoofachhandlung → neuer Besitzer) werden die Kaninchen Stress ausgesetzt, der das Immunsystem schädigt und einen Ausbruch von Erkrankungssymptomen unterstützt.

Kokzidienbefall führt zu katarrhalischer, teils auch diphtheroider Enteritis, die mit ausgeprägter Zottenatrophie einhergeht (Leberkokzidose, S. 84).

Klinik

Die Schwere der klinischen Erscheinungen wird nicht ausschließlich durch den Parasitenbefall, sondern v.a. durch bakterielle Sekundärinfektionen bestimmt!

Bereits ein pralles Abdomen ohne weitere Symptome kann bei Jungtieren Anzeichen für eine latente Kokzidiose sein. Bei manifester Erkrankung leiden die Tiere unter breiigen bis wässrigen Durchfällen, haben ein durch Tympanien angespanntes, pralles Abdomen und werden zunehmend matt und inappetent. Fortschreitende Exsikkose und Septikämien durch bakterielle Sekundärinfektion führen nicht selten zum Tod.

Bei neu erworbenen Jungtieren sollten stets Kotuntersuchungen auf Kokzidien durchgeführt werden.

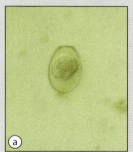 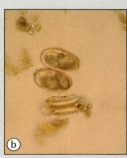

Abb. 2.20 a, b Kokzidienoozysten (Nativausstrich, 400fache Vergrößerung).

Diagnose

Die Parasiten können bei klinisch erkrankten Kaninchen meist bereits in ungefärbten Nativausstrichen nachgewiesen werden (Abb. 2.20 a+b). Im Zweifelsfall wird eine zusätzliche parasitologische Untersuchung (Flotationsverfahren) angeschlossen. Kokzidienoozysten werden intermittierend ausgeschieden, so dass die Untersuchung von Sammelkotproben angezeigt sein kann. Dies gilt insbesondere für Tiere, die noch keine klinischen Symptome aufweisen. Neben Kokzidienoozysten lassen sich in Nativpräparaten in der Regel auch Hefen nachweisen, die sich im veränderten Darmmilieu explosionsartig vermehren.

Therapie

Kokzidien weisen gegenüber Sulfonamidpräparaten mittlerweile weitreichende Resistenzen auf. Mittel der Wahl zur Behandlung der Kokzidiose ist Toltrazuril [25] (Baycox®), das nach dem Schema 3 Tage Behandlung – 3 Tage Pause – 3 Tage Behandlung eingesetzt wird. Bestehen bereits klinisch manifeste Durchfälle, müssen die Tiere zusätzlich mit einem Antibiotikum versorgt werden. Auch Hefen müssen medikamentell behandelt und eine unterstützende symptomatische Therapie durchgeführt werden.

Therapie der Kokzidiose:
- Toltrazuril [25] (Baycox®), 1 x tägl. 10 mg/kg KGW, Behandlungsschema 3-3-3
- ggf. Antibiotikum
- ggf. Antimykotikum
- allgemein unterstützende Durchfalltherapie

Prognose

Die Prognose bei klinisch manifester Kokzidiose ist immer vorsichtig zu beurteilen. Septikämien können innerhalb weniger Stunden zum Tod des Tieres führen. Besonders schlecht – aber nicht aussichtslos – ist die Prognose bei Kaninchen, die bereits die Futteraufnahme eingestellt haben. Sie sind als Intensivpatienten zu behandeln und müssen besonders sorgfältig betreut werden. Dabei kommen einer ständigen und ausreichenden Flüssigkeitssubstitution, Zwangsfütterung und Stabilisierung der Darmflora eine besondere Bedeutung zu.

Passalurus ambiguus-Befall

Häufigste Helminthose des Heimtierkaninchens; auch bei Wildkaninchen vorkommend.

Ätiologie & Pathogenese

Passalurus ambiguus ist eine Oxyurenart, die im Dickdarm parasitiert. Die Würmer legen ihre Eier auf die Oberfläche der Kotkugeln sowie an die Rektum- und Analschleimhaut. Im Rektum entwickelt sich innerhalb von etwa 24 Stunden das invasionsfähige Larvenstadium, das vom Kaninchen durch Zäkotrophie aufgenommen wird.

Klinik

Ein Befall mit *Passalurus ambiguus* verläuft häufig symptomlos; Würmer werden nur als Zufallsbefund auf frischen Kotkugeln entdeckt. Jedoch können bereits geringe Befallsraten bei Jungtieren zu einer verzögerten Entwicklung führen. Bei hochgradigem Befall sind Symptome wie Tympanie, Durchfall, kolikartige Bauchschmerzen, Abmagerung und analer Juckreiz festzustellen.

Diagnose

Ein Einachweis mit herkömmlichen Kotuntersuchungsmethoden verläuft oft falsch negativ. Größer ist die Sicherheit, wenn Tesafilm-Abklatschpräparate des Anus angefertigt werden. Die Eier sind asymmetrisch oval, am schmaleren Pol etwas abgeplattet und besitzen einen schwachen Pfropf sowie eine glatte Schale (Abb. 2.21). Adulte Würmer sind als etwa 5 mm lange weiße Fädchen auf der Oberfläche der Kotkugeln sichtbar (Abb. 2.22).

Therapie

Die Behandlung wird mit Fenbendazol [17] durchgeführt. Auch Mebendazol [20] und Febantel [16] können verwendet werden. Ivermectin hat nach eigenen Erfahrungen eine deutlich schlechtere Wirkung.

Magenwurm-Befall

Bei Heimtieren sehr selten vorkommende Helminthose.

Ätiologie

Graphidium strigosum, ein rötlicher, dünner Magenwurm, kommt v.a. bei Wildkaninchen vor. Er wird aber gelegentlich auch bei Heimtieren gefunden, besonders wenn diese in Freigehegen gehalten werden, zu denen auch Wildkaninchen Zugang haben. Die Würmer parasitieren vorwiegend im Magen, teilweise auch im Dünndarm. Es kommt zu Epithelschädigungen und Erweiterungen der Drüsenschläuche mit der Folge von Entzündungen und Nekrosen.

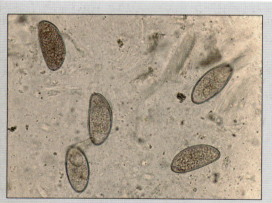

Abb. 2.21 Eier von *Passalurus ambiguus*.

Abb. 2.22 Adulte Stadien von *Passalurus ambiguus*.

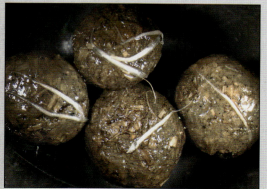

Klinik

Leichter Befall bleibt meist symptomlos. Bei starkem Befall kann es zu gravierenden Beeinträchtigungen des Allgemeinbefindens mit Verdauungsstörungen, Abmagerung und Anämie kommen.

Diagnose

Der Einachweis erfolgt durch die Flotationsmethode. Die Eier sind groß, oval und dünnschalig. Sie enthalten mindestens 16 Furchungskugeln.

Therapie

Zur Behandlung eignet sich Fenbendazol [17], das über einen Zeitraum von 5 Tagen verabreicht wird. Daneben sind auch Febantel [16] und Mebendazol [20] wirksam.

Trichostrongylus retortaeformis-Befall

Besonders bei Wildkaninchen, selten bei Heimtierkaninchen vorkommende Parasitose.

Ätiologie & Pathogenese

Trichostrongylus retortaeformis parasitiert im Dünndarm. Seine Entwicklung erfolgt direkt. Die Eier werden mit dem Kot ausgeschieden. Aus ihnen schlüpft die erste Larve, aus der über zwei Häutungen das invasionsfähige Larvenstadium entsteht. Dieses wird mit dem Futter aufgenommen und entwickelt sich im Dünndarm innerhalb von 10 Tagen zum adulten Wurm. Massive Infektionen verursachen katarrhalische Enteritiden.

Klinik

Bei hohen Befallsraten kommt es zu schleimigen bis wässrigen Durchfällen mit Apathie, Abmagerung und Exsikkose bis hin zu Todesfällen.

Diagnose

Die Eier können im Kot nachgewiesen werden; sie sind relativ groß (ca. 75–90 × 35-45 µm), dünnschalig, oval und enthalten Furchungszellen.

Therapie

Fenbendazol [17], Febantel [16] und Mebendazol [20] zeigen in der Regel gute Wirksamkeit.

Therapie des Nematodenbefalls:
- Fenbendazol [17] (Panacur®), 1 x tägl. 20 mg/kg p.o. über 5 d **oder**
- Mebendazol [20] (Telmin®), 20 mg/kg p.o. über 3–5 d **oder**
- Febantel [16] (Rintal®), 10 mg/kg p.o. über 3 d **oder**
- Ivermectin [19] (Ivomec®), 0,3–0,5 (–1) mg/kg, Wiederholung nach 5–7 d
- ggf. allgemein unterstützende Durchfalltherapie

Bandwurm-Befall

Bei Heimtierkaninchen sehr seltene Parasitose; bei Wildkaninchen häufig vorkommend.

Ätiologie & Pathogenese

Ein Befall mit Anoplocephaliden ist bei Kaninchen in Heimtierhaltung äußerst selten, da die Würmer sich über Moosmilben als Zwischenwirte entwickeln, die von den Kaninchen oral aufgenommen werden müssen.

Klinik

Die Infektion verläuft meistens symptomlos. Bei Massenbefall kommt es zu katarrhalischer Enteritis mit Durchfall und Abmagerung; Jungtiere weisen Entwicklungsstörungen auf.

Diagnose

Die Diagnose erfolgt durch den Nachweis von Eiern oder Proglottiden im Kot (Abb. 2.23).

Therapie

Therapeutisch kommt Praziquantel [22] zum Einsatz.

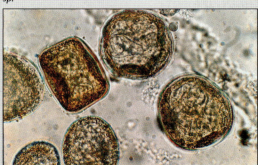

Abb. 2.23 Anoplocephaliden-Eier: *Cittotaenia (Mosgovoya) sp.*

Therapie des Bandwurmbefalls:
- Praziquantel [22] (Droncit®) 1 xig 5 mg/kg p.o., s.c.
- ggf. allgemein unterstützende Durchfalltherapie

Virusenteritis

Typische Jungtiererkrankung mit hohen Verlustraten.

Ätiologie

Als virale Erreger von Durchfällen bei Kaninchen spielen Coronaviren und Rotaviren eine Rolle.

Klinik

Coronavirus-Infektionen verursachen überwiegend Enteritiden bei 3–10 Wochen alten Kaninchen. Die Tiere leiden unter Durchfällen, Tympanie und Apathie; die Todesrate beträgt nahezu 100 %. *Rotavirus*-Infektionen lösen vorwiegend bei Kaninchen im Alter von 4–12 Wochen grünlich-gelbe Durchfälle von schleimig-wässriger Konsistenz mit Apathie, Inappetenz, Tympanie und Exsikkose aus. Mortalitätsraten von bis zu 80 % sind möglich.

Diagnose

Eine sichere Diagnose gelingt nur durch histopathologische Untersuchung, Virusanzucht und Antikörperbestimmung.

Therapie

Eine ätiologische Therapie der Virusinfektionen ist nicht möglich. Die symptomatische Behandlung beinhaltet Flüssigkeitsersatz, Vitaminsubstitution und eine Stabilisierung der Darmflora. Zum Schutz vor Sekundärinfektionen werden Antibiotika verabreicht. Paramunitätsinducer sind oft hilfreich, um die unspezifische Immunabwehr zu erhöhen.

Erkrankungen, die mit Inappetenz einhergehen

Erkrankungen mit Inappetenz können sekundär zur Enteritis führen.

Ätiologie & Pathogenese

Alle Krankheiten, die zu einem Sistieren der Futteraufnahme führen, können sekundär eine Enteritis mit Durchfall auslösen. Frisst das Kaninchen nicht, verlängert sich die Verweildauer des Nahrungsbreis im Magen; Fehlgärungen sind die Folge.

Klinik & Diagnose

Das klinische Bild hängt von der Grunderkrankung ab.
Durch eine sorgfältige klinische Untersuchung muss die Ursache der Inappetenz ermittelt werden. Kotuntersuchungen sind unbedingt erforderlich, da von einer Störung des Darmmilieus auszugehen ist, in dem sich zunächst Hefen, später auch pathogene Bakterien vermehren können.
Röntgenologisch typisch bei Inappetenz ist ein deutlich gefüllter Magen (bei länger bestehender Anorexie mit verflüssigtem Inhalt) bei vollständig entleertem Darmtrakt. Zusätzlich sind in der Regel vermehrte Gasansammlungen zu finden (Abb. 2.24).

Therapie

Neben einer Behandlung der Grunderkrankung ist umgehend eine adäquate Zwangsernährung mit

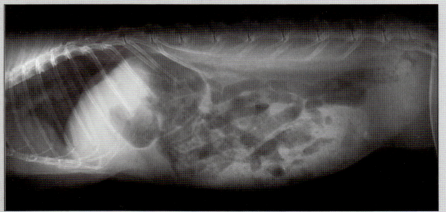

Abb. 2.24 Röntgen Abdomen: Der Blinddarm enthält Futter, der restliche Darm ist entleert und gashaltig. Der Magen beginnt aufzugasen; der Nahrungsbrei ist verflüssigt (homogener Inhalt).

ausreichendem Rohfasergehalt einzuleiten (S. 241). Hefeinfektionen werden mit Nystatin [31] behandelt, die Darmflora muss mit Probiotika [37] oder Kotsuspensionen gesunder Kaninchen stabilisiert werden.

Praxistipp
Kotsuspension:
Einige frische Kotballen werden mit Wasser vermischt. Wenn die groben Bestandteile abgesunken sind, kann der Überstand mit einer Spritze oral eingegeben werden. Die Besitzer können diese Prozedur zu Hause 1–2 x tägl. durchführen.

Antibiotikaintoxikation
Iatrogen bedingte, lebensbedrohliche Erkrankung.

Ätiologie & Pathogenese
Antibiotikaintoxikationen entstehen v.a. durch orale Gabe von Tetrazyklinen sowie durch Wirkstoffe mit vorwiegend oder ausschließlich grampositivem Wirkungsspektrum (z.B. Penicilline, Cephalosporine, Lincosamide). Sie führen zum Absterben der physiologischen grampositiven Darmflora des Kaninchens. Stattdessen können sich pathogene gramnegative Keime, besonders *E. coli*, vermehren und letztlich zu Enterotoxämien führen.

Klinik & Diagnose
Es entstehen oft wässrig-schleimige Durchfälle, die mit einer rapiden Verschlechterung des Allgemeinbefindens einhergehen. Besonders bei Jungtieren mit noch instabiler Darmflora sind Symptome oftmals bereits nach erstmaliger Antibiotika-Applikation zu beobachten.
Eine Diagnosesicherung ist nur anhand der Anamnese möglich.

Therapie
Ungeeignete Medikamente müssen sofort abgesetzt, die Darmflora mit Hilfe von Probiotika [37] oder Kotsuspensionen gesunder Tiere aufgebaut werden. Bestehen Allgemeinstörungen, sollte ein Antibiotikum mit überwiegend gramnegativem Wirkungsspektrum gegeben werden, um Septikämien entgegenzuwirken. Eine allgemein unterstützende Therapie ist unerlässlich.

Therapie bei Antibiotikaintoxikation:
- ungeeignetes Antibiotikum absetzen
- ggf. geeignetes Antibiotikum einsetzen
- unterstützende Durchfalltherapie

Vergiftungen
Sehr seltene, vorwiegend durch Giftpflanzen hervorgerufene Erscheinungen.

Ätiologie
Vergiftungen sind bei Kaninchen nur äußerst selten anzutreffen. Diarrhoe kann in solchen Fällen jedoch oft als unspezifisches und einziges Symptom beobachtet werden. In der Regel entstehen Intoxikationen durch die Aufnahme giftiger Zimmer- oder Balkonpflanzen, am häufigsten Oleander, Efeu, Kartoffelkeimlinge und Tomatenpflanzen (S. 182, [12]).

Klinik
Es entstehen Durchfälle unterschiedlicher Qualität; Störungen des Allgemeinbefindens können hinzutreten. Besonders bei Oleandervergiftungen kann es neben gastrointestinalen auch zu kardialen und zentralnervösen Symptomen kommen ([12]).

Diagnose
Eine sichere Diagnose kann oft nur anhand der Anamnese gestellt werden, wenn der Besitzer die Giftaufnahme beobachtet hat oder nachweislich giftige Pflanzenteile fehlen.

Therapie
Bei Vergiftungsverdacht sollten die Tiere eine symptomatische Vergiftungstherapie mit Infusionen und gesteigerter Diurese erhalten. Ist die Giftpflanzenaufnahme erst vor kurzem erfolgt, kann Aktivkohle eingegeben werden. Dies sollte aber nur bei gesicherter Diagnose erfolgen.

Durch Aktivkohle kann die Verweildauer von pathogenen Bakterien im Darm verlängert werden, was infektiöse Erkrankungen verkomplizieren könnte.

Therapie bei Vergiftungsverdacht:
symptomatische Vergiftungstherapie
- Infusionen (Vollelektrolytlösung [82]), 60–100 ml/kg/d i.v., s.c.
- Furosemid [46] (Dimazon®), 1–2 x tägl. 1–5 mg/kg p.o., s.c.
- evtl. Aktivkohle
Allgemein unterstützende Durchfalltherapie

2.3 Augenveränderungen

Je nach Art und Ursache der Erkrankung können verschiedene Symptome auftreten:
- Augenausfluss (serös, eitrig)
- Trübung des Auges
- Blepharospasmus
- Photophobie
- Schwellung von Lidern und Konjunktiven
- Vergrößerung/Hervortreten des Bulbus

1. systemische Applikation eines Analgetikums, z. B.
   - Carprofen [91] (Rimadyl®), 5 mg/kg s.c.
   - Meloxicam [92] (Metacam®), 0,15 mg/kg s.c., p.o.
   - Metamizol [93] (Novalgin®), 10–20 mg/kg s.c.
2. bei Glaukom
   - Mannitol [48], 0,3 g/kg/h i.v. (Senkung des Augeninnendrucks)
3. bei Uveitis
   - Atropin Augentropfen [52] (Lösen/Vermeiden von Synechien; analgetische Wirkung)
4. bei Exophthalmus
   - Röntgen Schädel (wichtig für Prognose und weiteres Vorgehen; Ursache in der Regel Zahnerkrankung)
5. bei Kornealäsion
   - antibiotische Augensalbe
   - reepithelisierende Augensalbe (z. B. Regepithel® [63])
   - Atropin Augentropfen/Augensalbe [52] (analgetische Wirkung)

2.3.1 Tierartliche Besonderheiten

Kaninchen besitzen große, seitlich gelegene Augen, die ein Sehfeld von fast 360° erschließen. Bewegungen, auch in großer Entfernung, werden gut erfasst. Die Akkomodationsfähigkeit der Linse ist jedoch nur mäßig ausgebildet, so dass nur eine begrenzte Sehschärfe entsteht. Als Photorezeptorzellen sind überwiegend Zapfen ausgebildet, was eine gute Orientierung im Dunkeln ermöglicht.

Der **Tränennasenkanal** des Kaninchens weist einige anatomische Besonderheiten auf. Er besitzt lediglich einen Eingang im Bereich des nasalen Augenwinkels am Unterlid, einige Millimeter vom Lidrand entfernt. Die schlitzförmige Öffnung ist meist durch eine kleine Bindehautfalte bedeckt. Der Tränennasengang besitzt nasoventral eine kleine Erweiterung, den Tränensack, der im Rahmen von Entzündungen erheblich dilatiert und mit Eiter angefüllt sein kann. Der Kanal verläuft oberhalb der Backenzähne und weist im Bereich des Diastemas eine Ventralbiegung auf, in der sich leicht Sekretreste ansammeln können. Er mündet schließlich lateral auf dem Nasenboden, kurz vor dem Nasenvorhof.

2.3.2 Sofortmaßnahmen, Therapiegrundsätze

Sofortmaßnahmen sind bei allen Veränderungen einzuleiten, die zum Verlust des Auges führen können und mit starken Schmerzen einhergehen.

Da Kaninchen mit Augenveränderungen meist erst sehr spät vorgestellt werden, ist vor allem bei einem Glaukom oder Exophthalmus anderer Genese eine Enukleation anzuraten.

Indikationen für den **lokalen Einsatz von Antibiotika** sind infektiöse Veränderungen von Lidern, Konjunktiven, vorderer Augenkammer, Linse, Iris und Ziliarkörper. Eine Applikation muss mindestens drei- bis viermal täglich erfolgen.

Indikationen für den zusätzlichen **systemischen Einsatz von Antibiotika** sind Infektionen der hinteren Augenabschnitte. Die systemische Gabe kann aber auch bei Erkrankungen der vorderen Augenanteile den Heilungsverlauf unterstützen. Lokal und systemisch eingesetzte Wirkstoffe sollten identisch sein oder aus der gleichen Wirkstoffgruppe stammen, um eine Potenzierung der Wirkung zu erreichen.

Indikationen für den **lokalen Einsatz von Glukokortikoiden** sind nicht-infektiöse Erkrankungen (Traumata, Allergien) sowie eine Verringerung von Gefäßeinsprossungen und Narbenbildungen.

Glukokortikoide dürfen nicht bei Korneallläsionen eingesetzt werden, da es als Folge zur Entwicklung progressiver Hornhautulzera kommen kann.

Indikationen für den Einsatz von **Mydriatika** (Atropin 52) sind eine Weitstellung der Pupille zur Augenuntersuchung, eine Vermeidung von Synechien bei Uveitis sowie eine Verminderung von Schmerzzuständen, die durch Ziliarmuskelspasmen ausgelöst werden (Keratitis, Korneaulkus, Uveitis). Atropinhaltige Präparate müssen mehrfach täglich appliziert werden, da das Kaninchen das Enzym Tropaesterase besitzt und Atropin besonders schnell abbaut.

Bei der Anwendung von Atropin ist zu beachten, dass sie zu erhöhter Lichtempfindlichkeit führt. Die Tiere sollen daher in einem abgedunkelten Raum untergebracht werden.

Bei vielen Erkrankungen der äußeren Augenstrukturen ist bei Kaninchen auch der Tränennasenkanal betroffen. Außerdem kann eine primäre Entzündung oder Stenose des Tränengangs für eine Augenveränderung verantwortlich sein. In solchen Fällen ist der Einsatz von Augentropfen einer Salbenapplikation vorzuziehen, da nur flüssige Präparate in ausreichender Menge in den Kanal gelangen können.

2.3.3 Wichtige Ursachen

Augenausfluss ist entweder das Resultat einer gesteigerten Tränenproduktion oder wird durch Abflussstörungen der Tränenflüssigkeit verursacht. Infektiöse und traumatische Erkrankungen stehen im Vordergrund. Diese können die Augen primär betreffen, sie aber auch sekundär einbeziehen.

Besonders häufig finden sich bei Kaninchen Entzündungen des Tränennasenkanals, die ihren Ausgang in Schnupfenerkrankungen, Zahnproblemen oder primären Erkrankungen des Auges nehmen.

Trübungen des Auges können von Erkrankungen der Hornhaut oder der Linse ausgehen. Eine Korneatrübung wird durch entzündliche Prozesse und Korneaödeme verursacht. Meist ist nicht nur die Hornhaut betroffen, sondern weitere okuläre Strukturen sind beteiligt. Die Ursachen für solche Veränderungen sind vielfältig. Katarakte entstehen in fortschreitendem Alter, sie können aber auch durch einen Diabetes mellitus und eine Infektion mit *Encephalitozoon cuniculi* hervorgerufen werden.

2.3.3.1 Übersicht

Tab. 2.4 Wichtige Ursachen für tränende Augen

Erkrankung	Bedeutung	siehe Seite	siehe auch Leitsymptom
Uveitis	+	S. 58	
Phakoklastische Uveitis	+	S. 59	
Konjunktivitis	+++	S. 55	
Keratitis	++	S. 57	
Myxomatose	+	S. 71	❶, ❹, ❼
Glaukom	+	S. 60	
Exophthalmus	+	S. 60	❹
Retrobulbärer Abszess	+++		
Retrobulbärer Tumor	(+)		
Dacryocystitis	+++	S. 56	❷, ❹, ⓫, ⓮, ⓯
Zahnerkrankung	+++		
Kaninchenschnupfen	+++		
Augenerkrankung	+		
Nickhautdrüsenhyperplasie	++	S. 62	
Pterygium conjunctivae	+	S. 62	

Tab. 2.5 Wichtige Ursachen für Augentrübung

Erkrankung	Bedeutung	siehe Seite	siehe auch Leitsymptom
Uveitis	++	S. 58	
Phakoklastische Uveitis	+	S. 59	
Glaukom	+	S. 60	
Keratitis	+++	S. 57	
Katarakt	+++	S. 63	⓫, ⓯
Diabetische Katarakt	+		
Alterskatarakt	+++		
Encephalitozoonose	+		⓬, ⓭

2.3.3.2 Diagnostischer Leitfaden: **Augenveränderungen**

Anamnese

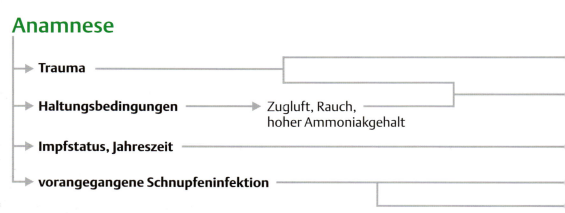

Klinische Untersuchung

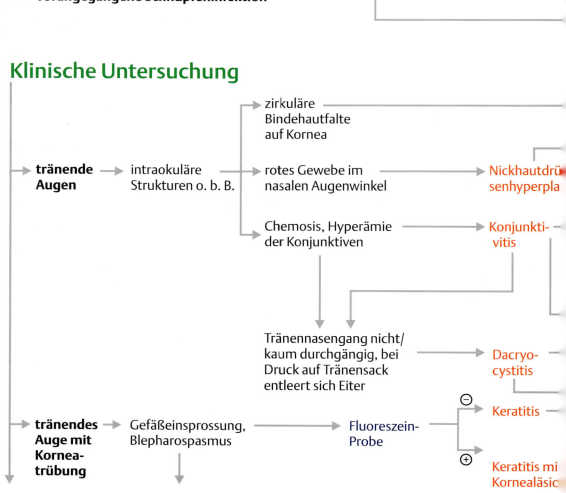

3 Augenveränderungen

		Kornealäsion?	S. 57
		Konjunktivitis?	S. 55
		Myxomatose?	S. 71
			S. 58
		Uveitis?	
		Dacryocystitis?	S. 56
		Pterygium conjunctivae	S. 62
			S. 62

- ohne weitere Symptomatik
  - traumatisch bedingt
  - falsche Haltungsbedingungen
- Schwellung im Kopf-/Anogenitalbereich → Myxomatose — S. 71
- Rhinitis, evtl. verschärfte Atemgeräusche → Kaninchenschnupfen — S. 17

sekundär nach → Zahnerkrankung — S. 23

	S. 55
	S. 56
	S. 57
	S. 57

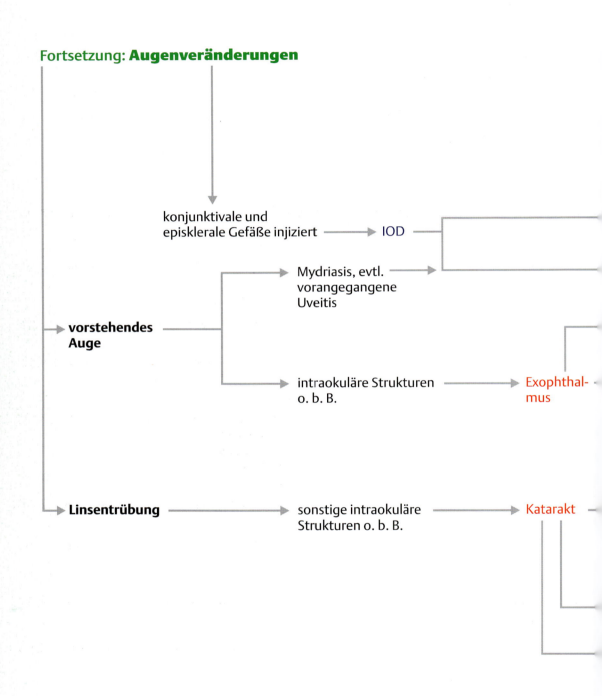

2.3 Augenveränderungen

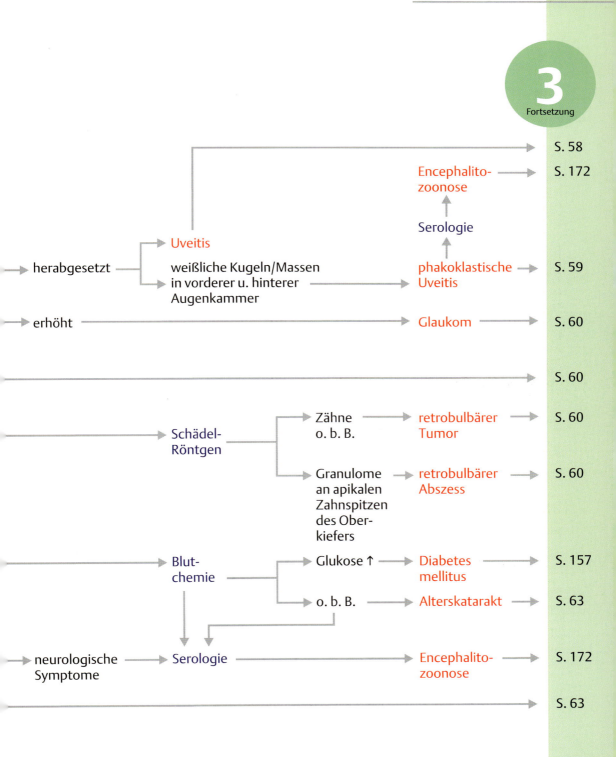

▪ Besonderes Augenmerk bei der Anamnese

Haltungsbedingungen: Rangordnungskämpfe und Einstreu können zu Verletzungen der Hornhaut führen. Unhygienische Haltungsbedingungen mit Anreicherung reizender Gase (Ammoniak) sind in Einzelfällen ebenfalls für Schädigungen der Augenstrukturen verantwortlich zu machen (Konjunktivitis, S. 55). Der Käfigstandort liefert Informationen über einen möglichen Einfluss von Zugluft.

Fress- und Trinkgewohnheiten: reduzierte Futteraufnahme, langsames oder selektives Fressen von weichem Futter gibt Hinweise auf Zahnerkrankungen (S. 23, S. 231), die sich auch in Form von Augenveränderungen manifestieren können. Polydipsie und Polyphagie können Rückschlüsse auf eine diabetische Erkrankung (S. 157) zulassen.

Symptome und Krankheitsverlauf: Fragen nach der Dauer der bestehenden Veränderungen sind nach eigenen Erfahrungen nicht immer hilfreich. Augenerkrankungen werden von vielen Besitzern erst sehr spät und oft zufällig entdeckt; es wird jedoch stets versichert, dass die Veränderung ganz plötzlich aufgetreten sei. Es sollte unbedingt erfragt werden, ob andere Symptome aufgefallen sind, die Hinweise auf die Art der Augenerkrankung liefern können (z. B. Niesen).

Impfstatus: Ein mangelnder Impfstatus kann eine Myxomatose (S. 71), die von Frühjahr bis Herbst auftritt, begünstigen.

▪ Besonderes Augenmerk bei der klinischen Untersuchung

Eine klinische Allgemeinuntersuchung muss durchgeführt werden, auch wenn es sich „nur" um eine Augenveränderung handelt.

Eine Augenerkrankung kann Symptom einer Allgemein- oder Zahnerkrankung sein.

Eine gründliche **Untersuchung der Augen** ist nötig, um alle Veränderungen der jeweils betroffenen Strukturen erfassen zu können. Steht keine Spaltlampe zur Verfügung, sollte zur Betrachtung zumindest eine Lupe herangezogen werden. Auch Fluoresceinproben sind unbedingt einzubeziehen. Vor der Untersuchung sind Verklebungen vorsichtig mit lauwarmem Wasser zu lösen. Das Auge sollte dann gründlich gespült werden, um einen freien Einblick zu ermöglichen. Besonders bei starker Schwellung der Konjunktiven kann die Untersuchung erschwert sein. Unter Lokalanästhesie muss dennoch versucht werden, alle Augenanteile zu adspizieren. Die geschwollenen Bindehäute können dabei vorsichtig mit einem Wattestäbchen zur Seite geschoben werden. Auch die „Rückseite" des dritten Augenlids sollte möglichst betrachtet werden. Unterbleibt eine derartige Untersuchung, bleiben eingespießte Fremdkörper unentdeckt, was irreparable Schädigungen zur Folge haben kann.

Zu jeder vollständigen Augenuntersuchung beim Kaninchen gehört außerdem eine Überprüfung der Durchgängigkeit der Tränennasenkanäle, da Entzündungen des Auges sehr schnell auf sie übergreifen.

▪ Bestehen weitere Symptome?

Der **Respirationstrakt** ist gründlich zu untersuchen, um Anzeichen eines Kaninchenschnupfens (S. 17) diagnostizieren zu können. Neben einer Adspektion der Nasenöffnungen erfolgt eine Auskultation der Lunge. Mit einem Otoskop und aufgesetztem schmalem Trichter kann der Anfangsbereich der Nasengänge eingesehen werden. Es ist auf Rötungen und Schwellungen der Schleimhäute sowie auf Sekretansammlungen zu achten. Durch diese Untersuchung wird zudem meist ein Niesen provoziert, so dass höher sitzendes Sekret frei wird.

Besteht Verdacht auf eine Phakoklastische Uveitis (S. 59), sind **neurologische Untersuchungen** sinnvoll, um auch eventuell bestehende Ausfallserscheinungen (❶❷) diagnostizieren zu können.

Umfangsvermehrungen im Bereich des Kopfes (❹) oder der Anogenitalregion (❼) sprechen für eine Myxomatose (S. 71).

▪ Liegt eine Zahnerkrankung vor?

Bei jeder Form der Dacryocystitis (S. 56) sowie bei Exophthalmus (S. 60) wird eine sorgfältige Untersuchung auf Zahnerkrankungen (S. 231) erforderlich. Während die Prämolaren des Oberkiefers bei Lageveränderungen (Abkippen nach buccal durch Bindegewebsschwäche im Alter) oder Vereiterungen vorwiegend den Tränenkanal beeinträchtigen, sind die Molaren in der Regel für Durchbrüche in die Orbita und daraus resultierendem Exophthalmus verantwortlich.

▪ Diagnosesicherung durch weiterführende Untersuchungen

Mikrobiologische Untersuchungen von Tupferproben sind besonders bei therapieresistenten infektiösen Augenerkrankungen sinnvoll.

Röntgenaufnahmen des Schädels müssen angefertigt werden, wenn der Verdacht besteht, dass eine Zahnerkrankung (S. 231) für die Augensymptomatik verantwortlich ist. Dies ist immer der Fall, wenn ein Exophthalmus (S. 60) besteht oder wenn aus dem Eingang des Tränennasengangs zäher Eiter quillt.

Harnuntersuchungen dienen zum Nachweis einer Glukosurie und können so den Verdacht einer Diabetes-Erkrankung (S. 157) unterstützen.

Auch **Blutuntersuchungen** können zum Ausschluss einer diabetischen Katarakt durchgeführt werden. Sie sind aber auch sinnvoll, um bei *E. cuniculi*-Infektion die Nierenfunktion zu überprüfen.

Serologische Untersuchungen auf Antikörper gegen *Encephalitozoon cuniculi* (S. 172) können beim Vorliegen einer Phakoklastischen Uveitis eingeleitet werden.

2.3.3.3 Erkrankungen

Konjunktivitis

Häufige, durch äußere Einflüsse oder Infektionen verursachte Erkrankung.

Ätiologie

Eine isolierte Konjunktivitis wird beispielsweise durch Zugluft, Kratz- und Bissverletzungen sowie durch einspießende Fremdkörper verursacht. Auch Zigarettenqualm oder hohe Ammoniakgehalte der Luft bei schlechten Haltungsbedingungen können eine Reizung der Bindehäute zur Folge haben. Eine Konjunktivitis entsteht außerdem im Rahmen einer Allgemeininfektion (z.B. Kaninchenschnupfen, S. 17, oder Myxomatose, S. 71). In vielen Fällen geht eine Konjunktivitis auch von einer Verlegung oder Entzündung des Tränennasenkanals aus (→ Dacryocystitis, S. 56).

Klinik

Die Konjunktiven sind hyperämisch (Abb. 2.25) und, besonders nach Verletzungen, ödematisiert (Abb. 2.26). Der Augenausfluss kann einen serösen bis eitrigen Charakter haben.

Diagnose

Die Diagnose erfolgt anhand des klinischen Bildes. Die Ursache der Entzündungssymptome wird durch Anamneseerhebung (z.B. Zugluft, Beißereien mit Partnertieren) und Untersuchung des Atmungsapparats ermittelt. Der Tränennasengang sollte auf seine Durchgängigkeit überprüft werden.

Therapie

Die Behandlung richtet sich nach der Ursache der Erkrankung: Bindehautentzündungen, die durch bakterielle Infektionen hervorgerufen werden, müssen mit antibiotikahaltigen Augenpräparaten behandelt werden. Bei Konjunktividen, die durch allergische Reaktionen oder stumpfe Traumata ausgelöst werden, kommen Kortikoide zum Einsatz. Nach Biss- oder Kratzverletzungen sowie bei eingespießten Fremdkörpern liegt meist eine massive Schwellung und Ödematisierung der Bindehaut vor. Zudem besteht die Gefahr einer Infektion. In diesem Fall kann es sinnvoll sein, Augensalben oder -tropfen zu verwenden, die sowohl Antibiotika als auch Kortikoide enthalten.

Voraussetzung für einen Kortikoid-Einsatz ist die Unversehrtheit der Kornea!

Therapie der Konjunktivitis:
- Bei Infektionen
  Antibiotische Augenpräparate (z. B. Floxal® [59], Thilocanfol® 1% [53])

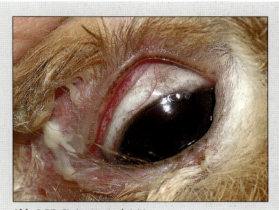

Abb. 2.25 Eitrige Konjunktivitis.

Abb. 2.26 Konjunktivalödem nach Rangordnungskampf.

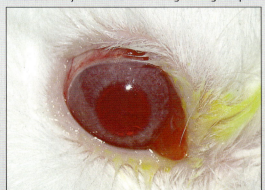

- Bei allergischen Reaktionen und stumpfen Traumata
  Kortikoidhaltige Augenpräparate (z. B. Dexamethason-Augensalbe Jenapharm® [55])
- Bei Verletzungen durch Bisse, Kratzer, Fremdkörper
  Antibiotische Augenpräparate
  Zusätzlich kortikoidhaltige Präparate bei starker Ödematisierung (nur bei intakter Kornea!)

Dacryocystitis

Durch Infektionen oder Zahnerkrankungen ausgelöste Entzündung des Tränennasenkanals.

Ätiologie & Pathogenese

Eine Dacryocystitis entsteht meist sekundär nach primärer Konjunktivitis (S. 55), im Rahmen eines Kaninchenschnupfens (S. 17) oder infolge vereiterter Backenzähne (S. 23). Da der Tränennasenkanal des Kaninchens haarfein ist, kommt es leicht zur Verlegung. Daraus resultiert ein vermehrter Tränenfluss, der schnell einen eitrigen Charakter bekommt.

Klinik

Bei Entzündungen des Tränennasengangs weisen die Kaninchen milchig-trüben Augenausfluss auf, in schweren Fällen quillt zäher Eiter aus der Öffnung des Kanals (Abb. 2.27). In solchen Fällen kann auch (meist einseitiger) Nasenausfluss bestehen.

Diagnose

Durch Druck auf den Tränensack lassen sich milchige Tränenflüssigkeit oder Eiter aus der Öffnung des Tränennasenkanals ausmassieren. Bei Spülungen des Tränengangs tritt eine trübe Spülflüssigkeit, evtl. mit Eiterflocken, aus der Nase aus. Ist der Kanal verlegt, fließt die Flüssigkeit retrograd über das Auge ab.

Bei jeder entzündlichen Augenerkrankung sollte die Durchgängigkeit des Tränennasenkanals überprüft werden.

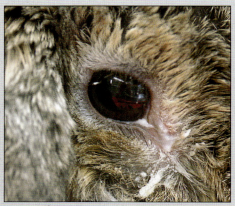

Abb. 2.27 Dacryocystitis.

Abb. 2.28 Zahnbeteiligung bei Dacryocystitis (laterolaterale Projektion). P1 des Oberkiefers ist im Alveolarbereich fast vollständig aufgelöst (weißer Pfeil). P2 weist einen deutlichen osteolytischen Saum auf (schwarzer Pfeil).

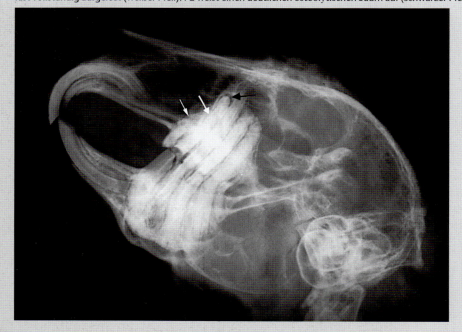

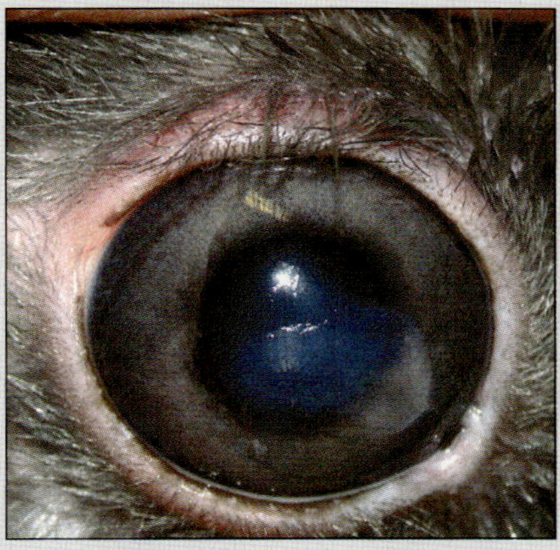

2.3 Augenveränderungen

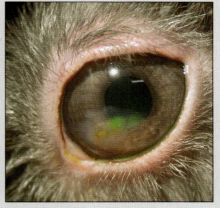

Abb. 2.29 Korneläsion.

Abb. 2.30 Keratitis mit Korneläsion nach Fluoreszein-Färbung.

Die Spülung erfolgt am besten unter Lokalanästhesie mit einer auf die Spritze aufgesetzten Braunüle. Diese ist so flexibel, dass sie auch bei Abwehrbewegungen nicht zu Verletzungen führt. Die Spülflüssigkeit ist beim gesunden Kaninchen völlig klar; jede Trübung deutet auf einen entzündlichen Prozess hin. Bei jeder Dacryocystitis, die nicht zweifelsfrei einer primären Augeninfektion (S. 17) oder einem Kaninchenschnupfen zugeordnet werden kann, sollten besonders gründlich die Zähne untersucht werden. Röntgenaufnahmen des Schädels im laterolateralen Strahlengang sind oft hilfreich, um eine Zahnbeteiligung am Krankheitsgeschehen zu ermitteln (Abb. 2.28). Der Tränennasengang kann auch durch iodhaltige Röntgenkontrastmittel gut dargestellt werden.

Therapie & Prognose
Es ist eine lokale Behandlung mit antibiotischen Augentropfen erforderlich. Augensalben sind weniger gut geeignet, da sie nicht so leicht in den Kanal gelangen, sondern den Eingang eher verkleben. Ist der Gang vollständig verlegt, ist auch der Einsatz von kortikoidhaltigen Augentropfen zu empfehlen, um ein schnelleres Abschwellen der Schleimhäute zu erreichen. Eine erfolgreiche Behandlung setzt außerdem voraus, dass der Tränennasenkanal regelmäßig im Abstand von 2–3 Tagen gespült wird. Die Therapie darf erst beendet werden, wenn der Gang problemlos durchgängig und die Spülflüssigkeit klar ist.
Geht eine Dacryocystitis von Zahngranulomen (S. 23) aus, ist eine Ausheilung nur zu erzielen, wenn der entsprechende Zahn extrahiert wird.

Keratitis
Durch stumpfe oder spitze Traumata sowie Dacryocystitis hervorgerufene Erkrankung.

Ätiologie
Eine Keratitis kann im Rahmen von Infektionen entstehen. Besonders häufig kommt es bei Kaninchen nach eitrigen Entzündungen der Konjunktiven oder des Tränennasenkanals durch ständige Eiteransammlungen auf der Hornhaut zu deren Entzündung. Eine Keratitis kann aber auch durch stumpfe oder spitze Traumata verursacht werden sowie durch einspießende Fremdkörper. In Einzelfällen ist ein Entropium für eine Hornhautentzündung verantwortlich.

Klinik
Die Kaninchen zeigen Blepharospasmus, Epiphora und Photophobie, meist besteht eine begleitende Konjunktivitis. Die Transparenz und Farbe der Kornea sind durch Ödembildung, Gefäßeinsprossung und Unregelmäßigkeiten der Oberflächenstruktur verändert (Abb. 2.29, Abb. 2.30).

Diagnose
Die Diagnose erfolgt anhand der Augenuntersuchung, bei der unbedingt eine Fluoreszeinprobe durchzuführen ist, um Korneläsionen zu erkennen. Die Ursache der Erkrankung sollte durch eine sorgfältige Anamneseerhebung ermittelt werden.

Therapie

Das Auge muss zunächst gründlich gereinigt werden, Fremdkörper sind ggf. zu entfernen. Die weitere Behandlung richtet sich nach Art und Ursache der Veränderungen. Nach stumpfen Traumata und bei intakter Korneaoberfläche werden kortikoidhaltige Augenpräparate eingesetzt. Bei infektiösen Geschehen und spitzen Verletzungen mit Kornealäsion kommen antibiotische Präparate zum Einsatz. Zusätzlich werden reepithelisierende Salben verwendet. Da eine Keratitis immer sehr schmerzhaft ist, sind außerdem atropinhaltige Augentropfen oder -salben [52] zu applizieren, ggf. können die Tiere auch systemisch mit einem Analgetikum versorgt werden.

> **Therapie der Keratitis:**
> - nach stumpfen Traumata mit intakter Kornea
>   - Kortikoidhaltige Augenpräparate (z. B. Dexamethason-Augensalbe Jenapharm® [55])
>   - Atropin 1%- Präparate [52] (2– 3 x tägl.)
> - bei Infektionen, spitzen Traumata und Kornealäsion
>   - antibiotische Augenpräparate (z. B. Refobacin® [57], Floxal® [59])
>   - Atropin 1%- Präparate [52] (1–2 x tägl.)
>   - reepithelisierende Augenpräparate (z. B. Regepithel® [63], Vitamin A®-POS [62])

Uveitis

Durch Traumata oder Infektionen hervorgerufene Erkrankung der verschiedenen Abschnitte der Aderhaut.

Ätiologie

Ursachen für eine Uveitis sind Allgemeininfektionen (z. B. Kaninchenschnupfen, S. 17) oder Traumata.

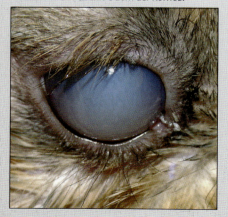

Abb. 2.31 Uveitis mit Ödem der Kornea.

Klinik

Die Kaninchen leiden unter Blepharospasmus und Photophobie. Die konjunktivalen und episkleralen Gefäße sind injiziert; die Iris ist verdickt. Bei akuter Erkrankung besteht meist eine Miosis, die auf Mydriatika nicht oder schlecht anspricht. Die Hornhaut ist ödematisiert und kann dadurch getrübt sein (Abb. 2.31). Auch das Kammerwasser ist v.a. bei akuter Erkrankung getrübt und enthält Fibrinkoagulate und keratotische Präzipitate. Durch die Fibrinexsudation aus den uvealen Gefäßen kommt es außerdem zu Synechien mit starrer oder unregelmäßiger Pupille. Da die Kammerwasserproduktion herabgesetzt und der Abfluss erhöht ist, entsteht ein verminderter intraokulärer Druck (IOD). Infolge von Synechien sowie der Ablagerung von Zelltrümmern und Fibrin kann der Kammerwasserabfluss im weiteren Verlauf jedoch reduziert werden, so dass ein sekundäres Glaukom resultiert.

Diagnose

Durch sorgfältige Augenuntersuchung müssen Veränderungen aller okulären Strukturen erfasst werden. Die klinische Allgemeinuntersuchung dient v.a. zur Erkennung von Allgemeinerkrankungen, die für die Augenveränderung verantwortlich sein können.

Besteht eine Uveitis beidseitig, liegt zumindest der Verdacht nahe, dass sie durch eine Allgemeininfektion ausgelöst wird, während bei einseitigem Auftreten eher an eine traumatische Genese gedacht werden sollte.

Therapie

Die Behandlung der Uveitis richtet sich nach deren Ursachen und der Art der vorgefundenen Augenveränderungen. Bei infektiös bedingter Uveitis und beim Vorliegen von Kornealäsionen (S. 57) werden antibiotische Augensalben eingesetzt. Zusätzlich erhalten die Tiere 1%ige Atropin-Präparate [52]. Diese sollen über eine Pupillendilatation die Miosis und beginnende Synechien aufheben oder ihnen vorbeugen. Sie haben zudem die Wirkung, dass sie zu einer Lähmung der Ziliarmuskeln führen. Dadurch werden durch Ziliarmuskelspasmen ausgelöste Schmerzen gelindert. Besteht eine Allgemeininfektion, müssen die Kaninchen auch systemisch mit einem Antibiotikum behandelt werden. Es ist ratsam, gleiche oder ähnliche Wirkstoffe bei der lokalen und systemischen Therapie einzusetzen (z. B. Baytril® [8] und Floxal® AT [59]). Liegt eine

Kornealäsion vor, können zusätzlich reepithelisierende Augenpräparate (z. B. Regepithel® [63]) verwendet werden.
Bei traumatischer Uveitis und intakter Kornea werden kortikoidhaltige Augenpräparate eingesetzt. Die beste entzündungshemmende Wirkung wird dabei mit Prednisolonacetat [61] (z. B. Ultracortenol®) erzielt.
Bei jeder Form der Uveitis ist es sinnvoll, die Kaninchen für einige Tage systemisch mit einem Analgetikum zu behandeln.

Therapie der Uveitis:
infektiös bedingte Uveitis/Uveitis mit Kornealäsion
- antibiotisches Augenpräparat (z. B. Thilocanfol® 1 % [53], Refobacin® [57])
- Atropin 1 %-Präparat [52] (1–2 x tägl.)
- ggf. reepithelisierendes Augenpräparat (z. B. Regepithel® [63])
- systemisch wirkendes Analgetikum (z. B. Rimadyl® [91])

traumatische Uveitis mit intakter Kornea
- Prednisolonacetat-haltiges Augenpräparat [61] (z. B. Ultracortenol®)
- Atropin 1 %-Präparat [52] (1–2 x tägl.)
- systemisch wirkendes Analgetikum

Phakoklastische Uveitis

Durch Infektion mit Encephalitozoon cuniculi hervorgerufene spezielle Uveitisform des Kaninchens.

Ätiologie & Pathogenese

Die Erkrankung wird durch eine Infektion mit *Encephalitozoon cuniculi* hervorgerufen. Der Erreger besiedelt die Linse und führt zu einer Linsenkapselruptur. Das dadurch austretende Linsenprotein denaturiert und wird in der Augenkammer als weißliche Fäden oder Kugeln sichtbar. Das Protein wird vom Organismus als körperfremd angesehen, da es bereits in der Embryonalentwicklung, noch vor Erlangen der Immunkompetenz, abgekapselt wird. Es kommt daher zu reaktiven Entzündungserscheinungen, die die gesamte Uvea einbeziehen können. Durch endotheliale Präzipitate und Synechien kann der Abfluss des Kammerwassers gestört sein, so dass ein Glaukom entsteht.

Klinik

Die Besitzer berichten über das plötzliche Auftreten weißer Strukturen im Auge (Abb. 2.32). Diese stellen sich als Fäden, Kugeln oder ungeformte Massen dar. Sie haben meist noch Kontakt zur vorderen Linsenkapsel und können die Iris vorwölben oder sie überlappen.

Dieses denaturierte Linsenprotein darf nicht mit Abszessen verwechselt werden.

Weiterhin bestehen typische Uveitissymptome (S. 58). Wie bei anderen Uveitisformen kann es zu Abflussstörungen des Kammerwassers mit daraus resultierendem Glaukom kommen.
Die Augensymptomatik kann isoliert auftreten oder mit anderen Erscheinungen einer Encephalitozoonose (S. 172) kombiniert sein. Das Allgemeinbefinden der Kaninchen ist in der Regel völlig unbeeinträchtigt.

Diagnose

Neben der Augenuntersuchung kann eine serologische Untersuchung auf *Encephalitozoon cuniculi*-Antikörper zur Diagnosefindung beitragen (S. 251). Es sollte in jedem Fall auch eine neurologische Untersuchung (S. 268) durchgeführt werden, um auch ZNS-Symptome der Erkrankung diagnostizieren zu können. Weiterhin empfiehlt sich eine Blutuntersuchung zur Überprüfung der Nierenwerte (v.a. bei Kaninchen ab dem 4.–5. Lebensjahr), da *Encepahlitozoon*-Infektionen häufig zu chronischen Niereninsuffizienzen (S. 147) führen.

Therapie & Prognose

Die Therapie hat zum Ziel, die reaktiven Entzündungserscheinungen zu beseitigen. Das denaturierte Protein bleibt von einer Behandlung meist unbeeinflusst, mit wiederkehrenden Entzündungserscheinungen ist daher zu rechnen.
Die Kaninchen werden lokal mit Prednisolonacetat-haltigen Augentropfen [61] und antibiotischen Augensalben behandelt. Sie erhalten außerdem

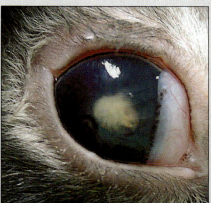

Abb. 2.32 Phakoklastische Uveitis.

Atropin-haltige Augenpräparate [52], die dem Lösen von Synechien und der Schmerzlinderung dienen. Die Tiere müssen außerdem über einen Zeitraum von mindestens einer Woche systemisch mit Antibiotika und Dexamethason [66] versorgt werden. Entsteht ein Sekundärglaukom, so ist eine Bulbusenukleation indiziert.

> **Therapie der Phakoklastischen Uveitis:**
> - Antibiotikum systemisch und lokal, z. B.
>   - Enrofloxacin [8] (Baytril®) und Ofloxacin [59] (Floxal® AT/AS)
>   - Chloramphenicol [4] (Chloromycetin Palmitat®) und Azidamfenicol [53] (Thilocanfol®)
> - Kortikosteroid systemisch und lokal, z. B.
>   - Dexamethason [66] (Dexasel®) und Prednisolonacetat [61] (Ultracortenol®)
> - Atropin 1%-Präparat [52] (1–2 x tägl.)
> - ggf. systemisch wirkendes Analgetikum

Glaukom

Beim Kaninchen in der Regel durch Abflussstörungen des Kammerwassers verursachte Erhöhung des Augeninnendrucks.

Ätiologie & Pathogenese

Glaukome entstehen bei Kaninchen in der Regel sekundär nach Uveitis. Durch Synechien und die Ablagerung von Zelltrümmern und Fibrin wird der Kammerwasserabfluss behindert.

Klinik

Es kommt zum Hervortreten des Bulbus und diffuser episkleraler Gefäßinjektion. Ein Korneaödem besteht und der intraokuläre Druck ist deutlich erhöht (> 25–30 mmHg). Meist findet sich eine Mydriasis, der Pupillarreflex ist verzögert oder fällt vollständig aus (Abb. 2.33).
Der Zustand ist hochschmerzhaft, so dass ausgeprägter Blepharospasmus zu beobachten ist. Durch unvollständigen Lidschluss entstehen schnell zentrale Kornealäsionen (S. 57).

Diagnose

Die Diagnose ergibt sich durch das klinische Bild. Eine Messung des Augeninnendrucks sollte durchgeführt werden.

Therapie

Kaninchen werden häufig sehr spät wegen eines Glaukoms vorgestellt, da sie Schmerzen nicht so deutlich zeigen wie zum Beispiel Hunde. Aus diesem Grund ist der Augeninnendruck in der Regel nicht mit lokaler Medikation zu kontrollieren. Es kann versucht werden, eine Drucksenkung durch die Gabe von Mannitol [48] (0,3 g/kg/h i.v.) zu erreichen, die allerdings meist wenig Erfolg versprechend ist. In den meisten Fällen wird eine Bulbusenukleation erforderlich.

Exophthalmus

Fast immer durch Zahnerkrankungen mit retrobulbären Abszessen ausgelöstes Hervortreten des Augapfels.

Ätiologie & Pathogenese

Die Ursache für einen Exophthalmus ist beim Kaninchen fast immer ein retrobulbärer Abszess; retrobulbäre Tumoren sind dagegen die absolute Ausnahme. Ausgehend von den Backenzähnen des Oberkiefers (meist M1 und M2), die bei apikalem Wachstum die Begrenzung der Orbita durchbre-

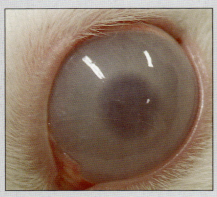

Abb. 2.33 Glaukom.

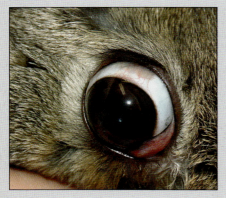

Abb. 2.34 Exophthalmus durch retrobulbären Abszess.

chen können (S. 231), entstehen Abszesse, die den Bulbus aus der Augenhöhle drücken.

Klinik

Das Auge tritt hervor, die okulären Strukturen sind zunächst unauffällig (Abb. 2.34). Da der Lidschluss jedoch zunehmend unvollständig wird, trocknet im weiteren Verlauf die Kornea ein.

Diagnose

Es ist eine gründliche Untersuchung der Maulhöhle durchzuführen, wobei besonders der Zustand der Backenzähne des Oberkiefers überprüft wird.

Bei jedem Exophthalmus muss der Schädel in zwei Ebenen geröntgt werden! Nur so kann das Ausmaß der Zahn- und Knochenveränderungen diagnostiziert werden.

Dies ist nicht nur wichtig für die einzuleitende Therapie, sondern auch von entscheidender Bedeutung für die Prognose (Abb. 2.35).

Therapie & Prognose

Die einzig sinnvolle Therapie beinhaltet eine Bulbusenukleation und Extraktion des die Erkrankung verursachenden Zahns. Die Bulbusexstirpation wird wie auch bei Hund und Katze durchgeführt.

Dabei müssen die Tränendrüsen restlos entfernt werden! Andernfalls kommt es zu anhaltender Tränenproduktion, die eine Ausheilung verhindert.

Der in der Orbita befindliche Abszess muss anschließend vollständig entfernt werden. Die Lockerung und Entfernung des Zahns/der Zähne erfolgt über die Orbita oder über die Maulhöhle. Das Zahnfleisch wird über der Extraktionswunde vernäht. Andernfalls wandern später Futterbestandteile über den Fistelkanal in die Orbita ein. Die Wundhöhle wird (von der Orbita aus) gründlich mit einem scharfen Löffel ausgeschabt und wiederholt gespült (verdünnte Iodlösungen [88], Acridinfarbstoffe [86]). Im Anschluss wird eine Drainage in die Augenhöhle eingelegt, die nach spätestens zwei Tagen zu ziehen ist. Auch danach sollten regelmäßige Spülungen der Wundhöhle im Abstand von zwei Tagen durchgeführt werden, bis die Wunde verschlossen ist. Die Tiere müssen nach einer Operation über einen Zeitraum von mindestens 4 Wochen mit einem knochengängigen Antibiotikum systemisch behandelt werden. Je nach Ausmaß der Osteomyelitis im Kiefer kann eine deutlich längere Behandlung erforderlich werden.

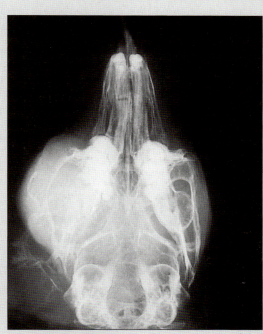

Abb. 2.35 Retrobulbärer Abszess, ausgehend von den Molaren des linken Oberkiefers; osteolytische Veränderungen des gesamten linken Oberkiefers.

Es ist sinnvoll, Eiter und Teile der Abszesskapsel mikrobiologisch untersuchen zu lassen, um eine gezielte antibiotische Therapie durchführen zu können.

Therapie eines Exophthalmus bei Zahnerkrankungen:
- Bulbusenukleation und vollständige Abszessentfernung
- Extraktion der beteiligten Zähne
- regelmäßige Spülungen der Wundhöhle
- knochengängiges Antibiotikum, z. B.
  - Enrofloxacin [8] (Baytril®), 1 x tägl. 10 mg/kg p.o., s.c.
  - Marbofloxacin [11] (Marbocyl®), 1 x tägl. 4 mg/kg p.o., s.c.
  - Chloramphenicol [4] (Chloromycetin Palmitat), 2 x tägl. 50 mg/kg p.o.
- Analgetikum, z. B.
  - Metamizol [93] (Novalgin®), 2–3 x tägl. 10-20 mg/kg p.o., s.c.
  - Meloxicam [92] (Metacam®), 1 x tägl. 0,15 mg/kg p.o., s.c.
  - Carprofen [91] (Rimadyl®), 1 x tägl. 5 mg/kg s.c.

2.3 Augenveränderungen

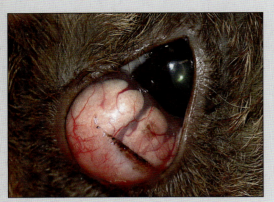

Abb. 2.36 Nickhautdrüsenhyperplasie. Durch das geschwollene und hyperämisierte Drüsengewebe wird der Lidschluss verhindert.

Abb. 2.37 Pterygium conjunctivae. Eine zirkuläre bindehautfalte schiebt sich über die Kornea.

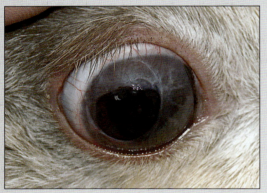

Augenlids als auch eine Kornealäsion (S. 57) zu diagnostizieren sind.

Diagnose

Die Diagnose ergibt sich durch das typische klinische Bild. In jedem Fall müssen auch die anderen Augenstrukturen gründlich untersucht werden, um Sekundärveränderungen nicht zu übersehen. Die Ursache der Erkrankung muss v.a. durch sorgfältige Anamneseerhebung ermittelt werden. Bei traumatischer Genese entstehen die Veränderungen akut; andernfalls kommt es erst innerhalb mehrerer Wochen zu einer langsamen Vergrößerung der Drüse.

Therapie & Prognose

Durch konsequente lokale und systemische Antibiotika-Therapie kann bei Schnupfenerkrankungen (S.17) oftmals eine Abschwellung der Nickhautdrüse erreicht werden; sie bleibt jedoch meist etwas vergrößert. Die Behandlung wird durch Applikation eines Paramunitätsinducers (z.B. Baypamune® [110]) unterstützt. Gelegentlich können gute Erfolge erzielt werden, wenn Baypamune® lokal am Auge angewendet wird. Es gibt jedoch Fälle, in denen die Hyperplasie gänzlich irreversibel ist. Ist die Drüse derart vergrößert, dass es zur Austrocknung der Schleimhaut kommt, muss als Ultima Ratio eine Resektion erwogen werden.

Traumatisch bedingte Schwellungen werden mit kortisonhaltigen Augenpräparaten behandelt. Salben sind Tropfen vorzuziehen, um dem Austrocknen der Schleimhäute vorzubeugen.

Nickhautdrüsenhyperplasie

Durch chronische Infektionen oder Traumata verursachte Vergrößerung der Drüse des dritten Augenlids.

Ätiologie

Hyperplasien der Nickhautdrüse werden v.a. bei chronischem Kaninchenschnupfen (S. 17) beobachtet. Eine massive Schwellung kann aber auch durch Traumata verursacht werden.

Klinik

Die Kaninchen weisen ein- oder beidseitig eine Umfangsvermehrung im nasalen Augenwinkel auf (Abb. 2.36). Diese kann in unterschiedlichem Maße gerötet sein und hat eine weiche Konsistenz. Bei zu starker Größenzunahme ist der Lidschluss behindert, so dass sowohl eine Eintrocknung des dritten

Pterygium conjunctivae

Gelegentlich vorkommende Augenanomalie des Kaninchens.

Ätiologie

Die Ursache dieser Veränderung ist nicht geklärt.

Klinik & Diagnose

Eine dünne vaskularisierte Bindehautfalte schiebt sich meist zirkulär über die Kornea, ohne mit ihr zu verwachsen (Abb. 2.37). In der Regel bestehen keine entzündlichen Veränderungen, das Auge kann in Einzelfällen etwas tränen.

Die Diagnose ergibt sich durch das typische klinische Bild.

Therapie

Da die Kaninchen durch die Veränderung meist nicht beeinträchtigt sind, ist eine Behandlung nicht zwingend erforderlich. Die einzige Möglichkeit der Therapie ist eine Resektion. Die Konjunktivalfalte wird mit einer Schere abgetragen; stärkere Blutungen sind dabei meist nicht zu erwarten. Im Anschluss an die Operation erhalten die Kaninchen über etwa eine Woche kortikoidhaltige Augenpräparate. Es kann nicht ausgeschlossen werden, dass sich nach chirurgischer Intervention eine erneute Bindehautfalte bildet.

Katarakt

Linsentrübungen verschiedener Genese.

Ätiologie

Katarakte können bei Kaninchen verschiedene Ursachen haben:
- Senile Katarakte werden, ebenso wie bei anderen Tierarten, durch altersbedingte degenerative Prozesse der Linse hervorgerufen.
- Diabetes mellitus (S. 157) führt zu metabolischen Linsentrübungen, die in der Regel beidseitig auftreten, im Anfangsstadium jedoch auch einseitig ausgebildet sein können.
- In kataraktösen Linsen konnte *Encephalitozoon cuniculi* (S. 172) nachgewiesen werden. Gelegentlich kommt es bei Kaninchen zu Katarakten, denen weder eine diabetische noch eine Altersgenese zugeordnet werden kann. Die Veränderungen treten plötzlich auf, schreiten progressiv fort und führen schnell zu partiellem oder vollständigem Visusverlust. Bei solchen Tieren war in eigenen Untersuchungen immer ein Antikörpertiter gegen *E. cuniculi* festzustellen.

Klinik

Die Tiere weisen Linsentrübungen unterschiedlichen Grades auf. Besteht eine Diabetes-Erkrankung, so sind zusätzliche Symptome wie Abmagerung (**15**), Polyphagie, Polydipsie und Polyurie (**11**) zu beobachten.

Diagnose

Beim Auftreten von Katarakten sollte, v.a. wenn keine Altersdisposition vorliegt, durch Harn- und Blutuntersuchungen ein Diabetes mellitus (S. 172) ausgeschlossen werden.

Therapie

Eine medikamentelle Behandlung von Katarakten ist bisher nicht möglich. Wird eine Diabetes-Erkrankung diagnostiziert, so ist diese natürlich zu behandeln (S. 172). Eine symptomatische Encephalitozoonose-Therapie ist nicht Erfolg versprechend, um das Kataraktgeschehen aufzuhalten.

2.4 Umfangsvermehrung an Kopf und/oder Hals

Durch das dichte Fell des Kaninchens oft erst spät bemerkte Veränderungen. Begleitende Symptome sind abhängig von der Ursache, häufig verminderte Futteraufnahme [16] und Abmagerung [15].

2.4.1 Tierartliche Besonderheiten

Umfangsvermehrungen am Kopf und im Halsbereich kommen bei Kaninchen sehr häufig vor, wobei die Veränderungen ihren Ausgang von den verschiedensten Strukturen nehmen können. In der Regel handelt es sich um pathologische Veränderungen.

Nicht selten werden jedoch Kaninchen mit dem Vorbericht vorgestellt, dass sie einen Tumor am Hals haben sollen. Oft handelt es sich dabei um die als **Wamme** bezeichnete physiologische Hautfalte, die besonders bei älteren Häsinnen und bei adipösen Tieren recht ausladend sein kann. In der Wamme befinden sich zudem Fetteinlagerungen, die als derbe Knoten und Stränge zu palpieren sind. Bestehen Zweifel bezüglich der Diagnose, so sollte eine Punktion der Knoten durchgeführt werden.

2.4.2 Sofortmaßnahmen

Notfallmaßnahmen müssen nur bei allergischen Reaktionen eingeleitet werden, wenn die Gefahr einer akuten Atemnot mit Dyspnoe (❶) besteht:
1. Prednisolon [69] (z. B. Solu-Decortin®), 10 mg/kg i.v., i.m.
2. Atemwege freihalten, Schleim aus Maul und Rachen entfernen
3. Sauerstoffzufuhr, ggf. Intubation

In anderen Fällen bleibt ausreichend Zeit, eine entsprechende Diagnostik einzuleiten. Bestehen Kieferabszesse (S. 69), so sollte eine adäquate Behandlung allerdings möglichst schnell durchgeführt werden, besonders wenn bereits Inappetenz vorliegt.

2.4.3 Wichtige Ursachen

Schwellungen und Umfangsvermehrungen im Kopf- und Halsbereich sind in der Regel entweder infektiöser oder tumoröser Natur. Als häufigste Erkrankung kommen bei Kaninchen Kieferabszesse vor. Auch Myxomatose-Fälle werden, regional unterschiedlich oft, beobachtet. Andere Veränderungen, wie Knochentumoren und tumorös entartete Lymphknoten (Leukose), sind eher die Ausnahme.

2.4.3.1 Übersicht

Tab. 2.6 Wichtige Ursachen für Umfangsvermehrungen an Kopf und Hals

Erkrankung	Bedeutung	siehe Seite	siehe auch Leitsymptom, Bemerkungen
Wammenbildung	+++	S. 65	v.a. bei Häsinnen
Kieferabszess	+++	S. 69	❸, ❹, ❺
Myxomatose	++	S. 71	❶, ❼
Weichteilabszess	+	S. 71	
Allergische Reaktion	+	S. 72	❶
Knochentumor	(+)	S. 73	
Leukose	(+)	S. 73	❺, ❺

2.4.3.2 Diagnostischer Leitfaden: **Umfangsvermehrung an Kopf und/oder Hals**

Anamnese

↳ **Futteraufnahmeverhalten**
↳ **Impfstatus**

Klinische Untersuchung

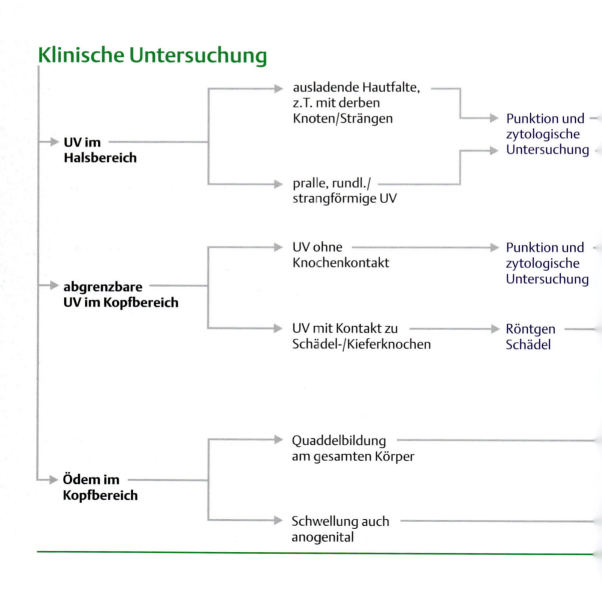

4 Umfangsvermehrung an Kopf und/oder Hals

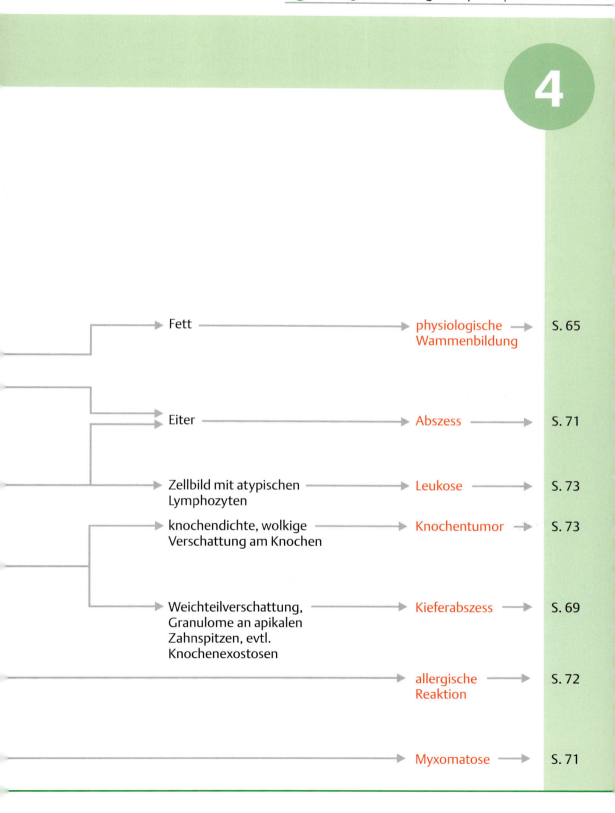

Fett	physiologische Wammenbildung	S. 65
Eiter	Abszess	S. 71
Zellbild mit atypischen Lymphozyten	Leukose	S. 73
knochendichte, wolkige Verschattung am Knochen	Knochentumor	S. 73
Weichteilverschattung, Granulome an apikalen Zahnspitzen, evtl. Knochenexostosen	Kieferabszess	S. 69
	allergische Reaktion	S. 72
	Myxomatose	S. 71

Besonderes Augenmerk bei der Anamnese

Verlauf der Symptomatik: während sich Schwellungen durch allergische Reaktionen (S. 72) innerhalb weniger Minuten ausbilden können, entstehen andere Umfangsvermehrungen weniger akut. Es ist allerdings zu beachten, dass besonders Abszesse (S. 69) am Unterkiefer von Kaninchenbesitzern erst sehr spät entdeckt werden.
Allgemeinbefinden und Futteraufnahmeverhalten: Veränderungen können v.a. wichtige Hinweise auf Zahnerkrankungen (S. 231) liefern.
Impfstatus: ein Myxomatoseverdacht (S. 71) kann durch einen mangelnden Impfstatus verdichtet werden.

Besonderes Augenmerk bei der klinischen Untersuchung

Bei dem Vorbericht einer Schwellung im Kopf- oder Halsbereich sollte zunächst überprüft werden, ob es durch die Veränderung zu einer Beeinträchtigung der Atemfunktion kommt. Es sind dann umgehend lebensrettende Notfallmaßnahmen einzuleiten (❶).

Wo ist die Umfangsvermehrung lokalisiert?

Bestehen Schwellungen an Kopf oder Hals, so ist zu überprüfen, ob ähnliche Veränderungen auch in anderen Körperregionen zu finden sind. So bestehen bei der Myxomatose (S. 71) auch schon im Anfangsstadium meist deutliche Ödembildungen im Anogenitalbereich. Bei allergischen Reaktionen (S. 72) kann es zu Schwellungen und Quaddelbildung am gesamten Körper kommen. Sind Kopf- und Halslymphknoten vergrößert, was auf eine Leukose (S. 73) hindeuten kann, sollte durch gründliche Abdomenpalpation festgestellt werden, ob auch innere Organe (z.B. Leber, Milz, Nieren) vergrößert sind.

Wie ist die Beschaffenheit der Umfangsvermehrung?

Durch sorgfältige Palpation werden besonders die Konsistenz und die Abgegrenztheit sowie die Verschieblichkeit und eventuelle Schmerzhaftigkeit von Umfangsvermehrungen überprüft. Vergrößerte Lymphknoten haben eine prall-elastische Konsistenz; sie sind zudem gut abgegrenzt, sofern die sie verbindenden Lymphbahnen nicht ebenfalls strangartig verdickt sind.
Weichteilabszesse (S. 71) sind prall-fluktuierend bis hart und meist vollständig abgrenzbar. Eine Ausnahme können dabei eitrige Entzündungen der Speicheldrüsen bilden, bei denen durch Bildung von Mikroabszessen eine palpatorische Zuordnung schwierig werden kann. Bei Kieferabszessen (S. 69) lässt sich fast immer eine Verbindung mit dem Knochen feststellen. In Einzelfällen ist es aber auch möglich, dass vom Knochen und den Zähnen ausgehend eine feine, palpatorisch nicht zu bemerkende Fistel zu einem Abszess führt. Kieferabszesse können mitunter so prall und hart sein, dass eine palpatorische Abgrenzung von Knochentumoren (S. 73) nicht einfach ist.

Wo liegt die Ursache für einen Abszess?

Kann bereits durch Adspektion und Palpation ein Abszess (S. 69) diagnostiziert werden, sollte weiter nach möglichen Ursachen für die Veränderung gesucht werden.
Bei einer gründlichen Untersuchung der Maulhöhle wird versucht, durch Druck auf den Abszess Eiter über eine Alveole in die Maulhöhle zu entleeren. So können bereits erste Anhaltspunkte gewonnen werden, welche Zähne für die Veränderung verantwortlich sind. Durch Abtasten des Kiefers können zudem Auftreibungen lokalisiert werden, die Anzeichen für apikales Zahnwachstum sind (Zahnerkrankung, S. 231).

Diagnosesicherung durch weiterführende Untersuchungen

Wichtiges diagnostisches Hilfsmittel ist die **Punktion** der Umfangsvermehrung. Eiter kann bereits makroskopisch diagnostiziert werden. In anderen Fällen muss das Material ausgestrichen und einer **zytologischen Untersuchung** zugeführt werden.
Bei Umfangsvermehrungen im Kopfbereich sollten in jedem Fall **Röntgenaufnahmen** des Schädels im laterolateralen und dorsoventralen Strahlengang angefertigt werden. Diese dienen der Abgrenzung von Weichteilabszessen (S. 71), Kieferabszessen (S. 69) und Knochentumoren (S. 73). Sie sind außerdem essentiell, um eine Prognose bei Zahnerkrankungen (S. 231) erstellen und eine adäquate Behandlung einleiten zu können.

2.4.3.3 Erkrankungen

Kieferabszesse

Durch Zahnerkrankungen ausgelöste, häufig vorkommende Veränderungen.

Ätiologie & Pathogenese

Kieferabszesse (Abb. 2.38 a+b) werden immer durch Zahnerkrankungen (S. 231) hervorgerufen. Durch Fehlstellungen der Zähne resultieren veränderte Druckverhältnisse beim Kauvorgang. Es kommt zu verstärktem apikalem Zahnwachstum; die Zähne beginnen durch die Kieferbegrenzung durchzubrechen. Eine Lockerung in den Alveolen, die noch zusätzlich durch schlechte Zahnqualität begünstigt wird, begünstigt ein Eindringen von Keimen. Es entstehen letztlich eitrige Infektionen.

Klinik

Da einem Kieferabszess eine Zahnerkrankung zugrunde liegt, kommt es in der Regel zu verminderter oder sistierender Futteraufnahme mit Gewichtsverlust. Oft ist vermehrter Speichelfluss zu beobachten. Das Allgemeinbefinden der Tiere ist in unterschiedlichem Ausmaß gestört. Zusätzliche Verdauungsstörungen (S. 37) sind möglich.

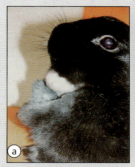
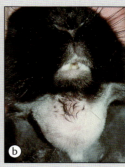

Abb. 2.38 a, b Abszess des Unterkiefers.

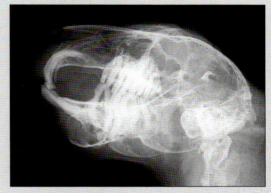

Abb. 2.39 Kieferabszess. Es hat sich eine Abszesshöhle innerhalb des Kieferknochens gebildet. Die unteren Incisivi haben sich vor die des Oberkiefers geschoben. Alle Backenzähne des Unterkiefers weisen granulomatöse/entzündliche Veränderungen auf. Auch die Backenzähne des Oberkiefers zeigen keine klare Begrenzung in ihren Alveolen.

Abb. 2.40 Kieferabszess. P2 und M1 sind durch den Unterkiefer gebrochen (weiße Pfeile). Die „Wurzel" von P1 kollidiert mit der von P2 (schwarzer Pfeil). M2 ist in der Alveole gelockert, erkennbar an dem deutlichen „entzündlichen Saum" (roter Pfeil).

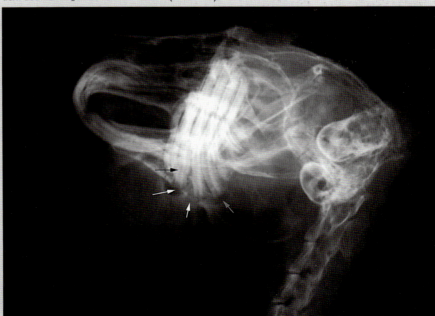

Diagnose

Bereits die Palpation der Kieferknochen gibt Aufschluss über apikales Zahnwachstum und Exostosenbildungen. Bei einer sorgfältigen Inspektion der Maulhöhle ist auf Kantenbildung an den Zähnen, Schleimhautverletzungen, Lockerung von Zähnen und Eiter zu achten. Es wird überprüft, ob bei Druck auf den Abszess Eiter aus einer definierten Alveole austritt.

Bei Kieferabszessen müssen immer Röntgenaufnahmen des Schädels in beiden Ebenen angefertigt werden.

Eine Sedation ist dazu nicht erforderlich! Auf den Aufnahmen können Zahngranulome, apikales Zahnwachstum und osteomyelitische Veränderungen des Kiefers beurteilt werden (Abb. 2.39, 2.40). Dies ist extrem wichtig für die weitere Prognose und die Art der einzuleitenden Therapie.

Prognose

Die Prognose ist stark abhängig von der Art der vorgefundenen Zahn- und Kieferveränderungen. Sie ist als gut zu beurteilen, wenn einzelne Zähne als Verursacher des Abszesses identifiziert werden können und der Kieferknochen keine oder nur geringgradige osteomyelitische Veränderungen aufweist. Je mehr Zähne an dem Geschehen beteiligt sind und je mehr Auflösungserscheinungen des Kiefers vorliegen, desto schlechter ist die Prognose. Häufig sind nicht nur Zähne und Kieferanteile im Bereich des Abszesses verändert, sondern auch auf der gegenüberliegenden Kieferhälfte. Es muss dann sorgfältig abgewogen werden, ob ein Behandlungsversuch sinnvoll erscheint. Dennoch sollte auf keinen Fall ein Kieferabszess immer ein Todesurteil bedeuten. Selbst die Extraktion einer kompletten Zahnreihe ist möglich; die Kaninchen lernen schnell auf der gegenüberliegenden Seite zu kauen.

Therapie

Eine Behandlung von Kieferabszessen kann nur dann erfolgreich sein, wenn alle den Abszess verursachenden Zähne gezogen werden!

Vor der Behandlung eines Kieferabszesses muss der Besitzer ausführlich über das Krankheitsbild informiert werden. Jede Therapie nimmt in der Regel mehrere Wochen in Anspruch, während denen das Kaninchen in regelmäßigen Abständen dem Tierarzt vorgestellt werden muss. Dies führt zu Kosten, über die der Besitzer schon im Vorfeld aufgeklärt werden sollte.

Die Behandlung beinhaltet zunächst eine großzügige Abszessspaltung in Allgemeinanästhesie. Der Abszessinhalt wird ausgeräumt und die Höhle mit verdünnter Iodlösung [88], Wasserstoffperoxid [89], oder Akridinfarbstoffen [86] gespült. Die Abszesskapsel, die als pyogene Membran fungiert, sollte entweder möglichst vollständig herauspräpariert oder mit einem scharfen Löffel zerstört werden. Anschließend werden die Zähne extrahiert, die Kontakt zu dem Abszess haben. Auch der Alveolarbereich ist dann mit einem scharfen Löffel auszukürettieren, um Granulomanteile vollständig zu entfernen. Die Abszesshöhle wird weit offen belassen, damit möglichst lange Zeit Spülungen möglich sind. In der Maulhöhle wird die Schleimhaut über den Alveolen, aus denen die Zähne extrahiert wurden, vernäht, damit Futterbestandteile nicht in die Wundhöhle gelangen können.

Es hat sich als sinnvoll erwiesen, Eiter und Abszesskapselanteile zur mikrobiologischen Untersuchung einzusenden, um die Infektion gezielt nach Antibiogramm behandeln zu können. Bis zum Erhalt der Ergebnisse muss ein Breitbandantibiotikum eingesetzt werden, das zudem ausreichende Wirkspiegel im Knochen erreicht. Zu diesem Zweck sollte zunächst Enrofloxacin [8] verwendet werden. Clindamycin [6] ist ebenfalls gut knochengängig, es hat aber eine sehr schlechte Resistenzlage und sollte daher nur gezielt nach Antibiogramm eingesetzt werden. Die antibiotische Behandlung muss über relativ lange Zeit aufrechterhalten werden; eine Behandlungsdauer von 4–6 Wochen ist dabei keine Seltenheit. Die Abszesshöhle muss zunächst täglich, später in größer werdenden Abständen gespült werden. Optimal ist es, wenn die Besitzer selber in der Lage sind, tägliche Spülungen durchzuführen, bis die Abszesshöhle sich schließt. Besonders wenn nach Zahnextraktion relativ große Verbindungen von der Maulhöhle in den Abszessbereich bestehen, hat es sich bewährt, mehrmals täglich desinfizierende Mundsprays (z. B. Frubilurgyl® [83]) einzusetzen. In den ersten Tagen post operationem müssen die Kaninchen ausreichend mit Analgetika versorgt werden. Da die Tiere meist nicht unmittelbar nach der Operation selbstständig beginnen zu fressen, müssen sie zwangsgefüttert (S. 241) und ggf. infundiert werden, bis wieder eine ausreichende Futteraufnahme erfolgt.

Weichteilabszesse

Abszedierende Entzündungen verschiedener Genese und Lokalisation.

Ätiologie

Abszesse im Kopf- oder Halsbereich können im Rahmen von Rangordnungskämpfen durch Bisse oder infolge einer Fremdkörperverletzung (von der Maulhöhle ausgehend) entstehen. Spitzen der Backenzähne bohren sich gelegentlich in die Backenschleimhaut ein. Es entstehen eiternde Wunden, in die sich Futterbestandteile einspießen und die sich zu Abszessen ausdehnen können.
Bei Widderkaninchen werden gelegentlich Abszesse im Bereich des Ohrgrunds beobachtet, die ihren Ausgang vom Gehörgang nehmen. Bei den Tieren kommt es durch die hängenden Ohren oft zu einer Verstopfung der äußeren Gehörgänge mit Zerumen, so dass sich vor dem Trommelfell infektiöse Herde bilden können.

Bei Widdern sind daher stets regelmäßige Reinigungen der Ohren anzuraten.

Abszedierte Lymphknoten werden gelegentlich im Zusammenhang mit Kieferabszessen (S. 69) oder Kaninchenschnupfen-Erkrankungen (S. 17) beobachtet.

Diagnose

Die Diagnose kann durch Punktion gestellt werden, wobei der zähe Kanincheneiter allerdings meist nur in geringer Menge gewonnen werden kann. Im Zweifelsfall müssen Röntgenaufnahmen des Schädels angefertigt werden, um auszuschließen, dass Kontakt zum Knochen und den Backenzähnen besteht.

Therapie

In Allgemeinanästhesie werden die Abszesse möglichst in toto entfernt oder gespalten. Ist eine vollständige Entfernung mitsamt der Abszesskapsel nicht möglich, muss die Kapsel mit Hilfe eines scharfen Löffels möglichst vollständig zerstört werden. Die Abszesshöhle bleibt im Anschluss an die Operation zumindest teilweise offen und wird regelmäßig gespült.
Wird ein abszedierter Gehörgang eröffnet, sollte die entstehende Wundhöhle mit Drainagen versorgt werden, die alle zwei Tage zu wechseln sind. Die Tiere erhalten in jedem Fall ein systemisches Antibiotikum nach Antibiogramm sowie ein Analgetikum; nach Entfernen der Drainagen werden zusätzlich lokal antibiotische Augentropfen in die Ohren appliziert. Sie sind nach Ausheilung regelmäßig zu reinigen, um eine erneute Erkrankung zu verhindern.
Abszedierte Lymphknoten müssen vollständig entfernt werden und systemisch ein Antibiotikum gegeben werden.

Prognose

Solide Abszesse bereiten nach vollständiger Entfernung in der Regel keine weiteren Komplikationen. Die Ursache (Rangordnungskämpfe, Zahnspitzen) muss allerdings beseitigt werden. Abszedierte Bisswunden sind prognostisch vorsichtig zu beurteilen, wenn der Eiter sich bereits entlang der Muskelfaszien ausgebreitet hat.
Abszedierende Entzündungen der Gehörgänge sind oft nur schwer therapeutisch beeinflussbar. Es muss unbedingt eine mikrobiologische Untersuchung des Ohrinhalts eingeleitet werden, um gezielt antibiotisch behandeln zu können.
Die Prognose abszedierter Lymphknoten ist als äußerst vorsichtig zu beurteilen, da man von einer Keimstreuung über die Lymphwege ausgehen muss. Sind neben dem abszedierten Lymphknoten bereits weitere Mikroabszesse vorhanden, ist die Prognose schlecht. Eine Euthanasie sollte erwogen werden (S. 20).

Myxomatose

Infektiöse und hochkontagiöse Viruserkrankung mit hohen Mortalitätsraten.

Ätiologie & Pathogenese

Die Erkrankung wird durch ein *Leporipoxvirus* verursacht, welches durch direkten Kontakt mit infizierten Kaninchen, kontaminiertes Futter und stechende Insekten übertragen wird. Erkrankungsfälle werden von Frühjahr bis Herbst beobachtet.
Die Inkubationszeit der Erkrankung beträgt etwa 4–10 Tage. Von der Eintrittspforte ausgehend kommt es zu einer Virusausbreitung in die regionären Lymphknoten, anschließend erfolgt eine hämatolymphogene Generalisation. Die Viruseinwirkung führt zu hyperplastisch-proliferativen Veränderungen mesenchymaler Zellen. Es entstehen knotige und/oder ödematöse Veränderungen in Haut und Schleimhäuten, insbesondere an den Haut-Schleimhaut-Übergängen.

Klinik

Es können zwei verschiedene Verlaufsformen entstehen. Auch Mischformen sind möglich.
- Am häufigsten kommt die **ödematöse Form** vor: Die Kaninchen haben Nasenausfluss sowie eine Schwellung und Rötung der Augenlider mit Epiphora und Photophobie (❸). Die ödematösen Schwellungen gehen im weiteren Verlauf auf Lippen, Ohrgrund, Nase und Nasenrücken sowie den Anogenitalbereich über. Die Tiere haben Schluckbeschwerden und Dyspnoe (❶), fressen nicht mehr und magern ab. Durch bakterielle Sekundärinfektion erhalten die Veränderungen einen eitrigen Charakter.
- Bei der **knotigen Form** entstehen knorpelig-elastische Haut- und Unterhautverdickungen vor allem im Bereich des Stammes und der Gliedmaßen, die letztlich nekrotisieren und verschorfen.

Diagnose

Die Diagnose der Erkrankung ergibt sich in der Regel durch das klassische klinische Bild, gestützt durch einen mangelhaften Impfstatus.

Therapie & Prognose

Eine gezielte Behandlung der **ödematösen Form** ist nicht möglich. Es kann versucht werden, eine unterstützende Therapie mit Antibiotika, Paramunitätsinducern, Infusionen und Zwangsfütterung einzuleiten, die Überlebenschancen sind jedoch gering. Überlebende Kaninchen kümmern meist und haben anhaltende Probleme bei der Futteraufnahme. Aus tierschützerischen Gründen ist daher bei Erkrankungsausbruch eine Euthanasie (S. 20) vorzuziehen.

In Einzelfällen konnte eine Ausheilung der Erkrankung mit Interferon erreicht werden, die allerdings sehr kostspielig ist. Die Tiere erhielten jeweils eine Injektion am 1., 2. und 7. Behandlungstag (analog Behandlungsschema Hund/Katze). Sie wurden gleichzeitig mit einem Antibiotikum behandelt und mussten zwangsernährt werden. Bei der **knotigen Form** kann eine symptomatische Behandlung mit Paramunitätsinducern, Antibiotika, Infusionen und Zwangsfütterung versucht werden.

Keinesfalls dürfen Notimpfungen durchgeführt werden, da sie den Krankheitsausbruch beschleunigen und den Verlauf verstärken.

Prophylaxe

Prophylaktische Maßnahmen bestehen v.a. auch in einer regelmäßigen Impfung. In Gebieten mit hohem Infektionsdruck sollte die Erstimpfung im Frühjahr erfolgen. Weitere Impfungen sind 1 Monat sowie 5–6 Monate nach Erstimpfung zu empfehlen. Da die Vakzine keinen hundertprozentigen Schutz bietet, ist der Kontakt zu Wildkaninchen zu vermeiden. Grünfutter von kontaminierten Wiesen sollte nicht an Heimtiere verfüttert werden, stechende Insekten müssen möglichst fern gehalten und bekämpft werden.

> **Myxomatose-Prophylaxe:**
> - Impfung
>   - 1. Impfung im Frühjahr (frühestens ab einem Alter von 4 Wochen)
>   - 2. Impfung 4 Wochen nach Erstimpfung
>   - 3. Impfung 5–6 Monate nach Erstimpfung
>   - jährliche Wiederholungsimpfung; bei hohem Infektionsdruck inklusive Boosterung nach 1 und 5–6 Monaten
> - Kontakt zu Wildkaninchen vermeiden
> - kein Grünfutter von Flächen, zu denen Wildkaninchen Zugang haben
> - Insektenbekämpfung

Allergische Reaktionen

Selten vorkommende, meist durch Insektenstiche hervorgerufene Überempfindlichkeitsreaktionen.

Ätiologie

Allergische Reaktionen werden gelegentlich im Sommer durch Insektenstiche hervorgerufen.

Klinik & Diagnose

Der gesamte Kopfbereich kann anschwellen, Atmung und Schluckvorgang sind beeinträchtigt (❶). Quaddelbildung am gesamten Körper ist möglich.
Die Diagnose ergibt sich meist durch die Anamnese (akute Symptomatik) und das klinische Bild.

Therapie

Die Tiere müssen umgehend ein schnell wirkendes Prednisolonpräparat (69) (z.B. Solu-Decortin®) erhalten, ggf. ist eine Sauerstoffzufuhr nötig. Besteht akute Erstickungsgefahr, können eine Intubation und Beatmung lebensrettend sein (S. 10).

2.4 Umfangsvermehrung an Kopf und/oder Hals

Therapie bei Allergie:
milde allergische Reaktionen
- Dexamethason [66], 0,2 mg/kg s.c., i.m.

allergischer Schock
- Prednisolon [69] (z. B. Solu-Decortin®), 10 mg/kg i.v., i.m.
- Sauerstoffzufuhr/ggf. Intubation

Knochentumor

Seltene, vorwiegend bei alten Kaninchen vorkommende Erkrankungen; meist Osteosarkome.

Ätiologie

Tumoren des Schädelknochens sind gelegentlich bei alten Kaninchen zu finden. Es handelt sich meist um Osteosarkome.

Klinik & Diagnose

Es finden sich harte Auftreibungen an Kiefer- oder Schädelknochen. Die Kaninchen fressen oft schlecht und magern ab.
In jedem Fall müssen Röntgenaufnahmen des Schädels angefertigt werden, da die Umfangsvermehrungen palpatorisch nicht immer von Kieferabszessen abzugrenzen sind. Röntgenologisch werden sie dann jedoch als knochendichte Strukturen sichtbar, die eine wolkige Struktur aufweisen (Abb. 2.41).

Therapie

Eine Behandlung ist nicht möglich; die Tiere sollten euthanasiert werden (S. 20).

Leukose

Virusinduzierte Erkrankung; selten vorkommend.

Ätiologie

Die Erkrankung wird vermutlich durch ein *Retrovirus* hervorgerufen. Der genaue Übertragungsweg ist noch nicht geklärt.

Klinik

Leukosen nehmen einen chronisch schleichenden Verlauf. Die Symptome sind zunächst meist unspezifisch (❺). Die Tiere fressen schlecht und verlieren an Gewicht. Schwellungen der Körperlymphknoten (v.a. der Kopflymphknoten) können hinzutreten, sind aber vergleichsweise selten. Häufiger werden Vergrößerungen von Leber, Milz und Darmlymphknoten sowie anderer innerer Organe (Nieren, Ovarien) diagnostiziert.

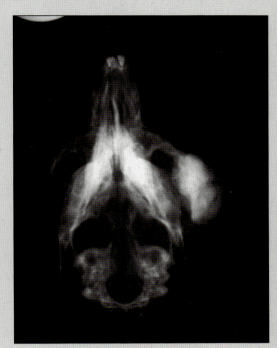

Abb. 2.41 Knochentumor. Röntgendichte, wolkige Auftreibung am rechten Jochbein.

Diagnose

Vergrößerte Lymphknoten fühlen sich prall-elastisch an. Durch Punktion und anschließende zytologische Untersuchung kann ihre tumoröse Entartung nachgewiesen werden.

Therapie

Eine Therapie der Leukose ist nicht möglich. Betroffene Kaninchen sollten euthanasiert werden (S. 20).

2.5 Schmerzen und/oder Umfangsvermehrung im kranialen Abdomen

Die Leitsymptomatik kann, je nach Ursache, mit verschiedenen Anzeichen einhergehen:
- Apathie und Inappetenz
- Schmerzzustände: zusammengekauerte Stellung oder Wegstrecken der Hinterbeine, häufige Positionswechsel, Zähneknirschen, halb geschlossene oder weit aufgerissene Augen
- blasse bis zyanotische Schleimhäute
- flache, frequente Atmung

2.5.1 Tierartliche Besonderheiten

Kaninchen haben ein im Vergleich zum Thorax sehr großes Abdomen. Durch Größenzunahme von Bauchhöhlenorganen wird Druck auf das Zwerchfell ausgeübt. Dadurch kommt es schnell zu Beeinträchtigungen der Atemtätigkeit und Herzfunktion mit der Folge von Schockzuständen.

Der Magen des Kaninchens ist aufgrund seines anatomischen Aufbaus besonders prädisponiert, akute Größenzunahmen zu erfahren. Er besitzt keine Muskulatur, wodurch seine dünne Wand sehr dehnungsfähig wird. Im Rahmen von Fehlgärungsprozessen oder durch aufquellendes Futter kann das Organ in kürzester Zeit erhebliche Dimensionen annehmen. Erschwerend kommt hinzu, dass Kaninchen sowohl wegen der fehlenden Muskulatur des Magens als auch wegen eines kräftig ausgeprägten Sphinkters im Kardiabereich nicht in der Lage sind zu erbrechen.

2.5.2 Sofortmaßnahmen

Gezielte Maßnahmen sind von der Art der Grunderkrankung abhängig. Bei insuffizienter Kreislaufsituation sind jedoch folgende Sofortmaßnahmen einzuleiten:
1. Sauerstoffzufuhr
2. Infusion: Vollelektrolytlösung [82] (z. B. Jonosteril®), 40 ml/kg s.c., i.v
3. Prednisolon [69] (z. B. Medrate solubile®), 10 mg/kg i.v., i.m.
4. Etilefrin [45] (Effortil®), 0,5–1 mg/kg i.m.
5. Temperaturkontrolle

2.5.3 Wichtige Ursachen

Umfangsvermehrungen im kranialen Abdomen betreffen die Leber und den Magen. Während Erkrankungen des Magens (Tympanie, Überladung) bei Kaninchen sehr häufig anzutreffen sind, kommen Lebererkrankungen vergleichsweise selten vor. Unter ihnen spielt besonders die Leberverfettung eine Rolle. Sie ist bei der heutigen Heimtierhaltung oft anzutreffen und kann schwerwiegende gesundheitliche Folgen haben.

2.5.3.1 Übersicht

Tab. 2.7 Wichtige Ursachen für ein angespanntes, schmerzhaftes Abdomen und Umfangsvermehrungen im kranialen Abdomen

Erkrankung	Bedeutung	siehe Seite	Bemerkungen, siehe auch Leitsymptom
Magentympanie	+++	S. 78	Notfall! ❶
Magenüberladung	++	S. 81	Notfall! ❶
Fettleber	+	S. 83	⓬
Stauungsleber	+	S. 84	bei Herzerkrankungen, ❶, ⓯, ⓬, ⓭
Leberkokzidiose	+	S. 84	
Traumatische Hepatitis	+	S. 85	meist durch Fußtritte
Lebertumor/Leukose	(+)	S. 85	⓬, ⓯
Infektiöse Hepatitis	(+)	S. 85	meist bei Allgemeininfektionen

2.5.3.2 Diagnostischer Leitfaden: **Schmerzen und/oder Umfangsvermehrung**

Anamnese

- Futterumstellung, falsche Fütterung
- Trauma

Klinische Untersuchung

- **deutliche Schmerzsymptome ("Trommelsucht"), instab. Kreislaufsituation**
  - Hohlgeräusch bei Perkussion → ❗ Röntgen Abdomen → Magen vergrößert, gashaltig
  - teigige Konsistenz → ❗ Röntgen Abdomen → Magen vergrößert, enthält Futterbrei

- **Leber palpatorisch vergrößert, nicht schmerzhaft**
  - chron. Abmagerung, Apathie → Röntgen Abdomen → Hepatomegalie
  - schlechtes Allgemeinbefinden, evtl. Adipositas → ❗ Röntgen Abdomen → Hepatomegalie → Harn-US

- **Leberpalpation schmerzhaft**
  - Traumaanamnese, Apathie → ❗ Blutuntersuchung

- **Symptome einer Allgemeininfektion** → Blutuntersuchung

2.5 Schmerzen und/oder Umfangsvermehrung im kranialen Abdomen

im kranialen Abdomen

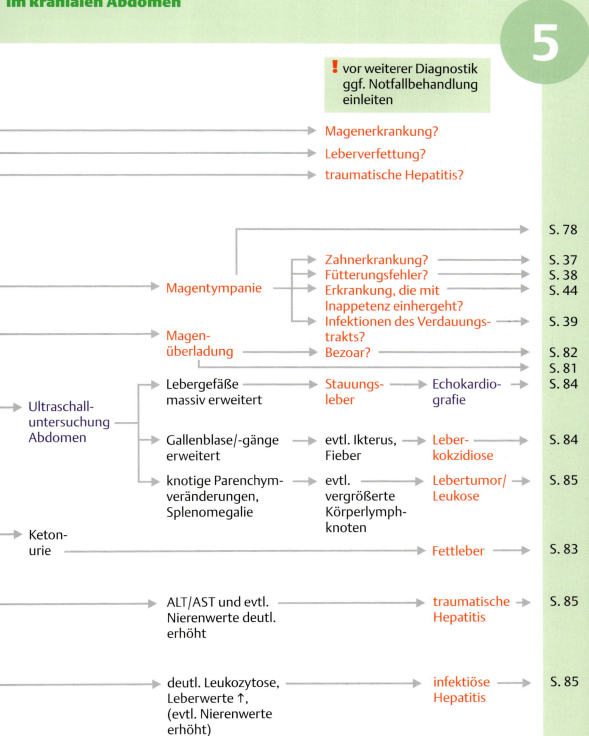

Besonderes Augenmerk bei der Anamnese

Fütterungsbedingungen: Plötzliche Futterumstellungen oder quellende Futtermittel können akute Magenerkrankungen zur Folge haben. Hochenergetische Nahrung führt zu Leberverfettung (S. 83).
Futteraufnahmeverhalten: Hat das Kaninchen bis vor wenigen Stunden noch gut gefressen, liegt ein akutes Krankheitsgeschehen vor. Frisst das Tier seit längerem mäkelig und nur bestimmte weiche Futtermittel, kann eine Zahnerkrankung (S. 37) mit nachfolgender Magentympanie (S. 78) vermutet werden.
Traumata: Stumpfe Traumata, z. B. versehentliche Fußtritte, können eine traumatische Hepatitis zur Folge haben.
Allgemeinbefinden: Bei Kaninchen, die schon seit längerer Zeit bewegungsunlustig und verhaltensverändert sind, muss von einem chronischen Krankheitsgeschehen ausgegangen werden, z. B. Herzinsuffizienz mit Leberstauung (S. 84), Leberkokzidiose (S. 84), Leukose (S. 85).

Besonderes Augenmerk bei der klinischen Untersuchung

Besteht Schocksymptomatik?

Ein Schockgeschehen liegt vor, wenn das Tier hochgradig apathisch oder nicht mehr ansprechbar ist und sich in Brust-Bauch- oder Seitenlage befindet. Die Schleimhäute sind blass oder zyanotisch. Weiterhin besteht eine flache, frequente oder aber stark verlangsamte Atmung. Oft lässt sich Untertemperatur feststellen.

In diesem Fall müssen sofortige Notfallmaßnahmen eingeleitet werden, um die Vitalfunktionen zu sichern (⑰).

Welche Veränderungen bestehen im Abdomen?

Bei der Untersuchung muss das Kaninchen sehr vorsichtig behandelt werden, besonders, wenn es offenbar Schmerzen hat. Ein zu grober Umgang und eine zu heftige Abdomenpalpation können einen lebensbedrohlichen Schock auslösen.

Die kranialen Bauchhöhlenorgane können meist gut unterschieden werden. Bei der Magentympanie (S. 78) ist das Organ als „praller Ballon" zu ertasten, während der Magen bei einer Überladung durch angeschoppten Nahrungsbrei eine teigige Konsistenz erhält. Lebervergrößerungen haben zur Folge, dass sich das Organ über die Rippengrenze hinaus vorwölbt. Aussagen zur Qualität der Leberveränderungen können palpatorisch in der Regel nicht getroffen werden.

Diagnosesicherung durch weiterführende Untersuchungen

Befindet sich das Kaninchen in einem stabilen Kreislaufzustand, werden weitergehende Untersuchungen durchgeführt:
Röntgenuntersuchungen geben v. a. Auskunft über Art und Ausmaß einer Magenerkrankung. Thoraxaufnahmen eignen sich, um eine Herzerkrankung (S. 234) als Ursache für eine Vergrößerung der Leber zu diagnostizieren.
Zur weiteren Leberdiagnostik empfehlen sich jedoch v. a. **Ultraschalluntersuchungen**, bei denen die Leberstruktur genau beurteilt werden kann. Wird eine Stauungsleber diagnostiziert, ist eine echokardiografische Untersuchung anzuschließen.
Das Ausmaß einer Leberschädigung kann weiterhin anhand von Blutuntersuchungen bestimmt werden: Als spezifischster Indikator bei der **Blutuntersuchung** kann die Glutamatdehydrogenase (GLDH) angesehen werden. Das Enzym ist in den Mitochondrien lokalisiert. Eine Erhöhung des Wertes im Serum spricht daher für eine starke Leberschädigung. Auch die Alanin-Aminotransferase (ALT) ist bei Kaninchen ein leberspezifisches Enzym. Es ist sowohl bei akuten als auch bei chronischen Hepatopathien in erhöhter Menge im Blut nachweisbar. Die Aspartat-Aminotransferase (AST) und die Alkalische Phosphatase (AP) sind beim Kaninchen nicht leberspezifisch (s. Kap. 3, S. 234). Erhöhte Bilirubin-Werte sind vorwiegend Folge von Gallengangsobstruktionen. Diese entstehen bei jüngeren Tieren v. a. im Rahmen einer Leberkokzidiose. Bei älteren Kaninchen sind eher tumoröse Geschehen, v. a. Leukose, für solche Veränderungen verantwortlich.

2.5.3.3 Erkrankungen

Magentympanie

Durch infektiöse und nicht infektiöse Ursachen ausgelöste Erkrankung; häufig vorkommend.

Ätiologie & Pathogenese

Die Magentympanie kann durch verschiedene Ursachen ausgelöst werden:

- Besteht eine **Zahnerkrankung**, kauen die Tiere ihr Futter nur unzureichend. Dadurch werden im Magen Fehlgärungsprozesse ausgelöst.
- Verschiedene **Fütterungsfehler** bedingen eine Instabilität der Magen-Darm-Flora. Dazu gehören plötzliche Futterumstellungen, blähende Futtermittel (z. B. Weißkohl), Futter mit hohen Eiweißgehalten (z. B. junges Gras) und Rohfasermangel (fehlendes Heuangebot). Auch durch unregelmäßige Fütterung mit Fastenzeiten können Tympanien ausgelöst werden. Da beim Kaninchen der im Magen befindliche Nahrungsbrei nur durch neu aufgenommenes Futter weitergeschoben und in den Darm überführt wird, kommt es in Nüchternphasen zu einer erhöhten Verweildauer der Nahrung im Magen. Fehlgärungen sind die Folge.

Nahrungskarenz vor Operationen kann ebenfalls gravierende Verdauungsstörungen auslösen! Daher sollten Kaninchen bis zum Beginn der Narkose Zugang zum Futter haben.

- Alle **Erkrankungen, die mit Inappetenz** einhergehen, führen sekundär zu Störungen der Magen-Darm-Passage.
- **Infektionen des Verdauungstrakts** mit Parasiten oder Bakterien verändern ebenfalls das Magen- und Darmmilieu.
- Durch **Bezoare** kann eine mechanische Verlegung des Magenausgangs erfolgen. Der Nahrungsbrei kann nicht in den Darm überführt werden und beginnt zu gären.

Da der Magen des Kaninchens keine Muskelfaserschicht besitzt, dehnt er sich bei Gasentwicklung massiv aus. Dadurch werden die Gefäße des Organs komprimiert und es kommt zu Zirkulationsstörungen. Durch Druck des Magens auf das Zwerchfell wird zudem der Thorax eingeengt, woraus Beeinträchtigungen der Atmung und bei längerem Bestehen Schocksymptomatik resultieren (❶).

Klinik

Die Symptomatik hängt vom Ausmaß der Tympanie ab. Bereits geringgradige Aufgasungen führen in der Regel zu einem eingeschränkten Allgemeinbefinden; die Tiere werden ruhiger und bewegungsunlustig. Bei weiterer Aufgasung zeigen sie Schmerzsymptome wie Zähneknirschen, zusammengekauerte Haltung oder krampfartiges Wegstrecken der Hinterbeine. Die Augen sind meist halb geschlossen oder, bei kolikartigen Zuständen, weit aufgerissen und treten etwas hervor.

Bei hochgradiger Tympanie wird gelegentlich als Schmerzäußerung mit den Hinterläufen geklopft („Trommelsucht"). Es kommt im Weiteren zu einer Beeinträchtigung der Atmungs- und Herz-Kreislauffunktion. Dyspnoe, blasse bis zyanotische Schleimhäute (bei hellen Tieren erscheinen auch oft die Ohren zyanotisch) und Apathie bis hin zur Schocksymptomatik mit Untertemperatur sind die Folge.

Diagnose

Die Diagnose kann meist schon anhand des klinischen Bildes gestellt werden. Die Tiere haben ein ballonartig aufgetriebenes Abdomen, es sind laute Gluckergeräusche im Magen zu hören, bei der Perkussion des kranialen bis mittleren Abdomens ergibt sich ein hohler Klang. Durch Röntgenaufnahmen kann das genaue Ausmaß der Tympanie bestimmt werden (Abb. 2.42). Auch Bezoare sind auf Röntgenaufnahmen des aufgegasten Magens oft gut sichtbar. In jedem Fall muss das weitere diagnostische Vorgehen darauf abzielen, die Ursache für die Aufgasung zu ermitteln und zu beheben.

Therapie

Die Therapie richtet sich nach dem Schweregrad der Erkrankung.
- In leichten und mittelgradigen Fällen erhalten die Tiere Metoclopramid [35] und Antitympanika [34] sowie Infusionen [82]. Die Darmflora wird mit Probiotika [37] stabilisiert. Bauchmassagen können die Magen-Darm-Passage unterstützen. Hat das Kaninchen Schmerzen, erhält es Analgetika. Inappetente Tiere werden zwangsgefüttert, wobei auf ausreichende Zufuhr an Rohfaser

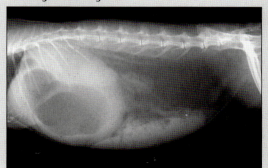

Abb. 2.42 Magentympanie. Der Magen enthält neben Gas verflüssigten Nahrungsbrei.

geachtet werden muss. Fressen die Kaninchen noch selbstständig, ist eine entsprechende Ration zusammenzustellen (❷).
- In Fällen hochgradiger Tympanie muss zunächst eine Stabilisierung der Atem- und Kreislauffunktionen erfolgen. Die Tiere erhalten Sauerstoffzufuhr. Es werden schnell wirkende Prednisolonpräparate und Infusionen verabreicht; die Patienten müssen warm gehalten werden. In keinem Fall sollten in diesem Zustand weitere diagnostische Maßnahmen durchgeführt werden! So schnell wie möglich muss jedoch Gas aus dem Magen entfernt werden.

Praxistipp

Einführen einer Magensonde (Abb. 2.43 a–c):
Als Sonde dient eine weiche und am Ende abgerundete Ernährungssonde. Den Tieren wird ein Maulsperrer eingesetzt, der jedoch nur so weit aufgedreht wird, dass ein Abbeißen der Sonde verhindert werden kann. Da der Magen des Kaninchens kaum Muskulatur besitzt, entspricht er im tympanischen Zustand einem Luftballon, der leicht rupturieren kann. Ein Anstoßen der Magenwand mit der Sonde muss daher unbedingt vermieden werden. Wie weit eine Sonde eingeführt werden darf, ergibt sich aus dem Abstand vom Maul bis zum Rippenbogen. Dieser wird ausgemessen und die Sonde an entsprechender Stelle gekennzeichnet. Das Kaninchen wird in Brust-Bauch-Lage verbracht, der Kopf nach unten abgebeugt und die Sonde zügig aber vorsichtig in den Magen vorgeschoben.

Das Gas darf nun nur sehr langsam oder schubweise abgelassen werden. Ein plötzliches Entweichen führt durch den Volumenverlust zu einem völligen Kreislaufzusammenbruch. Es ist günstig, eine 5 oder 10 ml Spritze aufzusetzen, so dass das Gas kontrolliert abgesaugt werden kann.

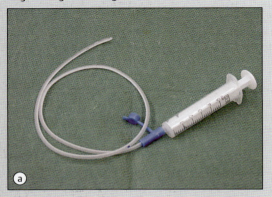
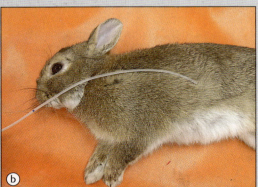
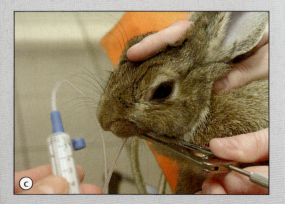

Abb. 2.43 Einführen einer Magensonde. **a** Spritze mit aufgesetzter Ernährungssonde. **b** Ausmessen der Sondenlänge. **c** eingeführte Magensonde.

Keinesfalls darf der Magen durch die Bauchdecke hindurch punktiert werden, da er rupturieren könnte!

Nach Notfallbehandlung und Gasentfernung werden die Tiere in gleicher Weise behandelt wie in Fällen leichterer Tympanien. In jedem Fall muss ein Antibiotikum verabreicht werden. Durch die Fehlgärungen ist von einer Vermehrung pathogener Keime auszugehen, die leicht eine Septikämie (S. 22) auslösen können.
- Neben der symptomatischen Therapie muss v. a. eine Ursachenbekämpfung der Tympanie erfolgen (z. B. Zahnkorrektur, Futterkorrektur, Antiparasitika).
- Liegt der Aufgasung ein **Bezoar** zugrunde, muss versucht werden, dieses aufzulösen. In der amerikanischen Literatur wird die Eingabe von frischem Ananassaft empfohlen, der durch seine Enzyme die Kittsubstanz zwischen den Haaren auflösen soll. Alternativ kann jedoch auch entsprechende Paste für Katzen eingegeben werden. Eine operative Entfernung der Haarballen

sollte nur als Ultima Ratio in Erwägung gezogen werden, da die Prognose äußerst zweifelhaft ist.

Therapie der Magentympanie:
- ggf. Notfallbehandlung
  - Sauerstoffzufuhr
  - Prednisolon [69] (z. B. Solu-Decortin®), 5–10 mg/kg i.v., i.m.
- ggf. Gasentfernung über Magensonde
- Infusionen [82] (z. B. Sterofundin®), 1 x tägl. 20–40 ml/kg s.c.
- Probiotika [37] (z. B. Bird Bene-Bac®)
- Metoclopramid [35] (z. B. MCP-ratiopharm®), 3 x tägl. 1–5 mg/kg s.c., p.o.
- Antitympanika [34] (z. B. Sab Simplex®, mehrmals tägl. 0,5–1 ml/kg p.o.)
- Bauchmassagen
- ggf. Antibiotika
- ggf. Analgetika, z.B
  - Metamizol [93] (Novalgin®), 2–3 x tägl. 10–20 mg/kg s.c., p.o.
  - Carprofen [91] (Rimadyl®), 1 x tägl. 5 mg/kg s.c.
  - Meloxicam [92] (Metacam®), 1 x tägl. 0,15 mg/kg s.c., p.o.
- ggf. Zwangsfütterung

Magenüberladung

Nicht infektiöse, relativ häufig vorkommende Erkrankung.

Ätiologie

Magenüberladungen entstehen vorwiegend durch die übermäßige Aufnahme von Heuhäckseln, seltener durch quellendes Futter oder Bezoare, die den Magenausgang verlegen. Aus der Anamnese geht meist hervor, dass die Besitzer wenige Stunden vor Beginn der klinischen Symptomatik die Reste einer Heutüte in den Käfig entleert haben. Dieser Bodenstand ist reich an feinem, blatthaltigem Material, das von den Kaninchen besonders gerne gefressen wird.

Quillt Futter im Magen auf, entsteht durch Ausdehnung des Organs ein Übelkeitsgefühl. Kaninchen können jedoch nicht erbrechen (❷). Sie werden apathisch und stellen die Futteraufnahme ein, so dass der Mageninhalt nicht in den Darm überführt werden kann. Das gleiche Phänomen tritt ein, wenn der Magenausgang durch einen Bezoar verlegt ist. Der Nahrungsbrei beginnt im Magen zu gären; es kommt zur Verflüssigung und Gasbildung, wodurch sich der Magen weiter ausdehnt. Wie auch bei der Magentympanie kommt es zu Zirkulationsstörungen und, durch Druck auf das Zwerchfell, zu einer Beeinträchtigung der Thoraxorgane (❶).

Klinik

Die Symptome entsprechen weitgehend denen bei Magentympanie (S. 78). Die Tiere sind apathisch und weisen blasse bis zyanotische Schleimhäute auf. Es besteht eine flache, forcierte Atmung, schließlich kommt es zum Schock.

Diagnose

Bei der klinischen Untersuchung ist der Magen massiv vergrößert und prall, hat aber eine eher teigige Konsistenz; hohler Klang bei Perkussion fehlt. Röntgenologisch lässt sich der massiv dilatierte und mit Futter angefüllte Magen darstellen (Abb. 2.44). Oft sind bereits schaumige Gärungsprozesse nachweisbar. Besteht der Zustand bereits länger, so ist der Mageninhalt verflüssigt und erhält dadurch im Röntgen eine homogene Struktur (Abb. 2.45).

Therapie & Prognose

Die Behandlung entspricht weitgehend der bei hochgradiger Magentympanie (S. 78). Das Schieben einer Magensonde ist allerdings meist wenig erfolgreich, da der Mageninhalt zu fest ist, um über eine Sonde abgehebert zu werden. Zusätzlich zu den oben genannten therapeutischen Maßnahmen kann den Tieren in kleinen Mengen Gleitgel eingegeben werden, um den verklumpten Futterbrei leichter in den Darm überführen zu können. Stabilisiert sich der Zustand des Tieres, sollte auch bei noch stark gefülltem Magen eine Zwangsfütterung begonnen werden, wobei des Futter sehr flüssig angemischt wird. Nur so kann der physiologische Weitertransport des Futters in den Darm in Gang gebracht werden.

Die Prognose einer Magenüberladung ist immer vorsichtig zu stellen. Sie ist umso schlechter einzustufen, je instabiler die Kreislaufsituation des Kaninchens ist. Magenüberladungen, denen ein Bezoar im Bereich des Magenausgangs zugrunde liegt, sind prognostisch meist infaust. Eine Operation mit Entfernung des Haarballens kann versucht werden. Eine Narkose bedeutet für die kreislaufgeschwächten Tiere aber ein hohes Risiko, zumal die Atmungsfunktion durch den stark gefüllten Magen erheblich behindert ist. Zudem besteht nach einer Eröffnung des Magens die Gefahr von Wundheilungsstörungen, da unmittelbar nach Erwachen

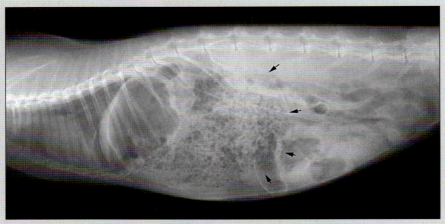

Abb. 2.44 Akute Magenüberladung. Der Mageninhalt ist strukturiert, das Organ dehnt sich bis in Höhe des 2. Lendenwirbels aus (Pfeile).

Abb. 2.45 Magenüberladung. Der Mageninhalt ist bereits verflüssigt.

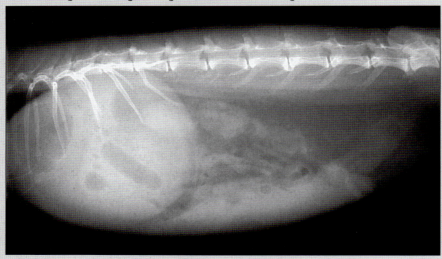

des Tieres mit Zwangsfütterungen begonnen werden muss. Andernfalls sind weitere Verdauungsstörungen zu erwarten.

Therapie der Magenüberladung
- ggf. Notfallbehandlung
  - Sauerstoffzufuhr
  - Prednisolon [69] (z. B. Solu-Decortin®), 5–10 mg/kg i.v., i.m.
- Gleitgel/Paraffinum subliquidum [36]
- Infusionen [82] (z. B. Sterofundin®), 1 x tägl. 20–40 ml/kg s.c.
- Probiotika [37] (z. B. Bird Bene-Bac®)
- Metoclopramid [35] (z. B. MCP-ratiopharm®), 3 x tägl. 1–5 mg/kg s.c., p.o.
- Antitympanika [34] (z. B. Sab Simplex®, mehrmals tägl. 0,5–1 ml/kg p.o.)
- Bauchmassagen
- Antibiotikum
- Analgetika, z. B.
  - Metamizol [93] (Novalgin®), 2-3 x tägl. 10-20 mg/kg s.c., p.o.
  - Carprofen [91] (Rimadyl®), 1 x tägl. 5 mg/kg s.c.
  - Meloxicam [92] (Metacam®), 1 x tägl. 0,15 mg/kg s.c., p.o.
- Zwangsfütterung in kleinen Portionen

Fettleber

Häufigste beim Kaninchen vorkommende, durch Ernährungsfehler verursachte Leberveränderung.

Ätiologie & Pathogenese

Die durch fehlerhafte Ernährung verursachte Leberverfettung ist die am häufigsten vorkommende Leberveränderung bei Heimtierkaninchen. Eine Verfettung der Leber stellt ein großes Gesundheitsrisiko für die betroffenen Tiere dar. In Phasen der Inappetenz kommt es bei Kaninchen schnell zu einem Energiedefizit. Der Organismus versucht dies durch gesteigerte Lipolyse zu kompensieren. Ein vermehrter Zustrom von Fettsäuren zur Leber ist die Folge. Ein großer Teil dieser Fettsäuren wird jedoch in Ketonkörper umgewandelt, so dass eine Ketoazidose entsteht. Außerdem kommt es zur Ablagerung der Fettsäuren in den Leberzellen (metabolische Leberverfettung), da die Stoffwechselfunktion des Organs überlastet ist. Zusätzlich verursachen die im Übermaß entstehenden Ketonkörper eine toxische Leberverfettung. Bei Kaninchen, die bereits eine alimentäre Leberverfettung haben, sind die Organfunktionen besonders schnell erschöpft.

Jede Form der Ketoazidose ist ohnehin als äußerst kritisch zu betrachten, da Kaninchen Entgleisungen des Säure-Basen-Haushaltes kaum ausgleichen können. Ihnen fehlt das Enzym Carboanhydrase in der Niere, das bei anderen Tierarten eine vermehrte Sekretion von Wasserstoffionen bei gleichzeitiger Reabsorption von Bicarbonat bewirkt und so als effektives Puffersystem fungiert. Weitere Puffermechanismen, wie sie bei anderen Haustieren bestehen, sind bei Kaninchen nur unvollständig oder gar nicht ausgebildet.

Klinik

Zu klinischen Symptomen kommt es v.a. bei Kaninchen, die in ein Energiedefizit gelangen; adipöse Tiere sind besonders gefährdet. Die Symptome sind meist recht unspezifisch. Nach einer kurzen Phase der Inappetenz, die in der Regel durch eine andere Erkrankung ausgelöst wird, kommt es schnell zur Verschlechterung des Allgemeinbefindens mit Apathie. Kurz vor dem Tod werden Untertemperatur, Krämpfe und Bewusstseinstrübung beobachtet (⑰).

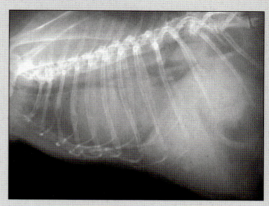

Abb. 2.46 Leberstauung: das Organ reicht weit über die Rippengrenze hinaus.

Diagnose

Die Verfettung kann zu einer deutlichen Größenzunahme des Organs führen, die auch palpatorisch zu diagnostizieren ist; Schmerzhaftigkeit besteht in der Regel nicht. Durch sonografische Untersuchung sind differenzialdiagnostisch Stauungserscheinungen sowie tumoröse Veränderungen abzugrenzen. Liegen gravierende Störungen des Allgemeinbefindens vor, ist eine Urinuntersuchung wichtigstes diagnostisches Hilfsmittel, um eine ketotische Stoffwechsellage (Ketonurie) nachzuweisen (s. Kap. 3, S. 253).

Therapie & Prognose

Ist der Allgemeinzustand aufgrund der Leberschädigung bereits gestört, kommt eine Behandlung oft zu spät. Behandlungsversuche werden mit Vollelektrolytlösungen [82], Glukoseinfusionen [80] und Glukokortikoiden [69] durchgeführt. Die Tiere müssen zwangsernährt werden (S. 241).

Prophylaxe

Bei jedem inappetenten Kaninchen muss möglichst schnell mit einer Zwangsfütterung (S. 241) begonnen werden, um eine negative Energiebilanz zu verhindern. Aus diesem Grund sollten auch Infusionen mit Glukosezusatz verabreicht werden. Vorsicht ist geboten beim Einsatz der handelsüblichen „Leberschutzpräparate", die verschiedene Aminosäuren enthalten. Methionin kann bei bereits bestehender Leberfunktionsstörung den Krankheitsverlauf erheblich verschlechtern.

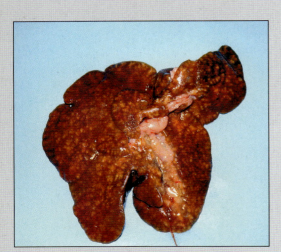

Abb. 2.47 Gallengangskokzidiose.

Stauungsleber

Durch Herzerkrankungen hervorgerufene Leberveränderung.

Ätiologie

Eine Leberstauung entsteht bei Herzinsuffizienzen. Durch verminderte Pumpleistung des Herzens kommt es zum Blutrückstau.

Klinik

Die klinische Symptomatik ist die einer Herzerkrankung. Es handelt sich meist um unspezifische Anzeichen wie verminderte Mobilität, verminderte Fresslust, Gewichtsverluste oder Anfallsgeschehen.

Diagnose & Therapie

Die Leber ist palpatorisch und röntgenologisch vergrößert, d.h., ihre Grenzen reichen über den Rippenbogen hinaus (Abb. 2.46). Bei der sonographischen Untersuchung fallen deutlich erweiterte intrahepatische Gefäße auf. Diagnostisch muss v.a. die Art der Herzerkrankung abgeklärt und behandelt werden (❶, ⓬, ⓯, ⑯).
Die Behandlung richtet sich nach der Form der Herzerkrankung (S. 234).

Leberkokzidiose

Infektiöse und kontagiöse Lebererkrankung; wichtige Parasitose besonders in Nutztierbeständen.

Ätiologie

Die Leberkokzidiose wird durch *Eimeria stiedai* hervorgerufen. Eine Infektion erfolgt durch orale Aufnahme sporulierter Oozysten, die mit dem Kot infizierter Tiere ausgeschieden werden. Die Parasiten zerstören das Gallengangsepithel, woraus Entzündungen und schließlich narbige Verdickungen und Obstruktionen der Gallengänge resultieren. Ein hochgradiger Kokzidienbefall der Leber führt schließlich zu knotigen Veränderungen sowie zur deutlichen Vergrößerung und Gewichtszunahme des Organs (Abb. 2.47). Die Leberfunktion ist dann erheblich beeinträchtigt.

Klinik

Bei leichtem bis mittelgradigem Befall sind oft keine klinischen Anzeichen zu beobachten. Bei Nutztieren können sich allerdings verminderte Gewichtszunahmen bemerkbar machen. Besteht ein Massenbefall, ist die Leberfunktion eingeschränkt. Daraus resultierende Symptome sind Fressunlust, Abmagerung und Obstipation, evtl. treten Fieber und Ikterus hinzu. Wegen des progressiven Verlaufs sind Krankheitserscheinungen – im Gegensatz zur Darmkokzidiose (S. 41) – bei „älteren" Kaninchen stärker ausgeprägt als bei Jungtieren.

Diagnose

Die Diagnose erfolgt anhand der Befunde der klinischen Untersuchung, der Sonografie und Kotuntersuchungen (Kap. 3). Bei Blutuntersuchungen können die Werte für ALT, AST, GLDH und Gesamtbilirubin deutlich erhöht sein.

Therapie

Bei bereits stark geschädigter Leber ist eine Therapie nicht sinnvoll. In anderen Fällen sollte als Mittel der Wahl Toltrazuril [25] eingesetzt werden. Eine unterstützende Behandlung mit Infusionen, Glukosezufuhr, Vitaminsubstitution und Zwangsfütterung kann erforderlich sein.

> **Therapie der Leberkokzidiose:**
> - Toltrazuril [25] (Baycox®), 1 x tägl. 10 mg/kg p.o. Behandlungsschema: 3 d behandeln – 3 d Pause – 3 d behandeln

Traumatische Hepatitis
Durch stumpfe Traumata verursachte Leberentzündung.

Ätiologie
Eine traumatische Hepatitis wird gelegentlich nach versehentlichen Fußtritten beobachtet.

Klinik
Je nach Ausmaß des Lebertraumas sind die klinischen Anzeichen recht unterschiedlich. Bei starker Leberschädigung sind die Tiere matt und inappetent; sie sitzen mit halb geschlossenen Augen in zusammengekauerter Position.

Diagnose
Ein vorberichtliches Trauma kann bereits wertvolle Hinweise auf die Art der Erkrankung liefern. Der Leberbereich kann palpatorisch schmerzhaft sein, die Plasmaenzyme AST und ALT sind drastisch erhöht. Auch Nierenwerterhöhungen können nach heftigen Traumata beobachtet werden.

Therapie
Die Tiere erhalten Infusionen und werden antibiotisch abgeschirmt. Eine regelmäßige Kontrolle der Leberwerte ist anzuraten. Analgetika können das Allgemeinbefinden der Patienten verbessern; es sind allerdings solche Wirkstoffe zu wählen, die nicht über die Leber verstoffwechselt werden (z. B. Metamizol [93]). Inappetente Patienten müssen zwangsernährt werden.

Infektiöse Hepatitis
Meist im Rahmen von Allgemeininfektionen entstehende Entzündung der Leber.

Ätiologie
Infektiöse Hepatitiden sind in isolierter Form bei Kaninchen nur sehr selten nachzuweisen; bei Allgemeininfektionen kann die Leber jedoch mit beteiligt sein.

Klinik
Bei akuten Infektionen der Leber kommt es meist zu Inappetenz und ausgeprägter Lethargie. Weitere Symptome sind von den Beteiligungen anderer Organsysteme abhängig.

Diagnose
Meist lässt sich nur ein moderater Anstieg der Leberenzyme nachweisen (s. Kap. 3). In Einzelfällen, besonders bei akutem Geschehen, können die Plasmaenzyme jedoch um ein Vielfaches erhöht sein. Es besteht in der Regel eine deutliche Leukozytose. Nicht selten liegen gleichzeitige Funktionseinschränkungen von Leber und Nieren vor, so dass auch Harnstoff und Kreatinin drastische Erhöhungen aufweisen.

Therapie
Es muss umgehend eine antibiotische Behandlung eingeleitet werden, unterstützt durch eine Infusionstherapie. Inappetente Kaninchen sind in ausreichender Menge zwangszufüttern (S. 250).

Leukose
Virale Infektionserkrankung mit unspezifischem, schleichendem Verlauf.

Ätiologie & Klinik
Die Leukose des Kaninchens wird vermutlich durch ein *Retrovirus* hervorgerufen.
Die Erkrankung verläuft meist unspezifisch und geht mit fortschreitender Abmagerung, Apathie und Inappetenz einher.

Diagnose
Eine generalisierte Schwellung der Lymphknoten ist als deutlicher Hinweis auf eine Leukose zu werten. Oft sind jedoch nur Hepato- und Splenomegalie nachweisbar. Diese Organe sind dann im Ultraschall knotig verändert. Leukotische Herde können gelegentlich auch in den Nieren und den Ovarien gefunden werden.
Zur Diagnosesicherung werden Lymphknotenpunktate oder Feinnadelbiopsien der Leber herangezogen. Gefärbte Blutausstriche dienen dem Nachweis leukotisch veränderter Zellen (s. Kap. 3).

Therapie
Eine Behandlung ist weder möglich noch sinnvoll. Erkrankte Tiere sollten euthanasiert werden (S. 20).

2.6 Schmerzen und/oder Umfangsvermehrung im kaudalen Abdomen

Die Leitsymptomatik kann, je nach Ursache, mit verschiedenen Anzeichen einhergehen:
- Störungen des Allgemeinbefindens (Apathie, Inappetenz)
- Schmerzzustände: zusammengekauerte Stellung oder Wegstrecken der Hinterbeine, häufige Positionswechsel, Zähneknirschen, halb geschlossene oder weit aufgerissene Augen
- blasse bis zyanotische Schleimhäute
- flache, frequente Atmung

2.6.1 Tierartliche Besonderheiten

Kaninchen neigen zur Bildung massiver intraabdominaler Fettdepots. Diese können einen großen Teil des kaudalen Abdomens ausfüllen und die übrigen Organe nach kranial verdrängen. Dieses Fett ist in der Regel gut zu palpieren und kann, auch aufgrund seiner festen Struktur, zu der Annahme führen, dass eine pathologische Umfangsvermehrung vorliegt. Durch Röntgenaufnahmen ist jedoch eine sichere Diagnose möglich. Die Fettmassen stellen sich als nicht klar begrenzte, homogene Struktur dar (Abb. 2.48).

2.6.2 Sofortmaßnahmen

Gezielte Maßnahmen sind von der Art der Grunderkrankung abhängig. Bei insuffizienter Kreislaufsituation sind folgende Sofortmaßnahmen einzuleiten:
1. Sauerstoffzufuhr
2. Infusion: Vollelektrolytlösung [82] (z. B. Jonosteril®), 40 ml/kg s.c., i.v.
3. Prednisolon [69] (z. B. Medrate solubile®), 10 mg/kg i.v., i.m.
4. Etilefrin [45] (Effortil®), 0,5–1 mg/kg i.m.
5. Temperaturkontrolle

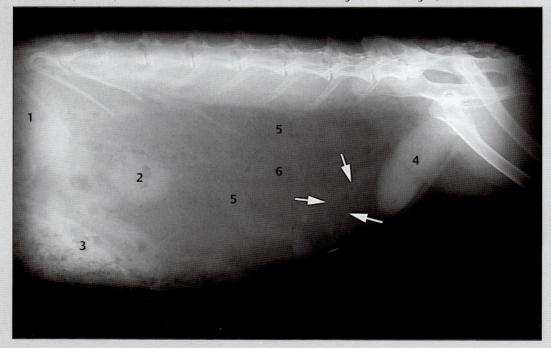

Abb. 2.48 Adipositas. Durch abdominales Fettgewebe werden die Organe nach kranial verlagert. **1** = Magen, **2** = linke Niere, **3** = Blinddarm, **4** = Blase, **5** = intraabdominales Fett, **6** = Colon descendens mit geformten Kotkugeln; Pfeile = Uterus.

2.6.3 Wichtige Ursachen

Schmerzen im Abdomen können durch Erkrankungen verschiedener Bauchhöhlenorgane verursacht werden. Dabei kann entweder das Organ selbst schmerzhaft sein oder es kommt sekundär zu Verdauungsstörungen und damit einhergehenden Bauchschmerzen. Umfangsvermehrungen im mittleren bis kaudalen Abdomen gehen meist von der Blase, dem Darm, der Gebärmutter oder den Nieren aus.

2.6.3.1 Übersicht

Tab. 2.8 Wichtige Ursachen für ein angespanntes, schmerzhaftes Abdomen und Umfangsvermehrungen im mittleren bis kaudalen Abdomen

Erkrankung	Bedeutung	siehe Seite	Siehe auch Leitsymptom
Darmtympanie	+++	S. 93	❷
Zystitis	++	S. 96	❼, ❿
Blasen-/Harnröhrenstein	++	S. 96	❼, ❿
Blasengries	++	S. 96	❿
Hämo-, Muko-, Hydrometra	++	S. 99	❾, ❿, ⓫
Uterustumor	++	S. 99	❾, ❿
Obstipation	+	S. 95	
Nephrolithiasis	+	S. 96	❿
Nephritis	+	S. 97	❿
Nierentumor	(+)	S. 98	⓫, ⓬
Pyometra	+	S. 99	❾
Abszesse	+	S. 101	
Tumor anderer innerer Organe	(+)	S. 101	

2.6.3.2 Diagnostischer Leitfaden: **Schmerzen und/oder Umfangsvermehrung**

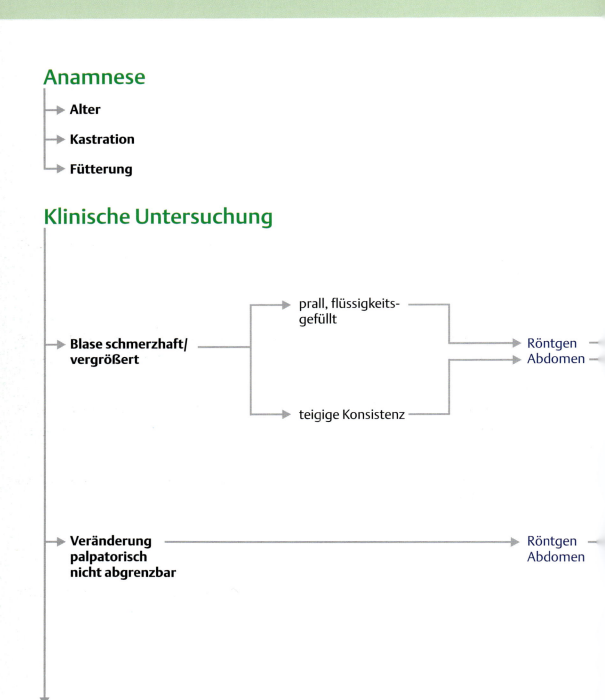

2.6 Schmerzen und/oder Umfangsvermehrung im kaudalen Abdomen

im kaudalen Abdomen

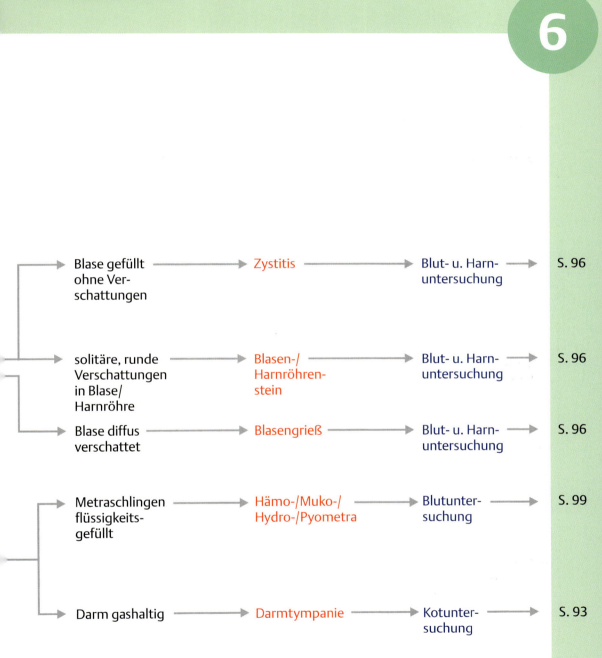

Blase gefüllt ohne Verschattungen → Zystitis → Blut- u. Harnuntersuchung	S. 96
solitäre, runde Verschattungen in Blase/Harnröhre → Blasen-/Harnröhrenstein → Blut- u. Harnuntersuchung	S. 96
Blase diffus verschattet → Blasengrieß → Blut- u. Harnuntersuchung	S. 96
Metraschlingen flüssigkeitsgefüllt → Hämo-/Muko-/Hydro-/Pyometra → Blutuntersuchung	S. 99
Darm gashaltig → Darmtympanie → Kotuntersuchung	S. 93

Fortsetzung: Schmerzen und/oder Umfangsvermehrung im kaudalen Abdomen

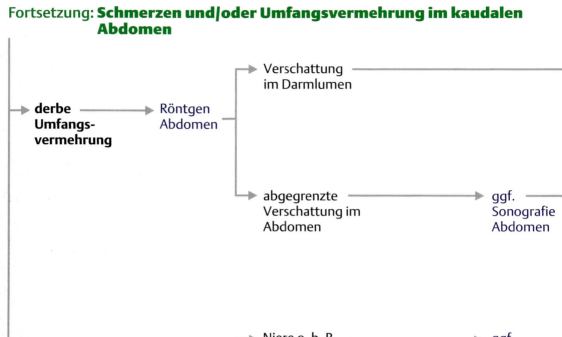

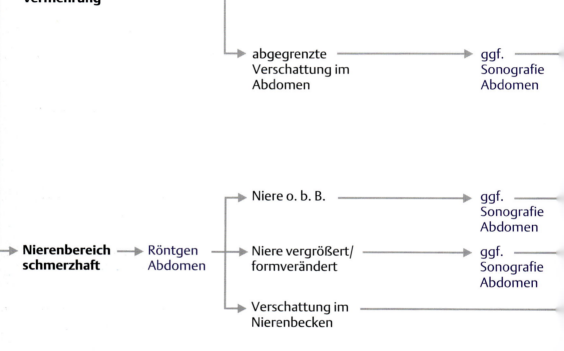

2 6 Schmerzen und/oder Umfangsvermehrung im kaudalen Abdomen

6 Fortsetzung

Obstipation →	Kotuntersuchung →	S. 95
Uterustumor →	Blutuntersuchung, Röntgen Thorax →	S. 99
Abszess →	→	S. 101
Tumor anderer innerer Organe →	Blutuntersuchung, Röntgen Thorax →	S. 101
Nephritis →	Blut- u. Urinuntersuchung →	S. 97
Nierentumor →	Blutuntersuchung →	S. 98
Nephrolithiasis →	Blut- u. Urinuntersuchung →	S. 96

Besonderes Augenmerk bei der Anamnese

Alter: Tumorerkrankungen sind eher bei älteren Kaninchen zu erwarten. Besonders die häufig diagnostizierten Uterustumoren (S. 99) sind selten bei Tieren unter 4 Jahren zu finden.

Geschlecht: Bei ein- oder beidseitigen Kryptorchiden können in Einzelfällen intraabdominale Hodentumoren (Tumoren anderer innerer Organe, S. 101) auftreten. Deutlich häufiger sind jedoch Gebärmuttertumoren (S. 99) bei älteren unkastrierten Häsinnen.

Sexualverhalten: Uterustumoren (S. 99) sowie Hämo-, Muko- und Hydrometra (S. 99) sind vorwiegend bei Häsinnen anzutreffen, die sexuell hyperaktiv sind: häufige Scheinträchtigkeit (S. 214) mit Lactatio falsa, Nestbauverhalten, Reviermarkierung.

Fütterung: Plötzliche Futterumstellung oder andere Fütterungsfehler können Ursachen für Tympanien (S. 78) sein. Ein hoher Kalziumgehalt der Nahrung kann zu Konkrementbildung in den Harnorganen führen.

Harnabsatzverhalten: Harnträufeln oder Pressen auf Urin geben Hinweise auf Blasenerkrankungen (S. 96).

Kotabsatzverhalten und Kotkonsistenz: Matschiger Kot (❷) gibt Hinweise auf Verdauungsstörungen, ebenso wie zu kleine trockene und harte Kotkugeln, die Anzeichen für eine Obstipation (S. 95) sein können. Gleiches gilt für sistierenden Kotabsatz.

Besonderes Augenmerk bei der klinischen Untersuchung

Wie ist der Ernährungszustand?

Einen Hinweis auf die Art der Erkrankung kann unter Umständen der Ernährungszustand liefern. Bei bereits länger bestehenden raumfordernden abdominalen Prozessen ist die Futteraufnahmekapazität des Tieres eingeschränkt. In solchen Fällen kann das Kaninchen – trotz eines ausladenden Bauchumfangs – abgemagert sein.

Ist die Anogenitalregion verschmutzt?

Verunreinigungen in der Anogenitalregion (Kot, Harn, Vaginalausfluss) können Informationen über Erkrankungen der Verdauungs-, Geschlechts- oder Harnorgane geben (❷, ❾, ❿).

Welche Befunde ergeben sich bei der Abdomenpalpation?

Ist das Abdomen gut durchzupalpieren, sollten Lokalisation, Form, Konsistenz und Größe einer etwaigen Umfangsvermehrung möglichst genau bestimmt werden. Es ist außerdem zu beurteilen, ob bei Druck auf bestimmte Organe oder die Umfangsvermehrung Schmerzen ausgelöst werden können.

Ist das Abdomen sehr prall und schmerzhaft, ist eine heftige Palpation zu unterlassen, um Schockzustände durch Schmerzen zu vermeiden.

Bei der Abdomenpalpation sollten zunächst gezielt die einzelnen Organe beurteilt werden. Auf diese Weise können insbesondere Umfangsvermehrungen besser zugeordnet werden.

• **Bestehen Veränderungen der Blase?**
Zunächst werden der Füllungszustand und etwaige Schmerzhaftigkeit der Blase überprüft. Bei Zystitiden (S. 96) mit ständigem Harndrang ist die Blase meist nur mäßig gefüllt oder komplett entleert. Ein pralles Organ kann Hinweise auf Abflussstörungen (S. 96) liefern. Befinden sich größere Mengen an Harngries (S. 96) in der Blase, ergibt sich bei der Palpation eine teigige Konsistenz (❿).

• **Bestehen Veränderungen der Gebärmutter?**
Der Uterus ist beim gesunden Kaninchen meist nicht zu fühlen. Kann das Organ palpiert werden, muss zumindest von einer deutlichen Wandverdickung ausgegangen werden. Bei der Palpation ist auch gezielt auf Schmerzreaktionen des Tieres zu achten. Bestehen größere Flüssigkeitsansammlungen, kann der Uterus sich als dilatiertes, pralles Gebilde darstellen. Bei erheblicher Umfangsvermehrung des Organs ist eine exakte Zuordnung oft nicht möglich, so dass eine Röntgen- oder Ultraschalluntersuchung weiteren Aufschluss geben muss (❾).

• **Bestehen Veränderungen der Nieren?**
Die rechte Niere liegt kranial der linken und befindet sich meist unter dem Rippenbogen, so dass ihre Palpation bei angespanntem Abdomen oft schwerfällt. Bei der Beurteilung der Oberflächenstruktur ist zu beachten, dass die Organe mitunter in erhebliche Fettmassen eingelagert sind, was eine sichere Beurteilung der Form erschweren kann. Weiterhin ist besonders auf Schmerzhaftigkeiten zu achten,

wie sie sowohl bei Nephrolithiasis (S. 96) als auch bei akuter Nephritis (S. 97) zu finden sein können.

● **Bestehen Veränderungen des Darms?**
Durch Palpation können Gas- oder Flüssigkeitsansammlungen diagnostiziert werden, ebenso wie harte Kotanschoppungen im Darmlumen. Auch bei angespanntem Abdomen kann durch vorsichtige Perkussion festgestellt werden, ob sich größere Gasansammlungen im Verdauungstrakt befinden. Übermäßige Gluckergeräusche sind bei Enteritiden (S. 28) und tympanischen Zuständen (S. 93) auszukultieren. Sind keine Verdauungsgeräusche wahrzunehmen, so kann das Anzeichen für eine Obstipation (S. 95) sein. Auch kann der Darm durch raumfordernde Prozesse verdrängt sein, so dass an den üblichen Auskultationspunkten keine Geräusche gehört werden können.

● **Liegen Umfangsvermehrungen vor, die nicht abgrenzbar oder keinem Organ zuzuordnen sind?**
Massiv gefüllte Uterusschlingen können mitunter nicht als solche erkannt werden. Tumoröse Entartungen oder Abszedierungen von Darmlymphknoten sind palpatorisch oft nicht ohne weiteres einem Organ zuzuordnen. In solchen Fällen müssen weitergehende Untersuchungen eingeleitet werden. Führen auch diese nicht zu einer exakten Diagnose, kann eine Probelaparotomie erforderlich werden.

▓ **Diagnosesicherung durch weiterführende Untersuchungen**

Es schließt sich eine **Röntgenuntersuchung des Abdomens** an, v.a., wenn das Abdomen einer sorgfältigen Palpation nicht zugänglich ist. Dabei sollten möglichst Aufnahmen im laterolateralen und im ventrodorsalen Strahlengang angefertigt werden. Besonders die Zuordnung von Umfangsvermehrungen wird dadurch oft erheblich vereinfacht.
Je nach Befund wird die Diagnose gegebenenfalls durch eine **sonografische Untersuchung** abgesichert.
Vor einem therapeutischen Eingreifen können weitere Untersuchungen erforderlich sein, so z.B. das **Röntgen des Thorax** bei intraabdominalen Tumoren zum Ausschluss einer Metastasenbildung (❶).

Blutuntersuchungen sind v.a. bei Erkrankungen anzuraten, die die Harnorgane betreffen. So sollten vor einer Zystotomie zur Blasensteinentfernung die Nierenwerte (S. 251) bestimmt werden. Besonders bei Gebärmuttererkrankungen, die mit Blutverlusten einhergehen (Tumor, S. 133, Hämometra, S. 131) empfiehlt sich das Anfertigen eines Blutbilds, um ggf. auf Anämien reagieren zu können.
Kotuntersuchungen (S. 256) müssen bei jeder Form der Verdauungsstörung durchgeführt werden.

2.6.3.3 Erkrankungen

▓ **Darmtympanie**

Durch verschiedenste Faktoren ausgelöste Erkrankung; häufige Ursache für Schmerzzustände des Abdomens.

▓ **Ätiologie**
Darmtympanien können die unterschiedlichsten Ursachen haben, die letztlich jedoch alle zu Veränderungen des Darmmilieus und damit zu Instabilitäten der Darmflora mit Fehlgärungsprozessen führen (❷).
Zahnerkrankungen (S. 37) bewirken, dass die Kaninchen ihr Futter nicht ausreichend kauen oder selektiv weiche, rohfaserarme Futtermittel aufnehmen.
Fütterungsfehler (S. 38), die Tympanien (S. 78) begünstigen, sind plötzliche Futterumstellungen, ungeeignetes Futter, kaltes Futter, geringe Rohfaser- sowie hohe Protein- und Energiegehalte der Ration.
Infektionen des Verdauungstrakts (S. 39) mit bakteriellen oder parasitären Erregern verdrängen die physiologische Mikroflora.
Bei Erkrankungen, die mit Inappetenz einhergehen (S. 44), kommt es zu einer verlängerten Verweildauer des Nahrungsbreis im Verdauungstrakt, so dass Fehlgärungen entstehen.
Der Einsatz ungeeigneter Antibiotika (S. 45) führt zum Absterben der physiologischen Darmflora.
Primäre Obstipationen (S. 95) können eine Aufgasung der kranial befindlichen Darmabschnitte nach sich ziehen.

▓ **Klinik**
Die Symptome hängen vom Ausmaß der Tympanie ab. Bei geringgradiger Tympanie sind die Kanin-

2.6 Schmerzen und/oder Umfangsvermehrung im kaudalen Abdomen

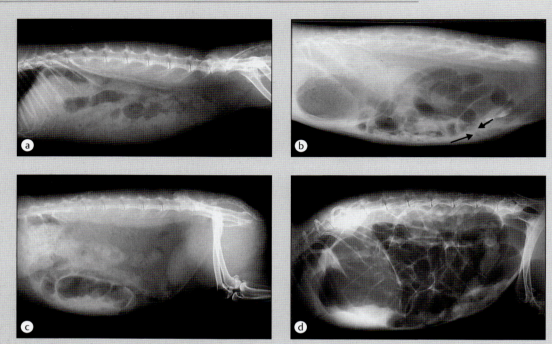

Abb. 2.49 Verschiedene Ausprägungen der Tympanie.
a Gasansammlungen in einzelnen Darmabschnitten und im Magen.
b Tympanie von Magen und Darm nach Abdominalhernie (Pfeile: Hernie).
c Beginnende Tympanie von Magen und Blinddarm.
d Tympanie aller Darmabschnitte und des Magens. Im Magen sind Reste von verflüssigtem Nahrungsbrei enthalten.

chen oft schon deutlich ruhiger und haben leichte Bauchschmerzen. Mit zunehmender Aufgasung leiden die Tiere unter kolikartigen Schmerzen und fressen nicht mehr. Massiver Druck der Darmschlingen auf das Zwerchfell kann letztlich zu Atembeschwerden (❶), Kreislaufsymptomatik und Schock (⑰) führen. Im Darm vermehren sich pathogene Mikroorganismen, die schließlich die Darmschranke durchbrechen und eine Septikämie (S. XXX) auslösen.

Diagnose

Eine Tympanie kann schon bei der klinischen Allgemeinuntersuchung diagnostiziert werden. Durch Palpation des Abdomens lässt sich Gas in den Darmschlingen nachweisen. Bei der Perkussion ergibt sich ein deutlich hohler Klang; bei Auskultation des Darms sind laute Gluckergeräusche zu hören. Röntgenaufnahmen zeigen gasgefüllte Darmschlingen (Abb. 2.49 a–d). Eine Röntgendiagnostik ist bei Tympanie stets anzuraten, um Ausmaß und Lokalisation der Gasansammlungen ausmachen zu können. Dies ist besonders bei prallem Abdomen, das nicht gut durchtastet werden kann, erforderlich.

Therapie

Die Behandlung richtet sich nach dem Schweregrad der Aufgasung und der Symptome.

- In **leichten bis mittelgradigen Fällen** erhalten die Kaninchen Antitympanika [34], Metoclopramid [35] zur Anregung der orthograden Darmperistaltik, Infusionen [82] und Probiotika [37] zur Stabilisierung der Darmflora. Leichte Bauchmassagen werden unterstützend durchgeführt. Bei Bauchschmerzen sollte ein Analgetikum verabreicht werden.

Auf Spasmolytika ist möglichst zu verzichten, da sie die Darmmotorik hemmen und eine weitere Aufgasung begünstigen.

Es muss sorgfältig abgewogen werden, ob Antibiotika eingesetzt werden. Einerseits führen sie zu einer gewissen Beeinträchtigung der Darmflora, andererseits können sie, bei frühzeitiger Applikation, eine tödliche Septikämie (S. 22) verhindern.

- In **schweren Tympaniefällen** mit Kreislaufsymptomatik müssen die Tiere sofort stabilisiert werden, noch bevor weitere diagnostische Maßnahmen durchgeführt werden. Den Kaninchen wird Sauerstoff zugeführt, sie erhalten schnell wirkende Prednisolonpräparate [69], Infusionen [82] und ein Antibiotikum. Besonders der Blinddarm ist bei Darmtympanien in der Regel stark aufgegast. Er kann mit einer dünnen Kanüle und aufgesetzter Spritze gut punktiert und das Gas abgesaugt werden. Dieser Vorgang darf jedoch nur langsam und schubweise erfolgen, da es sonst, bedingt durch den schnellen und großen Volumenverlust, zu einem Kreislaufzusammenbruch kommen kann. Im Anschluss an die Notfallbehandlung werden die Tiere wie oben beschrieben therapiert.

Neben der symptomatischen Behandlung muss eine gründliche Diagnostik durchgeführt werden, um die Ursache der Tympanie zu ermitteln und sie abstellen zu können. Sehr wichtig ist außerdem eine schnelle Regulierung der Darmtätigkeit durch adäquate Fütterung. Inappetente Tiere müssen zwangsgefüttert und bei Kaninchen, die selbstständig fressen, die Ration den Bedürfnissen angepasst werden (❷).

Therapie der Darmtympanie:
- ggf. Notfallbehandlung
  - Sauerstoffzufuhr
  - Prednisolon [69] (z. B. Solu-Decortin®), 5–10 mg/kg i.v., i.m., s.c.
  - Infusionen [82] (z. B. Sterofundin®), 20–40 mg/kg i.v., s.c.
- ggf. Blinddarmpunktion
- Antitympanikum [34] (z. B. Sab simplex®, mehrmals tägl. 0,5–1 ml/kg p.o.)
- Metoclopramid [35] (z. B. MCP-ratiopharm®), 3 x tägl. 1–5 mg/kg s.c., p.o.
- Probiotikum [37] (z. B. Bird Bene-Bac®)
- Bauchmassagen
- ggf. Analgetikum, z. B.
  - Metamizol [93] (Novalgin®), 2–3 x tägl. 10–20 mg/kg s.c., p.o.
  - Carprofen [91] (Rimadyl®), 1 x tägl. 5 mg/kg s.c.
  - Meloxicam [92] (Metacam®), 1 x tägl. 0,15 mg/kg s.c., p.o.
- evtl. Antibiotikum (immer bei schwerer Tympanie)
- ggf. Zwangsfütterung

Obstipation

Durch Fütterungsfehler und verschiedene Primärerkrankungen hervorgerufene Darmerkrankung

Ätiologie & Pathogenese

Obstipationen können durch verschiedene Faktoren ausgelöst werden:
- mangelndes Flüssigkeitsangebot
- trockenes, schlecht verdauliches Futter
- hohe Energie- und Proteingehalte des Futters
- Zahnerkrankungen (S. 231)
- Infektionen des Magen-Darm-Trakts (S. 39)
- raumfordernde Erkrankungen der Gebärmutter, die zu einer Verdrängung von Darmschlingen führen (S. 99)
- Verdrängung von Darm durch ausladende intraabdominale Fettdepots (Adipositas)

Meistens kommt es zu Anschoppungen im Dickdarmbereich. Dadurch wird die Darmpassage behindert, so dass Fehlgärungen entstehen. Die kranial der Obstipationsstelle liegenden Darmabschnitte gasen auf.

Klinik

Die Kaninchen setzen zunächst meist kleine, harte und trockene Kotballen ab; schließlich sistiert der Kotabsatz jedoch ganz. Die Tiere haben Bauchschmerzen. Durch ein „Umkippen" der physiologischen Darmflora können sich pathogene Keime vermehren, die letztlich zur Septikämie führen.

Diagnose

Durch gründliche Abdomenpalpation lassen sich angeschoppte Darmabschnitte meist gut lokalisieren. Sie haben eine teigige bis derbe Konsistenz und sind oft schmerzhaft bei auskultatorisch deutlich verminderter Darmtätigkeit. Liegen bereits Aufgasungen der kranialen Darmabschnitte vor, können aber auch laute Gluckergeräusche zu vernehmen sein. Auf Röntgenbildern lassen sich rundliche oder auch mehr flächige Verschattungen im Darmlumen diagnostizieren, die durch eine Verfestigung bzw. Eintrocknung des Darminhalts entstehen (Abb. 2.50 a+b). Neben der Diagnose der Obstipation muss v.a. auch die Ursache gefunden werden. Dies beinhaltet eine detaillierte Fütterungsanamnese, eine gründliche Untersuchung des Zahnapparats sowie in jedem Fall auch eine Kotuntersuchung.

Therapie

Die Tiere erhalten Infusionen [82], um eine Aufweichung des Darminhalts zu erzielen sowie Metoclopramid [35] zur Anregung der Darmperistaltik. Die Darmflora wird mit Hilfe von Probiotika [37] stabilisiert. Antibiotika verhindern die ungehemmte Vermehrung pathogener Mikroorganismen. Bei gleichzeitiger Aufgasung oder auch zu deren Prophylaxe werden mehrmals täglich Antitympanika [34] verabreicht. Haben die Kaninchen Bauchschmerzen, werden Analgetika appliziert. Ebenso wie bei Tympanien sollten keine Spasmolytika verwendet werden.

Gleitgel oder Paraffinum subliquidum [36] kann oral gegeben werden, um den Darminhalt gleitfähiger zu machen. Die Substanzen können gut mit Brei vermischt werden. Eine regelmäßige Zwangsfütterung (S. 241) ist erforderlich, um die Verdauungsvorgänge aufrechtzuerhalten.

Therapie der Obstipation:
- Infusionen [82] (z. B. Sterofundin®) 1–2 x tägl. 40 ml/kg s.c.
- Metoclopramid [35] (z. B. MCP-ratiopharm®), 2–3 x tägl. 1–5 mg/kg s.c., p.o.
- Probiotika [37] (z. B. Bird Bene-Bac®)
- Gleitgel/Paraffinum subliquidum [36], 2–5 ml/kg p.o.
- Antibiotikum
- ggf. Analgetikum
- ggf. Antitympanikum [34] (z. B. Sab Simplex®)

Zystitis

Meist durch aufsteigende Infektionen hervorgerufene Entzündung der Harnblase; häufig auftretend.

Eine Zystitis wird oft durch aufsteigende Infektionen, aber teilweise auch durch Konkremente verursacht und betrifft häufiger weibliche Kaninchen.
Differentialdiagnostisch muss stets ein Vorliegen von Urolithen ausgeschlossen werden.
Die Kaninchen zeigen Strangurie oder Pollakisurie und aufgrund der Schmerzhaftigkeit ein angespanntes Abdomen. Die Blase ist meist palpatorisch klein und die Anogenitalregion ist urinverschmiert, da permanent tröpfeld Urin abgesetzt wird. Das Allgemeinbefinden der Tiere kann erheblich gestört sein. Besonders in den Sommermonaten sollte daher sorgfältig auf eine Myiasis ([7]) untersucht werden.
Zur Diagnostik und Therapie der Zystitis siehe S. 145, [10].

Urolithiasis, Nephrolithiasis

Durch spezielle Kalziumstoffwechselvorgänge des Kaninchens ausgelöste Erkrankungen.

Ätiologie & Pathogenese

Erkrankungen durch Konkremente in den Harnorganen kommen bei Kaninchen, aufgrund der Besonderheiten des Kalziumstoffwechsels ([10]), häufig vor.
Am häufigsten sind Blasen- und Harnröhrensteine sowie Blasengries zu diagnostizieren. Durch Reizungen der Schleimhaut entstehen Entzündungen, die meist auch sekundär bakteriell besiedelt werden. Harnsteine in den Nieren sind seltener zu diagnostizieren (s. Urolithiasis, Nephrolithiasis, S. 148).

Abb. 2.50 Obstipation.
a Anschoppung im Blinddarm.
b Anschoppung im Blinddarm, die kranial gelegenen Darmabschnitte beginnen aufzugasen.

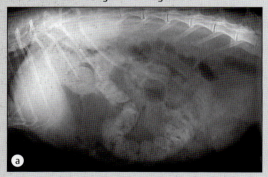

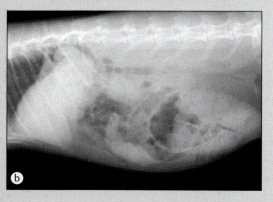

Klinik

Liegen Konkremente frei in der Blase, kann die Erkrankung zunächst symptomlos verlaufen oder es sind Zystitissymptome zu beobachten. Gelangen Steine in den Bereich des Blasenhalses oder in die Urethra, so ist mit Harnabsatzstörungen zu rechnen (❼); die Blase ist palpatorisch prall, das Abdomen schmerzhaft. Es besteht die Gefahr eines Harnrückstaus bis in die Nieren, so dass schnelles Handeln erforderlich wird (S. 111). Liegt Blasengries vor, ist die Anogenitalregion oftmals mit schlammigem Harn verschmiert; die Blase weist bei der Palpation eine teigige Konsistenz auf. Griesansammlungen in der Blase sind gelegentlich jedoch auch als Zufallsbefund auf Röntgenaufnahmen zu beobachten, ohne dass die Tiere Symptome zeigen.
Bei Nephrolithiasis entstehen kolikartige Bauchschmerzen v.a. dann, wenn Konkremente aus dem Nierenbecken in den Harnleiter übergehen.

Diagnose

Eine sichere Diagnose der Konkremente ist immer durch Röntgen möglich, da sie stets kalziumhaltig sind. Blasen- und Harnröhrensteine stellen sich als röntgendichte, in der Regel rundliche Strukturen dar (Abb. 2.51). Beim Vorliegen von Harngries ist die gesamte Blase verschattet und häufig dilatiert (Abb. 2.52). Eine Nephrolithiasis wird durch Ansammlungen von Gries und kleinen Steinen, die sich im Nierenbecken zu unterschiedlich geformten Strukturen zusammenlagern können, deutlich (Abb. 2.53). Diese Konkremente dürfen keinesfalls für röntgendichte Fremdkörper im Darm gehalten werden, die beim Kaninchen, nach eigenen Erfahrungen, nicht vorkommen.

Therapie

Die Therapie richtet sich nach Art und Lokalisation der Konkremente (❿); eine Fütterungsumstellung sollte vorgenommen werden. Tiere mit beidseitiger Nephrolithiasis sind zu euthanasieren, wenn die Nierenwerte bereits erhöht sind. Tiere mit einseitiger Konkrementablagerung können, sofern die Funktion der anderen Niere erhalten ist, lange Zeit mit diesem Zustand gut leben. Mit gelegentlichen Koliken ist zu rechnen, die dann mit Analgetika behandelt werden müssen.

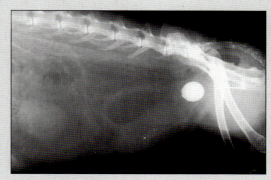

Abb. 2.51 Blasenstein.

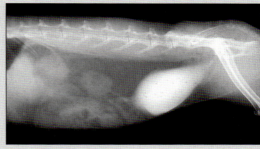

Abb. 2.52 Blasengries.

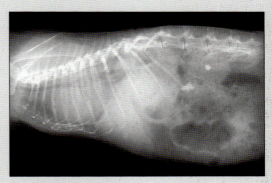

Abb. 2.53 Nephrolithiasis.

Nephritis

Durch bakterielle Infektionen hervorgerufene Entzündung der Nieren; meist mit akuter Symptomatik.

Ätiologie

Entzündungen, die zu einer Schmerzhaftigkeit des Organs und zu einem angespannten Abdomen führen, sind meist bakterieller Natur und verlaufen akut. Sie münden nicht selten in eine akute Niereninsuffizienz (S. 146, ❿) mit massiv erhöhten Nierenwerten und hochgradig gestörtem Allgemeinbefinden des Kaninchens.

2.6 Schmerzen und/oder Umfangsvermehrung im kaudalen Abdomen

Encephalitozoon cuniculi (Encephalitozoonose, S. 172, ⑫) kann eine chronische interstitielle Nephritis auslösen, die letztlich in einer chronischen Niereninsuffizienz (S. 147) mündet.

Klinik
Die klinische Symptomatik ist meist unspezifisch. Die Tiere sind apathisch und fressen nicht. Anzeichen von Bauchschmerzen (zusammengekauertes Sitzen, lang ausgestrecktes Liegen, häufige Positionswechsel) können vorhanden sein.

Diagnose
Tiere mit einer akuten Nephritis werden in den meisten Fällen erst vorgestellt, wenn bereits eine Niereninsuffizienz besteht. Bei Blutuntersuchungen werden eine Erhöhung der Nierenwerte und eine Leukozytose diagnostiziert. Der Urin kann ähnlich wie bei einer Zystitis (S. 145) verändert sein. Es müssen in jedem Fall Urinproben entnommen und chemisch, mikroskopisch sowie mikrobiologisch untersucht werden. Das Abdomen ist zu röntgen, um Konkrementablagerungen im Nierenbecken auszuschließen. Noch besser ist eine sonografische Untersuchung, um die Struktur des Nierengewebes beurteilen zu können.

Therapie
Die Behandlung erfolgt mit Antibiotika (nach Antibiogramm), Infusionen und Analgetika. Die Tiere müssen außerdem ggf. zwangsgefüttert werden. Die Prognose ist, selbst bei stark gestörtem Allgemeinbefinden und deutlich erhöhten Nierenwerten, relativ gut, sofern sofort mit einer Intensivbehandlung begonnen wird. Bis zum Ergebnis eines Antibiogramms sollten Antibiotika mit möglichst breitem Wirkungsspektrum eingesetzt werden. Zur Therapie der akuten Niereninsuffizienz siehe S. 146, ⑩.

Nierentumor
Neoplasien der Nieren, die meist durch leukotische Erkrankungen hervorgerufen werden.

Ätiologie & Pathogenese
Nierentumoren kommen selten vor. Sie gehen meist mit einer massiven Größenzunahme des Organs einher. Derartige Veränderungen sind gelegentlich im Rahmen der Leukose zu beobachten und betreffen dann beide Nieren. Durch destruierende Prozesse verliert die Niere ihre Funktion.

Klinik
Die Tiere weisen in der Regel Symptome einer chronischen Niereninsuffizienz (S. 147) auf. Sie fressen schlecht, magern ab und haben ein struppiges, glanzloses Fell.

Diagnose
Das klinische Bild kann bereits Anhaltspunkte auf eine chronische Nierenerkrankung liefern. Die vergrößerten Nieren können meist gut palpiert werden; Schmerzhaftigkeit besteht nur selten. Die Nierenwerte sind, je nach Ausmaß der Veränderungen, in unterschiedlichem Maße erhöht. Röntgenologisch lassen sich die vergrößerten Organe darstellen (Abb. 2.54). Eine genaue Beurteilung

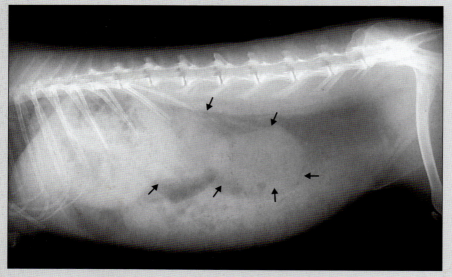

Abb. 2.54 Tumoröse Entartung beider Nieren bei einem Kaninchen mit Leukose.

der Nierenstruktur kann durch eine sonografische Untersuchung erfolgen.

Therapie
Eine Behandlung ist meist nicht sinnvoll, die Kaninchen sollten euthanasiert werden (S. 20).

Erkrankungen der Gebärmutter
Meist hormonell, seltener infektiös bedingte Erkrankungen; bei Kaninchen häufig vorkommend.

Ätiologie & Pathogenese
Erkrankungen der Gebärmutter kommen bei unkastrierten Häsinnen häufig vor. Während endometriale Hyperplasien (Abb. 2.55 a) bereits bei jungen Tieren (8–12 Monate) auftreten, werden Tumorerkrankungen (Abb. 2.55 c) sowie Hämo-, Muko- oder Hydrometra (Abb. 2.55 b) mit starker Größenzunahme des Organs in der Regel erst bei Kaninchen ab einem Alter von etwa 4 Jahren beobachtet (**9**).

Häsinnen sollten, besonders wenn sie gesteigertes Sexualverhalten zeigen, regelmäßig auf Uterusveränderungen untersucht und ggf. ovariohysterektomiert werden.

Gebärmutterveränderungen entstehen meist durch übermäßigen Hormoneinfluss (Östrogene, Progesteron), der zunächst zu einer Endometriumhyperplasie (S. 131) führt, aus der sich sowohl tumoröse Veränderungen als auch Flüssigkeitsansammlungen in dem Hohlorgan entwickeln können. Vereiterungen der Gebärmutter sind bei Kaninchen selten und werden besonders im Anschluss an Geburten beobachtet sowie durch Keimstreuung bei Allgemeininfektionen (z. B. Schnupfenerkrankungen, S. 17). Zu deutlichen abdominalen Umfangsvermehrungen kommt es vor allem im Rahmen einer Hydro- oder Mukometra, da hier die Zervix meist geschlossen bleibt (S. 133).

Klinik
Erkrankungen der Metra führen in der Regel zunächst nicht zu Beschwerden. Eine Ausnahme bildet hierbei die Pyometra (S. 134), die unerkannt rasch zum Tod des Kaninchens führen kann. Bei den übrigen Erkrankungen wird oft erst bei deutlicher Größenzunahme des Uterus die Funktion anderer Organe durch Verdrängung gestört. Neben Verdauungsstörungen und kolikartigen Bauchschmerzen fällt oft fortschreitende Abmagerung

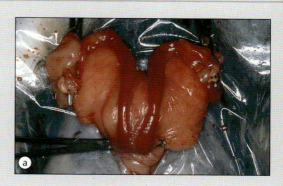

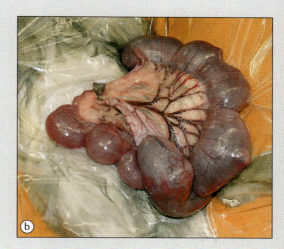

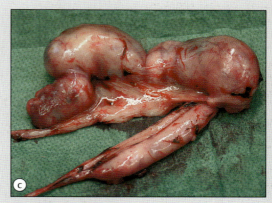

Abb. 2.55
a Endometriale Hyperplasie: Die Wand des Uterus ist verdickt und deutlich hyperämisiert.
b Hydrometra.
c Einseitiger Uterustumor, die andere Seite ist hyperplastisch verändert.

2.6 Schmerzen und/oder Umfangsvermehrung im kaudalen Abdomen

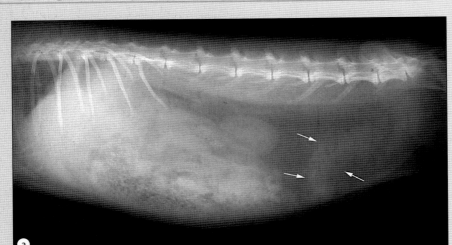

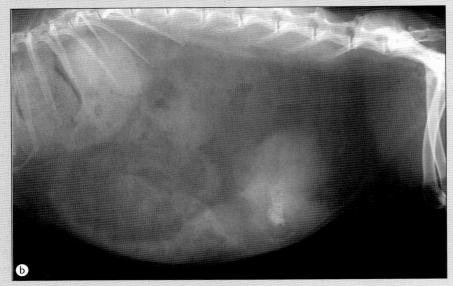

Abb. 2.56
a Endometriale Hyperplasie.
b Uterustumor mit Verkalkungsherden.

Abb. 2.57 Intraabdominaler Hodentumor (Pfeile).

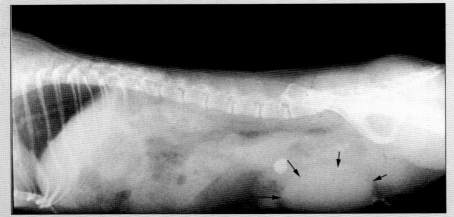

(S. 133) auf, wobei der Bauchumfang des Kaninchens jedoch stetig zunimmt. Das tatsächliche Gewicht kann das Ursprungsgewicht, v.a. bei Tumorerkrankungen, sogar übersteigen. Die Abmagerung resultiert aus einer drastisch reduzierten Futteraufnahmekapazität. Der Urin ist nicht selten durch Beimengungen von Blut oder schleimigem Metrainhalt makroskopisch verändert, so dass die Tiere wegen „blutigem Urin" vorgestellt werden (❿).

Diagnose
Die Diagnose einer Gebärmuttererkrankung erfolgt anhand der Anamnese (Geschlecht, Alter, sexuelles Verhalten) und einer gründlichen klinischen Untersuchung, unterstützt durch Röntgenaufnahmen (Abb. 2.56a+b) und möglichst eine Ultraschalluntersuchung.

Therapie & Prognose
Einzig sinnvolle Therapiemaßnahme ist eine Ovariohysterektomie (S. 125). Bei Kaninchen mit Verdacht auf Uterustumoren sollte zuvor der Thorax geröntgt werden, um eine bereits bestehende Metastasierung in die Lunge ausschließen zu können. Tiere mit Pyometra müssen nach einer Operation in jedem Fall ausreichend lange antibiotisch versorgt werden; die bakteriologische Untersuchung des Metrainhaltes ist zu empfehlen. Vor jeder Operation, bei der eine prall mit Flüssigkeit gefüllte Gebärmutter entfernt werden soll, müssen die Patienten ausreichend mit Infusionen versorgt werden, da der Eingriff einen extremen Volumenverlust bedeutet. Auch während und einige Tage nach dem chirurgischen Eingriff sind weitere Flüssigkeitssubstitutionen sinnvoll.

Neoplasien anderer innerer Organe
Vereinzelt wurden tumoröse Entartungen der Milz, der Ovarien, der Darmlymphknoten oder des Darms beobachtet. Bei Kryptorchiden kommen inraabdominale Hodentumoren vor (Abb. 2.57). Solche Erkrankungen sind bei Kaninchen jedoch nur selten anzutreffen. Sie werden v.a. anhand von röntgenologischen und sonografischen Untersuchungen diagnostiziert. In Zweifelsfällen kann eine Probelaparotomie erforderlich werden.

Intraabdominale Abszesse
Oft von Darmlymphknoten ausgehende Prozesse mit meist infauster Prognose.

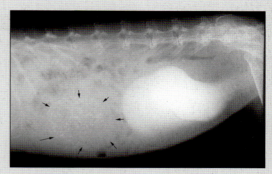

Abb. 2.58 Intraabdominaler Abszess mit Verkalkungsherden (Pfeile). Die Blase ist mit Grieß angefüllt.

Ätiologie
Die Ursache dieser Abszesse lässt sich oft nicht ermitteln, häufig sind jedoch Tiere mit latenten oder chronischen Kaninchenschnupfenerkrankungen (S. 17) betroffen. Daher kann eine Keimstreuung und Absiedelung in Lymphknoten vermutet werden.

Klinik
Gelegentlich werden Abszesse als Zufallsbefund bei einer klinischen Allgemeinuntersuchung gefunden. Größere Prozesse können durch Verdrängung anderer Organe zu Bauchschmerzen mit Inappetenz führen. Rupturiert die Abszesskapsel, hat dies ein akutes Abdomen mit raschem Tod zu Folge.

Diagnose
Bei der Palpation werden derbe bis prall-elastische Umfangsvermehrungen im Abdomen gefunden. Eine Diagnosestellung erfolgt durch Röntgen- (Abb. 2.58) und Ultraschalluntersuchung und muss im Zweifelsfall durch eine Probelaparotomie abgesichert werden.

Therapie
Eine chirurgische Entfernung der Abszesse ist oftmals nicht möglich, da sie weitreichende Verklebungen mit inneren Organen, v.a. dem Darm, aufweisen können. Neben größeren, soliden Abszessen sind zudem meist kleinere Abszesse in der Bauchhöhle zu finden. Eine alleinige antibiotische Behandlung ist nicht sinnvoll, da keine ausreichenden Antibiotikakonzentrationen innerhalb der Abszesskapsel aufgebaut werden. In den meisten Fällen bleibt daher nur die Euthanasie des Tieres (S. 20).

2.7 Umfangsvermehrung im Anogenitalbereich

Mögliche Symptome, die mit anogenitalen Schwellungen gekoppelt sein können, sind:
- Apathie
- Inappetenz
- Harnabsatzstörungen
- Durchfall

2.7.1 Tierartliche Besonderheiten

Anus und Vulva bzw. Präputium liegen bei Kaninchen sehr eng beieinander. Seitlich, zwischen den Öffnungen, befinden sich die Inguinaltaschen (Abb. 2.59). In ihnen liegen die Inguinaldrüsen, die ein zähes, weißliches und sehr intensiv riechendes Sekret absondern. Dieses erhält nach Eintrocknung eine bräunliche Farbe.

Das Sekret der Inguinaldrüsen darf, besonders bei Entzündungen, nicht mit Eiter verwechselt werden.

Entzündungen und Schwellungen im Bereich der Anogenitalregion bleiben nur selten auf einzelne Abschnitte begrenzt. Ödematisierungen können mitunter so stark ausgeprägt sein, dass eine Abgrenzung der Strukturen schwierig ist.

Häsinnen haben keinen vollständigen Sexualzyklus; die Ovulation wird durch den Deckakt ausgelöst. Während der „Brunst", die etwa 4–6 Tage dauert, ist die Vulva der Häsin deutlich ödematisiert und kräftig rot, z.T. auch etwas bläulich, verfärbt (Abb. 2.60).

2.7.2 Sofortmaßnahmen

Sofortmaßnahmen sind dann einzuleiten, wenn das Kaninchen mit deutlich gestörtem Allgemeinbefinden vorgestellt wird und/oder Harnabsatzstörungen bestehen.
1. Bei Harnabsatzstörungen durch Obstruktion der ableitenden Harnwege muss ggf. eine Zystozentese erfolgen, um eine Blasenruptur oder einen Harnrückstau in die Nieren zu verhindern.
2. Kreislaufstabilisierung
   - Prednisolon [69] (z. B. Solu-Decortin®), 5–10 mg/kg i.v., i.m.
   - Etilefrin [45] (Effortil®), 0,5–1 mg/kg i.m., p.o.
3. Eine antibiotische Abschirmung ist bei hochgradiger Apathie immer erforderlich, da stets von der Gefahr einer Septikämie ausgegangen werden muss.
4. Temperaturkontrolle
5. Wärmezufuhr

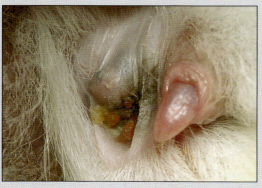

Abb. 2.59 Inguinaltaschen mit eingetrocknetem Sekret der Inguinaldrüsen.

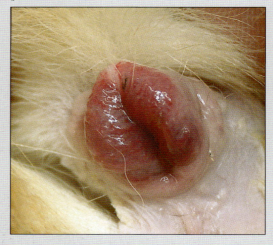

Abb. 2.60 Geschwollene, ödematisierte Vulva in der „Brunst".

2.7.3 Wichtige Ursachen

Schwellungen im Anogenitalbereich werden häufig durch Infektionserkrankungen wie die Spirochätose oder die Myxomatose hervorgerufen. Sie können aber auch sekundär bei Durchfällen oder Harnwegserkrankungen entstehen. Rötungen und Schwellungen, die isoliert am Anus auftreten, können durch Papillomaviren verursacht werden. Bei Rammlern führt eine sexuelle Überbeanspruchung gelegentlich zu einem Penisprolaps mit Präputialödem.

2.7.3.1 Übersicht

Tab. 2.9 Wichtige Ursachen für Schwellungen im Anogenitalbereich

Erkrankung	Bedeutung	siehe Seite	siehe auch Leitsymptom
Zystitis/Urolithiasis	+++	S. 145/148	❻, ❿
Enteritis/Diarrhoe	+++	S. 28 ff	❷
Spirochätose	++	S. 111	⓮
Myxomatose	++	S. 110	❶, ❹
Harnröhrensteine	++	S. 111	❻, ❿
Entzündung der Inguinaldrüsen	++	S. 110	
Brunst	+	S. 102	
Präputialödem/Penisprolaps	+	S. 113	
rektale Papillomatose	+	S. 113	
Orchitis, Epididymitis	+	S. 114	
Hodentumor	+	S. 114	
Myasis	++	S. 109	

Viele der genannten Erkrankungen lassen sich relativ einfach adspektorisch diagnostizieren. Um bestimmte Krankheiten jedoch sicher von anderen abgrenzen zu können, sind bestimmte Aspekte bei der Anamneseerhebung und der klinischen Untersuchung besonders zu hinterfragen bzw. zu beachten. Um dann die Ursache für bestimmte Krankheitsbilder (z.B. Enteritis, Zystitis) ermitteln zu können, werden auch weiterführende Untersuchungen erforderlich.

2.7.3.2 Diagnostischer Leitfaden: **Umfangsvermehrung im Anogenitalbereich**

Anamnese

- **Haltung**
  - einzeln → hypersexuelles Verhalten
  - Gruppe → Randordnungskämpfe?
- **Impfstatus**
- **Fütterung**
- **Deckaktivitäten** → Verletzungen?

Klinische Untersuchung

- **ständiges Belecken des Anus, Pressen auf Kot** → blumenkohlartige Wucherungen der analen Schleimhaut
- **Schwellung des Präputiums**
  - evtl. Hämatom
  - hgr. Ödem, evtl. Blutungen/Zyanose → Harnträufeln
- **Schwellung der Vulva**
  - hgr. Ödem, evtl. Blutungen/Zyanose → Harnträufeln
  - Schleimhaut kräftig rot bis bläulich

7 Umfangsvermehrung im Anogenitalbereich

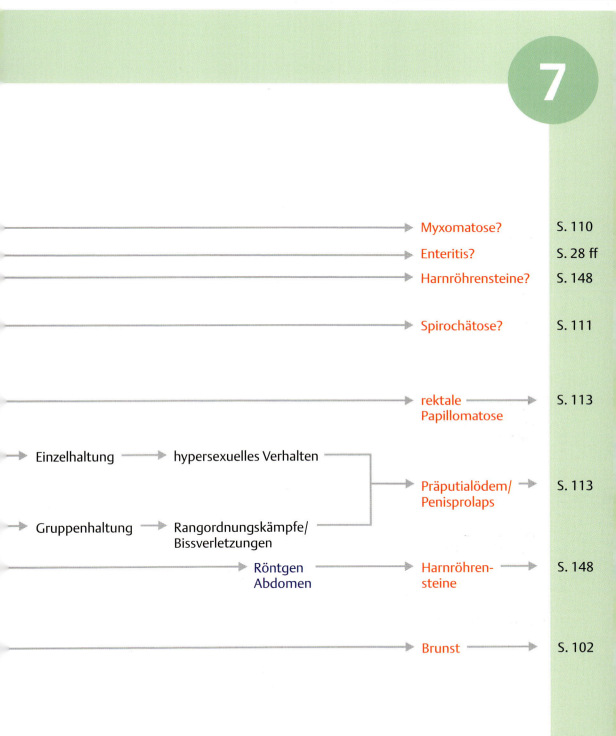

Fortsetzung: Umfangsvermehrung im Anogenitalbereich

- **Schwellung von Anus und Vulva/Präputium**
  - Fell feucht/verklebt, Haut gerötet, evtl. Alopezie
    - kot-verschmiert
    - urin-verschmiert
  - v.a. Bereich seitlich von Vulva/Präputium betroffen
    - Verklebung mit zähem, weißem, stinkendem Sekret
  - Alopezie, Rötung, Ulzeration oder Krusten
    - gleiche Veränderungen im Kopfbereich
  - hgr. Ödem, evtl. Eiter

- **Schwellung der Hoden**
  - gerötet, warm, schmerzhaft
  - einseitig, derb, nicht schmerzhaft

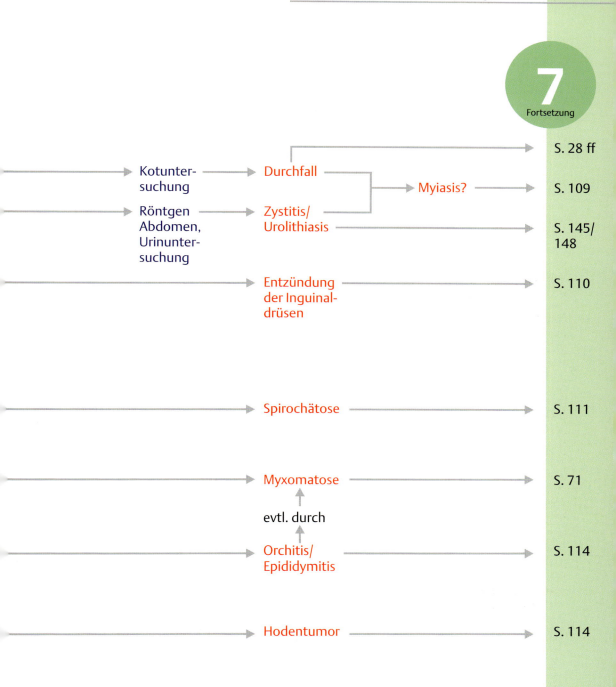

Besonderes Augenmerk bei der Anamnese

Impfstatus: wenn Symptome einer Myxomatose (S. 110) noch nicht deutlich ausgebildet sind, kann der Hinweis auf fehlenden oder ungenügenden Impfschutz eine Verdachtsdiagnose unterstützen.

Haltungsbedingungen: Es ist zu erfragen, ob prädisponierende Faktoren für eine Myxomatose-Infektion (Außenhaltung, Kontakt zu Wildkaninchen) vorliegen. Bestehen Verletzungen im Anogenitalbereich, ist von Interesse, ob Partnertiere vorhanden sind, mit denen Revierstreitigkeiten ausgetragen werden. Zudem ist wichtig, ob Kontakt zu Kaninchen vorhanden ist, die eine Spirochätose (S. 111) übertragen haben könnten. Es ist zu bedenken, dass dieser Kontakt auch schon mehrere Monate zurückliegen kann.

Fütterungsbedingungen: Besonders bei Durchfall sollte das Fütterungsregime detailliert hinterfragt werden. Dabei ist bei akuten Durchfällen besonders nach plötzlichen Futterumstellungen zu fragen. Bei chronischen Verdauungsstörungen ist besonderes Augenmerk auf die Rationszusammensetzung zu legen. Besonders kohlenhydratreiche Ernährung (Getreide, Getreideprodukte) führt leicht zu Instabilitäten der Darmflora. Auch in Zusammenhang mit Urolithiasis (S. 148) ist die Fütterung von Interesse. Kalziumreiche Futtermittel (z. B. Grünrollis, Luzerneheu, Kohlrabiblätter, Kräuter, Nagersteine) fördern die Entstehung von Konkrementen. Bezüglich eines Myxomatoseverdachts (S. 110) ist außerdem von Interesse, ob das Tier Frischfutter von Wiesen erhält, zu denen auch Wildkaninchen Zugang haben.

Fressverhalten: Reduzierte Futteraufnahme/Inappetenz bei Störungen des Allgemeinbefindens machen eine Infusionstherapie und Zwangsernährung (S. 241) erforderlich. Verändertes Futteraufnahmeverhalten kann zudem Hinweis auf eine Zahn- oder Kiefererkrankung (S. 231) sein (bei Enteritisproblematik).

Sexualverhalten: Bei hypersexuellen Rammlern entstehen durch ständiges „Berammeln" von Ersatzpartnern leicht Ödeme und Hämatome von Penis und Präputium. Ein Vorbericht auf Deckaktivitäten mit anderen Kaninchen kann Hinweise auf eine Infektionsmöglichkeit mit *Treponema cuniculi* (Kaninchensyphilis, S. 111) liefern.

Besonderes Augenmerk bei der klinischen Untersuchung

Schwellungen im Anogenitalbereich können verschiedene Strukturen betreffen und die verschiedensten Ursachen haben. Daher richtet sich die weitere diagnostische Vorgehensweise nach dem Adspektions- und Palpationsbefund.

Bestehen Veränderungen der Hoden?

Bei Hodenschwellungen kann durch Palpation eine Orchitis (S. 114) gut von einem Tumor (S. 114) abgegrenzt werden. Einseitige Orchitis wird in der Regel durch Verletzungen hervorgerufen, so dass entsprechende Läsionen vorzufinden sind. Bei Allgemeininfektionen sind dagegen beide Hoden betroffen. In beiden Fällen ist der Hoden vergrößert, meist schmerzhaft, gerötet und vermehrt warm. Es besteht eine Verklebung mit den Hodenhüllen. Hodentumoren (S. 114) sind in der Regel nur einseitig ausgebildet, der zweite Hoden ist oft deutlich atrophiert. Es bestehen keinerlei Entzündungsanzeichen; Hoden und Nebenhoden sind in ihren Hüllen verschieblich.

Bestehen Schwellungen von Penis und Präputium?

Bei Schwellungen von Penis und Präputium ist in jedem Fall zu überprüfen, ob Ödembildungen auch im Kopfbereich zu finden sind, was als Hinweis auf eine Myxomatose-Infektion (S. 71) zu werten wäre. Bestehen die Veränderungen aufgrund von hypersexuellem Verhalten, sind sie auf den Genitalbereich beschränkt, und es liegen in der Regel auch Blutungen bzw. flächige Hämatome vor. Bläschen- oder Krustenbildungen kommen bei der Spirochätose (S. 111) vor. Auch hier ist zu überprüfen, ob sich ähnliche Veränderungen an anderen Haut-Schleimhautübergängen finden lassen. Zudem wird der erreichbare Anteil der Harnröhre palpiert, um Konkremente ertasten zu können.

Bestehen Schwellungen der Vulva?

Auch bei ödematösen Veränderungen der Vulva muss eine Myxomatose (S. 110)-Erkrankung durch Adspektion der Haut-Schleimhaut-Übergänge des Kopfes ausgeschlossen oder bestätigt werden. Gleiches gilt, wenn neben Ödemen auch Bläschen oder Krusten zu finden sind, die Symptom einer Spirochätose (S. 111) sein können. Weiterhin ist der einer Palpation zugängliche Anteil der Harnröhre zu durchtasten, um dort befindliche Konkremente (S. 148) diagnostizieren zu können.

Bestehen Schwellungen des Anus?

Schwellungen im Analbereich werden häufig durch Durchfallerkrankungen (❷) verursacht, so dass der gesamte Verdauungstrakt untersucht werden muss. Durch Abdomenpalpation und -auskultation werden Aufgasungen mit vermehrten Verdauungsgeräuschen, flüssiger oder angeschoppter Darminhalt sowie Verdickungen der Darmwände erfasst. Die Rektumschleimhaut sollte zudem vorsichtig ausgestülpt werden, um etwaige Papillombildungen (S. 113) erkennen zu können. Zur Untersuchung des Verdauungstrakts gehört eine gründliche Untersuchung der Maulhöhle und der Zähne, da dort lokalisierte Veränderungen für das Geschehen verantwortlich sein können.

Bestehen Ödematisierungen der Haut?

Solche Veränderungen werden besonders durch Reizungen mit Harn (Zystitis, S. 145) oder Kot (Durchfall, S. 28 ff) verursacht, so dass durch Abdomenpalpation der Zustand der Harn- und Verdauungsorgane zu überprüfen ist. Ist das Fell kot- oder urinverschmiert, sollte besonders in der warmen Jahreszeit sorgfältig nach Fliegenmaden gesucht werden.

Diagnosesicherung durch weiterführende Untersuchungen

Röntgenaufnahmen oder **Ultraschalluntersuchungen des Abdomens** sind ggf. erforderlich, um die Verdachtsdiagnose einer Urolithiasis (S. 148) zu bestätigen. **Urinuntersuchungen** (s. Kap. 3) sind bei jeder Form der Harnwegsinfektion (S. 145) durchzuführen. **Kotuntersuchungen** (s. Kap. 3) erfolgen, um die Ursache einer Enteritis (S. 28 ff) zu ermitteln. Werden Verdauungsstörungen durch eine Zahnerkrankung (S. 37) ausgelöst, kann es nötig sein, **Röntgenaufnahmen des Schädels** anzufertigen.

2.7.3.3 Erkrankungen

Myiasis

Fliegenmadenbefall; nur in der warmen Jahreszeit vorkommend.

Ätiologie & Pathogenese

Verschiedene Arten von Fleisch- und Schmeißfliegen (*Sarcophaga, Lucilia, Calliphora, Chrysomya*) legen in den Sommermonaten ihre Eier bevorzugt in harn- oder kotverschmiertem Fell ab (Zystitis, S. 145, Durchfall, ❷). Auch Bissverletzungen dienen als Ablageplätze. Bei stark geschwächten Tieren, die sich gegen den Anflug der Fliegen nicht mehr wehren, werden alle Köperöffnungen (Augen, Maul, Nase, Ohren, Anogenitalregion), ebenso wie unversehrte Hautregionen, für die Ablage der Eier genutzt.
Die Eier werden zumeist in Paketen im Fell befestigt. Die daraus schlüpfenden Larven (Maden) ernähren sich, je nach Fliegenart, von Gewebe oder Ausscheidungen des Wirtstieres.

Klinik

Es entstehen flächige Entzündungen der Haut, so dass diese aufplatzen kann. Im verklebten Fell finden sich massenhafte Ansammlungen der Fliegenmaden. Im Bereich der Anogenitalregion siedeln sie sich bevorzugt in den Inguinaldrüsen an. Neben oberflächlichen Hautläsionen sind bei fortgeschrittenem Geschehen Bohrgänge der Larven in tiefere Gewebe zu beobachten. Das Allgemeinbefinden der Kaninchen ist in der Regel hochgradig gestört; nur unter diesen Voraussetzungen kann die Eiablage der Fliegen erfolgen.

Diagnose

Die Diagnose einer Myiasis ergibt sich aus dem klinischen Bild.

Es ist unbedingt erforderlich, durch eingehende klinische Untersuchung und ggf. weitergehende diagnostische Maßnahmen die Primärerkrankung herauszufinden!

Therapie & Prognose

Das weitere Vorgehen hängt vom Umfang der Veränderungen ab. Oberflächliche Läsionen, auch wenn sie großflächig sind, heilen unter adäquater Behandlung meist gut und schnell ab. Sind die Maden dagegen schon bis tief in die Muskulatur eingedrungen, sollte eine Euthanasie des Tieres

erwogen werden, besonders wenn schon schwere Störungen des Allgemeinbefindens vorliegen.
Das Fell um die Hautläsionen muss großflächig entfernt werden. Die Maden werden abgesammelt, die Wunden mit einem milden Antiseptikum (z. B. Rivanol® 86) gereinigt. Zur Abdeckung eignet sich Lebertran-Zink-Salbe.
Weiterhin muss die Ausgangserkrankung (z. B. Zystitis, S. 145, Durchfall ❷, Bissverletzung) behandelt werden. Stabilisierende Maßnahmen (Infusionen, Zwangsfütterung) sind in der Regel erforderlich.

Entzündung der Inguinaldrüsen

Mit starker Drüsensekretion, ausgeprägten Schwellungen und Verklebungen des Fells einhergehende Entzündung.

Ätiologie & Pathogenese

Die Ursache für Entzündungen der Inguinaltaschen und der in ihnen befindlichen Drüsen ist nicht immer zweifelsfrei zu ermitteln. Oft kommt es jedoch bei Kaninchen mit Durchfall (S. 28 ff) oder Harnwegsinfektionen (S. 145) zu Fellverklebungen in diesem Bereich. Die empfindliche Haut entzündet sich schnell. Die Drüsen sezernieren verstärkt, das Sekret bleibt ebenfalls im Fell kleben, was weitere Entzündungserscheinungen nach sich zieht. Unkastrierte Kaninchen sind von solchen Veränderungen häufiger betroffen, da ihre Inguinaldrüsen eine intensivere Sekretion aufweisen.

Klinik

Es kommt zu massiven Rötungen der Haut, die gesamte Anogenitalregion kann ödematös verändert sein. Unter verklebtem Fell und eingetrocknetem, rötlich-braunem Sekret finden sich Ansammlungen des zähen, weißlichen und stinkenden Inguinaldrüsensekrets (Abb. 2.61). Dieses sollte nicht mit Eiter verwechselt werden.

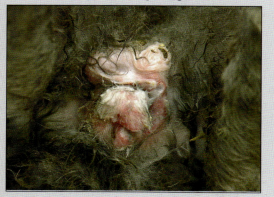

Abb. 2.61 Einseitige Entzündung der Inguinaldrüse.

Diagnose

Die Diagnose ergibt sich durch das klinische Bild. Die weitere Diagnostik zielt darauf ab, die Ursache für Harnabsatzstörungen (S. 145) bzw. Durchfall (S. 28 ff) zu ermitteln.

Therapie

In jedem Fall muss eine Behandlung der Grunderkrankung erfolgen. Die Anogenitalregion ist gründlich zu reinigen, Fell sollte großzügig entfernt werden. Es erfolgt eine Wundbehandlung mit Akridinfarbstoffen 86 . Die Wundfläche wird mit Lebertran-Zink- oder auch Sulfonamid-Salbe abgedeckt. Einstreu muss aus dem Käfig entfernt und durch eine staubfreie Unterlage (z. B. Handtuch) ersetzt werden. Tägliche Wundbehandlungen sind anzuraten. Eine systemische Versorgung mit Antibiotika ist nur erforderlich, wenn weitreichende Hautläsionen vorliegen.
Kommen entzündliche Prozesse der Inguinaldrüsen wiederholt vor, ohne dass eine andere Grunderkrankung als Ursache zu ermitteln ist, sollte die Kastration des Tieres erwogen werden.

Myxomatose

Infektiöse und hochkontagiöse Viruserkrankung mit Mortalitätsraten bis zu 100 %.

Ätiologie

Die Myxomatose wird durch ein *Leporipoxvirus* verursacht, das durch direkten Kontakt, stechende Insekten und infiziertes Grünfutter übertragen wird. Erkrankungsfälle sind von Frühjahr bis Herbst zu beobachten.

Klinik

Die Myxomatose führt zu Schwellungen und Ödembildung sowohl am Kopf (❹, S. 71) als auch im Anogenitalbereich. Gelegentlich ist auch eine Orchitis ausgebildet. Durch Ödematisierungen im Bereich der Schleimhäute von Kehlkopf und Rachen entstehen weiterhin Schluck- und Atembeschwerden (❶).

Diagnose

Die Diagnose kann anhand des charakteristischen klinischen Bildes gestellt werden. Sie wird unterstützt durch die Anamnese eines fehlenden Impfschutzes.

Therapie & Prognose

Eine gezielte Therapie ist nicht möglich. Im Anfangsstadium kann eine unterstützende Behandlung mit Antibiotika, Infusionen, Paramunitätsinducern und Zwangsfütterung versucht werden (S. 148). Bei Verschlechterung des Zustands sollten die Kaninchen jedoch euthanasiert werden (S. 20).

Prophylaxe

Kaninchen erhalten die erste Impfung im Frühjahr. Wiederholungsimpfungen sind bei hohem Infektionsdruck einen und sechs Monate nach Erstimpfung durchzuführen. Das Impfschema muss jährlich wiederholt werden (S. 71).

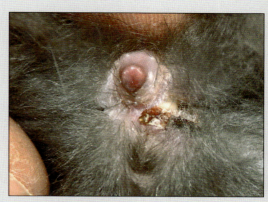

Abb. 2.62 Krustenbildung am Anus bei Syphilis.

Spirochätose (Kaninchensyphilis)

Überwiegend mit dem Deckakt übertragene bakterielle Infektion.

Ätiologie

Die Kaninchensyphilis wird durch *Treponema cuniculi* hervorgerufen. Die Infektion erfolgt in erster Linie durch den Deckakt, die Inkubationszeit kann bis zu mehreren Monaten betragen.

Klinik

Es kommt zunächst zu umschriebenem Haarausfall im Anogenitalbereich sowie am Kopf (Nase, Maul, Augenwinkel), wo Rötungen der Haut zu beobachten sind. Es folgen Ödeme und Bläschenbildung sowie die Entstehung von Ulzera oder Krusten (Abb. 2.62). Eine sekundäre bakterielle Besiedlung kann zu eitrigen Veränderungen der Läsionen führen.

Zur Diagnostik und Therapie der Spirochätose siehe S. 221, ⓮.

Harnröhrensteine

Durch besondere Kalziumstoffwechselvorgänge hervorgerufene Konkremente, die zu Obstruktionen der Harnröhre führen können.

Ätiologie

Die häufige Entstehung von Konkrementen der Harnwege beim Kaninchen steht in Zusammenhang mit dem besonderen Kalziumstoffwechsel der Tiere sowie dem Fütterungsregime (❿). Harnsteine gelangen häufig erstaunlich weit in die Harnröhre und bleiben erst kurz vor dem Ausgang liegen, wo sie sich, aufgrund ihrer rauen Oberflächenstruktur, verkeilen. Neue Kristalle lagern sich an sie an, so dass die Steingröße weiter zunimmt.

Klinik

Die Kaninchen pressen ständig, Urin kann allenfalls tropfenweise abgesetzt werden und verschmiert den Anogenitalbereich. Es kommt zu massiven Ödembildungen und Blutungen. Die Blase ist meist prall gefüllt; es erfolgt ein Harnrückstau in die Nieren, was zu gravierenden Schädigungen dieser Organe führen kann.

Diagnose

Harnröhrensteine, die sich im letzten Abschnitt der Urethra befinden, führen bereits zu sichtbaren Vorwölbungen in diesem Bereich und sind in der Regel gut zu palpieren, da sie meist sehr groß sind. Zur Absicherung kann aber auch eine Röntgenaufnahme angefertigt werden (Abb. 2.63 a+b).

Therapie

Die Obstruktion der Harnröhre stellt eine absolute Notfallsituation dar; der Stein muss umgehend entfernt werden!

Initial kann eine Zystozentese durchgeführt werden. Jegliche Manipulation im Harnröhrenbereich sollte nur in Narkose erfolgen, da der betroffene Bereich extrem schmerzhaft ist. Es ist allerdings zu bedenken, dass durch Harnrückstau bereits eine Beeinträchtigung der Nieren vorliegen kann, so dass Anästhetika nur schlecht verstoffwechselt werden. Die schonendste Methode der Narkose ist in einem solchen Fall eine Isofluran-Inhalationsnarkose. Steht diese nicht zur Verfügung, sollten Injektionsnarkotika so niedrig wie möglich dosiert werden. Ergänzend werden dann Lokalanästhetika eingesetzt.

Bei der **Häsin** können auch große Steine meist recht gut entfernt werden. Befindet sich der Stein noch im Beckenbereich der Harnröhre, kann er eventuell mit einem Katheter in die Blase zurückgeschoben und durch Zystotomie entfernt werden. Als Katheter eignen sich hierfür dünne Ernährungssonden. Befindet sich das Konkrement im Endbereich der Urethra, so wölbt sich, durch heftiges Pressen, der Harnröhrenausgang meist deutlich in die Scheide vor.

Praxistipp
Entfernung von Urethrasteinen bei Häsinnen:
Mit einer Knopfsonde oder -kanüle muss zunächst die Öffnung der stark ödematisierten Vulva, dann die Öffnung der Urethra aufgesucht werden. Ein Knirschen des Sondenmetalls auf dem Harnröhrenstein zeigt an, dass der richtige Weg gefunden wurde. Über eine Knopfkanüle wird dann etwas Gleitgel installiert. Mit einer anatomischen Pinzette geht man entlang der Knopfkanüle ein, versucht das Ostium urethrae zu erweitern und den Stein zu greifen, um ihn zu entfernen. Eine Erweiterung des Harnröhrenausgangs mit einem Skalpell kann erforderlich werden. Diese Wunde muss (und sollte) nicht wieder vernäht werden; es kommt zu komplikationsloser Abheilung.

Beim **Rammler** ist es meist nicht möglich, das Konkrement über die Harnröhrenöffnung zu entfernen, da die Steine in der Regel sehr groß sind und sich mit ihrer Oberfläche in die Schleimhaut „eingraben". Besonders problematisch ist es, wenn Konkremente im Beckenteil der Harnröhre zu liegen kommen. Solche Situationen machen einen recht komplizierten chirurgischen Eingriff mit äußerst vorsichtiger Prognose erforderlich. Es kommt in diesen Fällen auch nach Steinentfernung noch zur Entstehung von Nekrosen der Urethraschleimhaut. Die Harnröhre kann undicht werden, und Harn läuft ins umgebende Gewebe ab. Die Tiere werden dann, meist 2–4 Tage nach der Operation, zunehmend apathisch. Bei Blutuntersuchungen lassen sich deutlich erhöhte Harnstoff- und Kreatininwerte nachweisen; es bleibt meist nur noch die Euthanasie.

Eine einfache Entfernung der Steine ist möglich, wenn sich die Konkremente im Endteil der Urethra befinden.

Praxistipp
Entfernung von Urethrasteinen bei Rammlern:
Befinden sich Konkremente im distalen Teile der Urethra, wird genau über dem Harnröhrenstein ein Schnitt mit dem Skalpell angelegt und das Konkrement entfernt. Über die Penisspitze wird ein Katheter (Katerkatheter, dünne Ernährungssonde) in die Blase geführt und durch zwei Hefte an der äußeren Haut fixiert. Die Inzision über der Urethra wird nicht vernäht, da es sonst später leicht zu Narbenstrikturen kommt. Die Wunde heilt komplikationslos innerhalb weniger Tage. Der Katheter kann nach etwa 2–3 Tagen entfernt werden. Über diesen Zeitraum muss das Kaninchen einen Halskragen tragen und wird auf Handtüchern gehalten. Die Anogenitalregion ist mehrmals täglich zu reinigen, um Dermatitiden zu verhindern.

Die Tiere sind nach dem Eingriff für einige Tage mit Analgetika zu versorgen. Sie erhalten außerdem

Abb. 2.63 Harnröhrensteine im distalen Abschnitt der Urethra bei einem Rammler; Laterolateraler (**a**) und ventrodorsaler (**b**) Strahlengang.

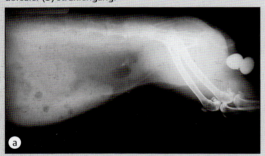

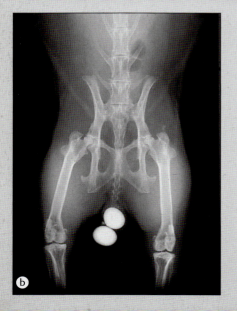

über einen Zeitraum von mindestens einer Woche ein Antibiotikum.

Papillomatose

Durch Viren verursachte Wucherungen an den Schleimhäuten von Anus, Rektum und Maulhöhle.

Ätiologie

Die rektale Papillomatose wird vermutlich durch das Orale Kaninchen-*Papillomavirus* hervorgerufen. Das Virus verursacht außerdem Papillome in der Maulhöhle.

Klinik

Es entstehen blumenkohlartige Umfangsvermehrungen an der Schleimhaut des Rektums und des Anus. Sie führen offensichtlich zu Juckreiz, da sie von den Kaninchen oft heftig beleckt werden und bei einzelnen Tieren ständiges Pressen auslösen. Es kommt zu einer Entzündung und Schwellung der Schleimhaut.
Orale Papillome werden meist als Zufallsbefund an der Zunge entdeckt, wo sie in der Regel keinerlei Beschwerden verursachen.

Diagnose

Die Diagnose ergibt sich aus dem charakteristischen klinischen Bild.

Therapie & Prognose

Einzig wirksame Therapie ist die chirurgische Entfernung der rektalen Papillome in Allgemeinanästhesie, wobei der Einsatz eines Elektrokauters meist unumgänglich ist, da es zu recht starken Blutungen kommt. Bei Tieren, die rezidivierend Papillome ausbilden, kann aus dem Papillomgewebe eine Autovakzine hergestellt werden (mittlerweile im Dienstleistungsangebot verschiedener kommerzieller Labore), mit der die Tiere geimpft werden.
Bei oralen Papillomen ist in der Regel kein therapeutisches Eingreifen erforderlich. Sie zeigen meist Spontanregression oder fallen ab.

Präputialödem, Penisprolaps, Bissverletzungen des Penis

Vorwiegend bei unkastrierten Rammlern mit hypersexuellem Verhalten vorkommend.

Ätiologie

Es sind in der Regel einzeln gehaltene Kaninchen betroffen, die als Ersatz für ein Partnertier Schuhe, Spielzeug oder die Füße ihrer Besitzer „berammeln". Dabei kommt es gelegentlich zur Ruptur kleinerer Gefäße, was Hämatome und Ödeme an Penis und Präputium zur Folge haben kann.
Rammler sind untereinander meist unverträglich. Im Rahmen von Rangordnungskämpfen kommt es oft zu Bissverletzungen an Hoden und Penis. Auch dominante Häsinnen können für solche Läsionen verantwortlich sein.

Klinik & Diagnose

Das Präputium kann in erheblichem Umfang ödematisiert sein, so dass der Penis nicht mehr zurückverlagert werden kann. Auch flächige Blutungen der Präputial- und Penisschleimhaut kommen vor. Nach Bissverletzungen ist der Penis oft vorgefallen und hochrot, die Penisspitze kann abgeknickt sein (Abb. 2.64).
Die Diagnose wird anhand der Anamnese und des klinischen Bildes gestellt.

Therapie

Präputialödeme oder Bissverletzungen mit Penisprolaps erfordern ein schnelles Eingreifen, andernfalls kommt es zur Eintrocknung und Nekrotisierung.

Bestehen ausgeprägte Schwellungen und Ödematisierungen, wird die Genitalregion zunächst mit feuchten Handtüchern oder unter fließendem Wasser gekühlt. Anschließend müssen kortikoid- und antibiotikahaltige Salben so regelmäßig aufgetragen werden, dass die Schleimhaut nicht austrocknen kann. Um ein Belecken zu verhindern,

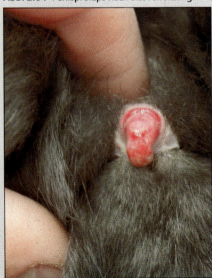

Abb. 2.64 Penisprolaps nach Bissverletzung.

wird dem Kaninchen gegebenenfalls ein Halskragen aufgesetzt. Das Tier erhält außerdem systemisch ein kurz wirkendes Kortikoid, um das Abschwellen zu beschleunigen. Zudem wird ein Analgetikum verabreicht. Nach Bissverletzungen sollte stets auch eine systemische antibiotische Behandlung eingeleitet werden. Dies gilt auch, wenn bei Penisprolaps anderer Ursache ausgeprägte Schleimhautläsionen vorliegen. Aus dem Käfig des Kaninchens ist die Einstreu zu entfernen, stattdessen wird er mit Handtüchern ausgelegt. Nach Ausheilung sollte eine baldige Kastration angestrebt werden. Rivalisierende Partnertiere sind umgehend zu trennen.

Therapie bei Penisprolaps mit Präputialödem
- Kühlung
- lokale Behandlung mit antibiotika- und kortikoidhaltiger Salbe (z. B. kombinierte Augensalbe [64])
- Systemische Behandlung mit einem kurzwirkenden Kortikoid (z. B. Dexamethason [66], 0,2 mg/kg s.c.)
- ggf. systemische antibiotische Behandlung
- Analgetikum
- Halskragen
- Käfig mit Handtüchern auslegen

Orchitis, Epididymitis

Durch Verletzungen oder Infektionen hervorgerufene Entzündung von Hoden und Nebenhoden.

Ätiologie

Entzündungen von Hoden, Nebenhoden und ihrer Hüllen entstehen v.a. im Anschluss an Bissverletzungen. Sie können aber auch im Rahmen von Allgemeininfektionen (z. B. Myxomatose, Pasteurellose) beobachtet werden.

Klinik & Diagnose

Der betroffene Hoden ist geschwollen, die Palpation schmerzhaft. Die Skrotalhaut ist gerötet und vermehrt warm. Es kommt zu Verklebungen des Hodens mit seinen Hüllen. Krusten deuten auf Bissverletzungen hin. Das Allgemeinbefinden des Kaninchens kann gestört sein.
Die Diagnose kann anhand des klinischen Bildes gestellt werden.

Therapie & Prognose

Das Tier erhält systemisch ein Antibiotikum und ein Analgetikum. Um weitere aufsteigende Infektionen nach Bissverletzungen zu verhindern, kann eine Kastration erforderlich werden. Rivalisierende Partnertiere müssen umgehend getrennt werden. Besteht die Orchitis im Rahmen einer Myxomatose-Infektion, so ist in der Regel eine Euthanasie (S. 20) erforderlich.

Hodentumoren

Besonders bei alten Kaninchen vorkommende Entartung der Hoden.

Ätiologie

Neoplasien des Hodens und/oder Nebenhodens werden überwiegend bei alten Kaninchen beobachtet. Sertoli- und Leydigsche Zwischenzelltumoren kommen am häufigsten vor. Teilweise werden aber auch maligne Tumoren festgestellt, die eine geringe Metastasierungstendenz aufzuweisen scheinen.

Klinik

Der Hoden ist vergrößert, weist jedoch in der Regel keinerlei Entzündungssymptome auf. Der zweite Hoden ist oftmals deutlich atrophiert (Abb. 2.65).

Diagnose

Die Diagnose ergibt sich durch das klinische Bild: einseitig vergrößerter Hoden und kein Vorliegen von Entzündungsanzeichen.

Therapie

Der betroffene Rammler ist zu kastrieren; zuvor sollten Röntgenaufnahmen des Thorax angefertigt werden, um eine bereits bestehende Metastasierung in die Lunge ausschließen zu können.

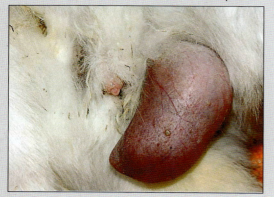

Abb. 2.65 Hodentumor. Der zweite Hoden ist atrophiert.

2.7 Umfangsvermehrung im Anogenitalbereich

2.8 Umfangsvermehrtes Gesäuge

Sowohl chronisch progressive als auch akut auftretende Veränderungen, die aufgrund des dichten Haarkleids oft erst spät bemerkt werden.

2.8.1 Tierartliche Besonderheiten

Sowohl Häsinnen als auch Rammler besitzen fünf Zitzenpaare, die Zitzen der Häsin sind jedoch in der Regel prominenter ausgebildet.
Eine physiologische Anschwellung des Gesäuges erfolgt bei Häsinnen am Ende der **Trächtigkeit**, meist erst unmittelbar vor der Geburt.

2.8.2 Therapiegrundsätze

Gesäugeschwellungen sind in vielen Fällen infektiös bedingt. Die Tiere müssen dann ausreichend lange systemisch mit einem Antibiotikum versorgt werden. Eine lokale Therapie ist wenig sinnvoll, da aufgebrachte Salben meist schnell abgeleckt werden. Zudem ist die Eindringtiefe solcher Präparate zu gering, um eine ausreichende Wirkung zu erzielen. Ein weiterer Nachteil ist, dass es zu Verklebungen des Fells kommt und Einstreumaterial haften bleibt.
Bei systemischer Anwendung von Antibiotika müssen Präparate gewählt werden, die auch in der Milch ausreichende Wirkstoffspiegel erreichen.
Sind laktierende Häsinnen von Erkrankungen des Gesäuges betroffen, sind folgende Aspekte zu bedenken:
Antibiotika, die in die Milch übergehen, werden von den Jungtieren aufgenommen und können bei ihnen erhebliche Verdauungsstörungen auslösen.
Bleiben die Welpen bei der Mutter, ist trotz Behandlung eine Verschlechterung der Gesäugeveränderung zu erwarten, bzw. wird der Heilungsprozess verzögert.

Die Jungtiere sollten möglichst separiert und mit der Hand aufgezogen werden.

Praxistipp

Mutterlose Aufzucht von Jungtieren
Die Handaufzucht junger Kaninchen wird nicht nur bei Mastididen, sondern auch bei Tod des Muttertiers oder Agalaktie erforderlich.
Zur mutterlosen Aufzucht eignet sich hochwertige Hunde- oder Katzenwelpenersatzmilch, die mit einigen Tropfen Pflanzenöl angereichert werden muss, um den hohen Fettgehalt der Kaninchenmilch zu imitieren. Weiterhin ist ein Mineralstoffgemisch zuzusetzen, da die Knochenmineralisierung sonst unzureichend bleibt. Um die Akzeptanz der Milch zu erhöhen, kann etwas Traubenzucker untergemischt werden. Sind die Jungtiere einige Tage alt, wird begonnen Schmelzflocken unter die Milch zu mischen, um den Kaloriengehalt zu erhöhen.
Die Milch sollte möglichst vor jeder Mahlzeit frisch zubereitet und auf eine Temperatur von 38–39 °C erwärmt werden.

> **Ersatzmilch für Kaninchen:**
> 10 g Hundewelpen-Ersatzmilch
> (z. B. Pedigree® Canine Milk Substitute)
> + 20 ml Wasser
> + 1 Messerspitze eines Mineralstoffgemisches
> (Vitakalk®, Korvimin®ZVT, [73])
> + einige Tropfen Soja- oder Sonnenblumenöl
> + Traubenzucker
> + Schmelzflocken (ab 5.–6. Lebenstag)

Die Fütterungsabstände sollten in den ersten Lebenstagen etwa 2–3 Stunden betragen, wobei über Nacht eine Pause von 6 Stunden eingehalten werden kann. Die Frequenz kann dann mit zunehmendem Alter gesenkt werden. Die Welpen sollten kontinuierlich steigende Milchmengen aufnehmen. Trinken sie an einem Tag weniger oder nehmen nicht an Gewicht zu, muss sofort die Ursache geklärt werden. Nach jeder Fütterung sind der Bauch und die Anogenitalregion der Jungtiere vorsichtig zu massieren, um den Harn- und Kotabsatz anzuregen. Da die jungen Kaninchen noch nicht über eine eigenständige Thermoregulation verfügen, müssen sie in einem warmen „Nestersatz" untergebracht werden. Damit die Schleimhäute nicht austrocknen, ist auf ausreichende Luftfeuchtigkeit zu achten.
Sobald die Kaninchen mit etwa 10 Tagen die Augen öffnen, sollte ihnen stets hochwertiges Heu zur Verfügung stehen, an dem sie schnell herumzuknabbern

beginnen. Es können auch bereits nicht blähende Frischfuttermittel wie Möhrenraspel, Löwenzahn oder Kräuter angeboten werden. Die Milch wird nun mit zunächst sehr geringen, dann langsam steigenden Mengen Möhrensaft versetzt. Zusätzlich erhalten die Tiere mehrmals täglich Probiotika [37] (z. B. Bird Bene-Bac®), um den Aufbau einer stabilen Darmflora zu fördern.

Wenn die Kaninchen beginnen, selbstständig zu fressen, kann versucht werden die Milchmenge zu reduzieren. In dieser Phase sind jedoch besonders strenge Gewichtskontrollen erforderlich. Die Milchration ist sofort wieder zu erhöhen, falls Abnahmen zu verzeichnen sind. Die „Milchperiode" sollte mindestens 4 Wochen dauern, kann sich bei Kaninchen, die noch nicht ausreichend festes Futter aufnehmen, jedoch auch deutlich verlängern.

2.8.3 Wichtige Ursachen

Physiologische Schwellungen des Gesäuges treten in der späten Trächtigkeit kurz vor der Geburt auf, wenn die Milchbildung einsetzt. Ein entsprechendes klinisches Bild ist während der Scheinträchtigkeit zu beobachten. Andere Schwellungen oder Umfangsvermehrungen sind meist auf entzündliche oder tumoröse Prozesse zurückzuführen.

2.8.3.1 Übersicht

Tab. 2.10 Wichtige Ursachen für Gesäugeschwellung

Ursache	Bedeutung	siehe Seite	siehe auch Leitsymptom, Bemerkungen
Scheinträchtigkeit	+++	S. 121	⓮
Neoplasie	++	S. 121	i.d.R. maligne
Hyperplasie	+	S. 122	
Trächtigkeit	+	S. 116	⓮, erst kurz vor Geburt
Mastitis	+	S. 122	
Abszess	+	S. 123	
Gynäkomastie	(+)	S. 123	

2.8.3.2 Diagnostischer Leitfaden: **Umfangsvermehrtes Gesäuge**

Anamnese

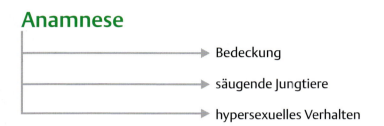

- Bedeckung
- säugende Jungtiere
- hypersexuelles Verhalten

Klinische Untersuchung

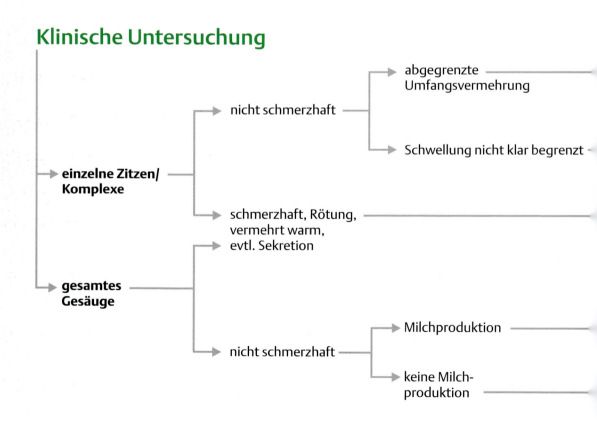

8 Umfangsvermehrtes Gesäuge

→ Punktion, Zytologie
- → Tumor → S. 121
- → Abszess → S. 123
- → Hyperplasie → S. 122

→ (abszedierende) Mastitis → S. 122

- → Früchte zu palpieren → Trächtigkeit → S. 116
- → Rammler → Gynäkomastie → S. 123
- → keine Früchte zu palpieren
  - → Scheinträchtigkeit → S. 121
  - → Hyperplasie → S. 122

Besonderes Augenmerk bei der Anamnese

Es ist v.a. nach bestehender oder vorausgegangener Trächtigkeit (S. 116) oder Scheinträchtigkeit (S. 121) zu fragen. Besonders Häsinnen mit übersteigertem sexuellem Verhalten neigen zur Bildung von Entzündungen, Tumoren oder Hyperplasien im Gesäugebereich. Mastitiden (S. 122) und Abszesse (S. 123) entstehen besonders oft bei laktierenden Häsinnen.

Der Besitzer sollte weiterhin zum **Allgemeinbefinden** des Tieres befragt werden. Akute Mastitiden (S. 122) gehen häufig mit Apathie und Inappetenz einher.

Sind **Jungtiere** vorhanden, sollte man sich unbedingt nach deren Zustand erkundigen, besonders wenn sie noch vollständig auf die Milch der Häsin angewiesen sind. Als Anhaltspunkt kann das Verhalten der Nestlinge beurteilt werden:

Werden die Jungtiere ausreichend gesäugt, liegen sie den gesamten Tag ruhig im Nest. Reicht die Nahrungszufuhr nicht aus, beginnen sie aus dem Nest zu kriechen und sind dann einzeln im Käfig zu finden. Dies ist stets als Alarmzeichen und Indikation für eine künstliche Ernährung zu werten, da die Welpen andernfalls schnell dehydrieren und versterben.

Besonderes Augenmerk bei der klinischen Untersuchung

Welcher Art sind die Gesäugeveränderungen?

Natürlich müssen besonders die Veränderungen des Gesäuges sorgfältig untersucht und dabei folgende Aspekte erfasst werden:
- Ausdehnung der Veränderung: ist das gesamte Gesäuge betroffen oder nur einzelne Zitzen?
- Bestehen Entzündungssymptome (Rötung, vermehrte Wärme, Schmerzhaftigkeit)?
- Abgegrenztheit: ist die Schwellung deutlich begrenzt, zieht sie strangförmig ins Gewebe oder ist sie diffus und nicht abzugrenzen?
- Konsistenz: Liegt eine weiche Schwellung vor oder finden sich derbe, prall-elastische oder fluktuierende Umfangsvermehrungen?

Bestehen Störungen des Allgemeinbefindens?

Bei akuten Mastitiden (S. 122) können Störungen in Form von Apathie und Inappetenz auftreten. Es muss dann eine Überprüfung von Kreislaufzustand, Hautturgor und Körpertemperatur erfolgen.

In welchem Zustand sind die Jungtiere?

Werden Welpen zusammen mit dem Muttertier in der Praxis vorgestellt, wird deren Allgemein- und Ernährungszustand beurteilt. Ein reduzierter Hautturgor ist bereits ein deutliches Anzeichen für eine Unterversorgung mit Milch. Es wird zudem der Füllungszustand von Magen und Blase beurteilt. Da die Jungtiere in aller Regel nachts saugen, sollte der Magen in den Morgenstunden gut gefüllt sein. Der Füllungszustand nimmt dann im Laufe des Tages ab. Sind die Harnblasen bei allen Jungtieren leer, so ist dies ebenfalls als Hinweis auf eine mangelnde Flüssigkeitszufuhr zu werten.

Diagnosesicherung durch weiterführende Untersuchung

In manchen Fällen kann durch Adspektion und Palpation keine sichere Diagnose gestellt werden. Es wird dann eine **Punktion des veränderten Gewebes** nötig (s. Kap. 3).

> **Praxistipp**
> **Entnahme von Proben zur zytologischen Untersuchung:**
> Die Punktion erfolgt am besten mit einer 2 ml-Spritze und einer dünnen Kanüle. Nach Reinigung der Haut mit Alkohol wird die Kanüle in das veränderte Gewebe vorgeschoben und dort mehrfach aspiriert, wobei nach jeder Aspiration die Position der Kanüle etwas verändert wird. Kanüle und Spritze werden dann, ohne dabei zu aspirieren, aus dem Gewebe herausgezogen und das gewonnene Material auf Objektträgern ausgestrichen.

Eine **zytologische Untersuchung** schließt sich an. **Mikrobiologische Untersuchungen** und die Erstellung eines Antibiogramms sind bei allen Mastitiden (S. 122) und Abszessen (S. 123) sinnvoll. Werden Neoplasien (S. 121) des Gesäuges diagnostiziert, sollten **Röntgenaufnahmen des Thorax** angefertigt werden, um eine Metastasenbildung in der Lunge diagnostizieren bzw. ausschließen zu können.

2.8.3.3 Erkrankungen

Scheinträchtigkeit
Häufige, hormonell bedingte Erscheinung.

Ätiologie
Die Ovulation wird bei Kaninchen durch den Deckakt, aber auch durch andere Reize ausgelöst. Hierzu zählen sowohl sterile Deckakte durch Partnertiere wie auch das „Berammeln" von anderen Tieren oder Ersatzgegenständen. Verlängerte Tageslichtzeiten und eine Erhöhung der Temperaturen können ebenfalls zur Ovulationsinduktion führen. Die Scheinträchtigkeit dauert etwa 16-18 Tage an.

Klinik
Die Kaninchen zeigen Nestbauverhalten (S. 214), fressen oft schlechter und sind mitunter aggressiv. Manche Kaninchen rennen sogar schreiend durch den Käfig. Das Gesäuge kann, muss aber nicht angebildet sein. Eine Anbildung kann mit und ohne Milchsekretion einhergehen (Abb. 2.66).

Diagnose
Die Diagnose kann anhand der Anamnese und des klinischen Bildes gestellt werden. Das Gesäuge ist evtl. angebildet und es lässt sich möglicherweise Milch ausmassieren. Die Gesäugeschwellung weist keine Anzeichen einer Entzündung auf.

Therapie
Die Lactatio falsa kann mit Cabergolin [65] behandelt werden. Der Einsatz von Langzeitgestagenen zur Unterdrückung einer Scheinträchtigkeit kann nicht empfohlen werden. Die Gefahr einer Pyometra wird dadurch deutlich erhöht. Kaninchen, die wiederholt ausgeprägte Scheinträchtigkeiten aufweisen, sollten kastriert werden. Besonders Häsinnen mit ausgeprägtem hypersexuellen Verhalten erkranken in fortgeschrittenem Alter an Adenokarzinomen des Uterus und des Gesäuges. Zudem sind solche Tiere oftmals auch außerhalb der Scheinträchtigkeit äußerst aggressiv gegenüber ihren Besitzern. Dies führt besonders zu Problemen, wenn Kinder an der Pflege der Kaninchen beteiligt sind. Die Kastration bewirkt in der Regel, dass die Tiere deutlich ruhiger werden; das aggressive Verhalten lässt meist schnell nach. Reviermarkierungsverhalten kann durch eine Kastration allerdings nicht immer unterdrückt werden. Es bleibt insbesondere dann häufig bestehen, wenn die Tiere in Gruppen gehalten werden.

Gesäugetumoren
Durch derbe Umfangsvermehrungen gekennzeichnete Veränderungen; meist bei älteren Häsinnen auftretend.

Ätiologie
Tumoren des Gesäuges werden v.a. bei älteren Häsinnen diagnostiziert, die häufig scheinträchtig waren. Die Tumorentstehung wird durch Östrogeneinfluss gefördert. Es handelt sich in aller Regel um hochmaligne Adenokarzinome.

Klinik
Es sind einzelne oder multiple derbe Knoten zu palpieren (Abb. 2.67). Die Kaninchen sind zunächst völlig unbeeinträchtigt. Komplikationen entstehen v.a. durch Ulzeration von Tumoren. Dyspnoe kann ein Anzeichen für Metastasenbildung in der Lunge sein (❶).

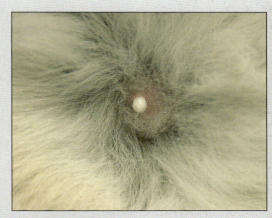

Abb. 2.66 Lactatio falsa.

Abb. 2.67 Gesäugetumor.

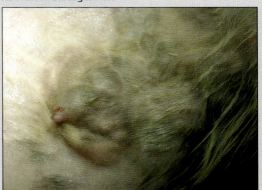

Diagnose

Der Tumorverdacht kann durch Punktion und anschließende zytologische Untersuchung abgesichert werden.

Therapie & Prognose

Gesäugetumoren des Kaninchens sind meist hochmaligne, so dass eine schnellstmögliche chirurgische Entfernung auch kleiner Knoten anzustreben ist. Eine gleichzeitige Kastration des Kaninchens ist unbedingt anzuraten, um einen weiteren Östrogeneinfluss auszuschalten.

Vor einer chirurgischen Behandlung sind in jedem Fall Röntgenaufnahmen des Thorax in beiden Ebenen anzufertigen, um eine Lungenmetastasierung ausschließen zu können.

Bei der Beurteilung der Röntgenaufnahmen ist zu berücksichtigen, dass Tumoren erst ab einer gewissen Größe röntgenologisch sichtbar werden, so dass ein Vorliegen von Mikrometastasen nicht ausgeschlossen werden kann. Dieser Aspekt sollte dem Besitzer unbedingt mitgeteilt werden!

Die Entfernung der gesamten Mammaleiste ist bei Kaninchen nicht immer sinnvoll. Durch die artspezifische Fortbewegung (Hoppeln) wird die lange Naht übermäßig beansprucht, so dass ausgeprägte Serome entstehen. Eine Mammektomie mit Entfernung der regionären Lymphknoten ist jedoch anzuraten, wenn multizentrische Veränderungen vorliegen. Sind keine Anzeichen für eine Metastasenbildung festzustellen, können die regionären Lymphknoten belassen werden.

Können alle Umfangsvermehrungen vollständig entfernt werden und erfolgt gleichzeitig eine Kastration, ist die Prognose für das Tier als äußerst gut zu bewerten. Nur in Einzelfällen kommt es nach eigenen Erfahrungen anschließend zu weiteren Tumorbildungen.

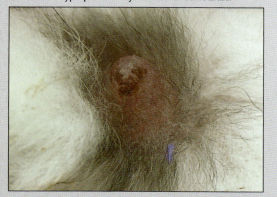

Abb. 2.68 Hyperplastisch-zystisch veränderte Zitze.

Gesäugehyperplasie

Durch hormonelle Stimulation hervorgerufene Zunahme der Zellzahl des Drüsengewebes am Gesäuge.

Ätiologie

Hyperplasien des Gesäuges werden nicht selten bei Häsinnen angetroffen, die bereits zahlreiche Würfe hatten oder bei Tieren mit häufigen und ausgeprägten Scheinträchtigkeiten.

Klinik

Das Mammagewebe wirkt geschwollen, zum Teil lassen sich auch einzelne Knoten, Verhärtungen oder fluktuierende Umfangsvermehrungen (Zysten) palpieren (Abb. 2.68). Es liegen keine Anzeichen einer Entzündung vor.

Diagnose

Eine sichere Diagnose lässt sich nur durch Punktion oder Biopsieentnahme und anschließende zytologische bzw. histologische Untersuchung stellen.

Therapie

Ein therapeutisches Eingreifen ist zunächst nicht erforderlich, die Tiere sollten aber regelmäßig kontrolliert werden, da eine spätere Tumorbildung nicht auszuschließen ist. Eine Kastration ist sinnvoll; es kommt dann meist innerhalb einiger Wochen zur Rückbildung der Veränderungen.

Mastitis

Meist durch bakteriell besiedelte Mikroläsionen hervorgerufene Entzündungen des Gesäuges oder einzelner Zitzen.

Ätiologie

Entzündungen des Gesäuges bzw. einzelner Zitzen werden besonders häufig in der Laktation beobachtet. Sie entstehen nach Mikroläsionen durch saugende Jungtiere, meist verursacht durch Staphylokokken. Gelegentlich treten Mastitiden auch bei Häsinnen mit häufigen und ausgeprägten Scheinträchtigkeiten auf.

Klinik

Eine oder mehrere Zitzen sind geschwollen, gerötet und warm; die Palpation ist schmerzhaft. Die Milch verändert sich in Farbe und Konsistenz und kann Eiterflocken enthalten. Eine Entzündung stellt sich gelegentlich aber auch erst nach Ende der Laktation ein. Aus dem Zitzenkanal kann dann meist ein entzündliches Sekret ausmassiert werden. Bei akuter Mastitis ist das Allgemeinbefinden des Tieres unter Umständen erheblich gestört.

Diagnose
Um eine gezielte Therapie durchführen zu können, sollte eine mikrobiologische Untersuchung mit Antibiogramm eingeleitet werden.

Therapie
Die Häsin muss systemisch mit einem Antibiotikum versorgt werden. Bei ausgeprägter Entzündungssymptomatik sollten auch Analgetika zum Einsatz kommen. Besteht Inappetenz, werden allgemein unterstützende Maßnahmen (Flüssigkeitssubstitution, Zwangsernährung, S. 245) eingeleitet. Jungtiere sind von der Mutter zu entfernen und müssen ggf. künstlich aufgezogen werden (S. 241).

> **Therapie der Mastitis:**
> Systemische Antibiotika-Therapie über mind. 7–10 d, z. B.
> - Enrofloxacin [8] (Baytril®), 1 × tägl. 10 mg/kg s.c., p.o.
> - Chloramphenicol [4] (Chloromycetin Palmitat®), 2 × tägl. 50 mg/kg p.o.
>
> ggf. Analgetikum, z. B.
> - Carprofen [91] (Rimadyl®), 1 × tägl. 5 mg/kg s.c.
> - Meloxicam [92] (Metacam®), 1–2 × tägl. 0,15 mg/kg s.c., p.o.
>
> ggf. allgemein unterstützende Therapie bei Apathie/Inappetenz
> - Infusion (Vollelektrolytlösung) [82], 60–100 ml/kg KGW/d i.v., s.c.
> - Zwangsfütterung [107–109]
>
> ggf. Jungtiere separieren und von Hand aufziehen

Gesäugeabszess
Durch Verletzungen hervorgerufene Entzündung des Gesäuges.

Ätiologie
Als Folge einer Mastitis können Abszesse am Gesäuge entstehen.

Klinik
Die Symptome sind oft ähnlich wie bei der ursprünglichen Entzündung. Nicht selten finden sich jedoch auch isolierte Abszesse, die zunächst zu keiner Beeinträchtigung des Tieres führen. Es ist eine deutlich begrenzte Umfangsvermehrung zu palpieren, die gelegentlich auch strangförmige Ausziehungen in das umgebende Mammagewebe aufweisen kann. Entzündungssymptome sind nicht immer anzutreffen.

Diagnose
Die Palpation allein bringt oft keine sichere Diagnose. Durch Punktion und Aspiration von Eiter kann sie abgesichert werden.

Therapie
Eine alleinige medikamentelle Behandlung ist in der Regel nicht wirkungsvoll, da innerhalb der Abszesskapsel keine ausreichend hohen Antibiotikaspiegel erreicht werden. Abszesse sollten daher stets chirurgisch entfernt werden. Eine sich anschließende antibiotische Behandlung ist dennoch sinnvoll.

Gynäkomastie
Äußerst selten vorkommende Veränderung, hervorgerufen durch hormonelle Störungen.

Ätiologie
Die Ursache für das Phänomen beim Kaninchen ist nicht geklärt. Wie auch bei anderen Haussäugetieren handelt es sich vermutlich um eine hormonelle Dysregulation, für die verschiedene hormonproduzierende Organe (Hypophyse, Nebenniere und Schilddrüse) verantwortlich sein können.

Klinik
Es kommt bei Rammlern zur Anbildung des Gesäuges, aus dem sich unter Umständen auch ein seröses Sekret entleert.

Diagnose
Die Diagnose ergibt sich durch das klinische Bild. Das Gesäuge weist keinerlei entzündliche oder tumoröse Veränderungen auf.

Therapie
Therapeutisch kann durch Gabe von Cabergolin [65] (1 × tägl. 12,5 µg/kg p.o. über 4–6 d) versucht werden, die Sekretion zu beenden und eine Rückbildung des Mammagewebes zu erreichen.

2.8 Umfangsvermehrtes Gesäuge

2.9 Vaginalausfluss

Sowohl chronisch als auch akut auftretende Symptomatik. Bei chronischem Verlauf oft ohne weitere Symptome; akute Erkrankungen führen zu lebensbedrohlichen Störungen des Allgemeinbefindens.

2.9.1 Tierartliche Besonderheiten

Die einzige physiologische Ursache für Vaginalausfluss ist der **Geburtsvorgang**. Während der Geburt kommt es durch das Platzen der Fruchtblase zu blutigem Ausfluss. Dem Tierarzt werden in der Geburt befindliche Kaninchen nur selten vorgestellt, da der Vorgang meist nachts oder in den frühen Morgenstunden stattfindet und in der Regel schnell und unkompliziert verläuft. Die Jungtiere werden in regelmäßigen Abständen von in der Regel nur wenigen Minuten entwickelt. In Einzelfällen sind jedoch Besitzer, die nicht über die Trächtigkeit ihres Tieres informiert sind, äußerst beunruhigt, wenn die Wehentätigkeit einsetzt, so dass sie mit dem Tier den Tierarzt aufsuchen. Das Kaninchen sollte dann, besonders wenn die Besitzer weitere Anfahrtswege haben, bis zur Beendigung des Geburtsvorgangs in der Praxis behalten werden. Es wird mitsamt seiner Transportbox an einen ruhigen abgedunkelten Ort verbracht und sollte nicht gestört werden. Mehrfache Transporte während des Geburtsvorgangs können dagegen zu einer Unterdrückung der Wehentätigkeit und damit zu Geburtsstörungen führen. Durch den Stress werden die Jungtiere zudem vom Muttertier nicht angenommen, so dass eine Handaufzucht erforderlich wird.

> **Praxistipp**
> **Ovariohysterektomie**
> Scheidenausfluss ist in den meisten Fällen Symptom einer Gebärmuttererkrankung, die eine Ovariohysterektomie erforderlich macht. Dabei sind einige Besonderheiten im Vergleich zu Hund und Katze zu beachten:

- Die meisten Kaninchen besitzen ausgeprägte intraabdominale Fettdepots, die zunächst die Übersicht in der Bauchhöhle etwas erschweren können.
- Das Ligamentum latum uteri ist in der Regel massiv verschwartet (Abb. 2.69 a). Es sollte zusammen mit der Gebärmutter möglichst komplett entfernt werden. Das Band ist oft erheblich voluminöser als der Uterus selbst, nimmt viel Platz in der Bauchhöhle ein und verdrängt so die Darmschlingen. Außerdem können ausgedehnte Fettgewebsnekrosen entstehen, wenn das Ligament vom Uterus getrennt wird und in der Bauchhöhle verbleibt.
- In die Ovarialbänder sind ebenfalls große Fettmassen eingelagert, so dass das Ligieren der Gefäße erschwert wird (Abb. 2.69 a + b). Nach dem Abklemmen des Gewebes mit einer Klemme und beim Ligieren darf möglichst kein Zug ausgeübt werden, da das Fettgewebe sonst mitsamt der in ihm befindlichen A. und V. ovarica zerreißt. Beim Setzen der Ligaturen muss das Nahtmaterial langsam aber stetig angezogen werden. Dadurch wird das Fett zerschnitten, bis der Faden schließlich Halt auf dem abzubindenden Gefäß bekommt.
- Kaninchen besitzen einen langen, stark geschlängelten Eileiter (Abb. 2.69 c), der beim Absetzen der Ovarien vollständig entfernt werden sollte.
- Auch die Aa. uterinae (Abb. 2.69 d) sind von größeren Fettmassen des Mesometriums umgeben. Sie sollten daher beim Absetzen des Uterus nicht in einer Massenligatur mit eingebunden werden, da durch das zwischen Scheide und Arterien liegende Fett mit der Ligatur oft kein ausreichender Druck auf die Gefäße aufgebaut werden kann, so dass sie aus der Ligatur rutschen. Jede der beiden Arterien ist in ihren „Fettpolstern" einzeln zu ligieren (Abb. 2.69 e + f).
- Die Tiere haben einen Uterus duplex (Abb. 2.69 g), der in eine lange Scheide übergeht. Ein Ligieren der Metra erfolgt unmittelbar kaudal der beiden Muttermünder.

Keinesfalls darf die Scheide mit einem Corpus uteri verwechselt werden!

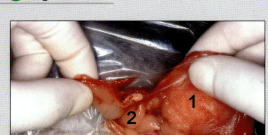
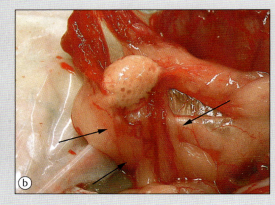
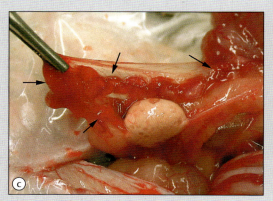
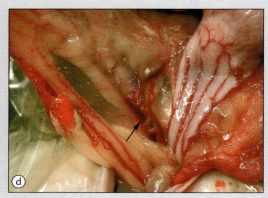
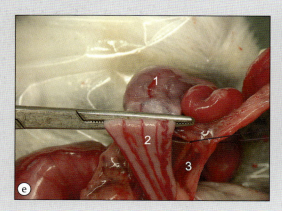
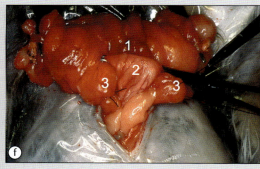
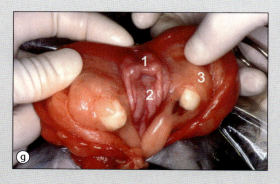

Abb. 2.69 Ovariohysterektomie
a Lig. latum uteri (1) und Mesovar (2) mit Fetteinlagerungen.
b Verfettetes Mesovar.
c Eileiter.
d A. uterina.
e Separate Ligaturen von Scheide (2) und A. uterina (3) (mäßige Verfettung des Lig. latum uteri); 1 = Uterus.
f Separate Ligaturen von Scheide (2) und Aa. uterinae (starke Verfettung des Lig. latum uteri; 3); 1 = Uterus.
g Uterus duplex (1), der in eine lange Scheide (2) mündet; 3 = Lig. latum uteri.

2.9.2 Sofortmaßnahmen

Sofortmaßnahmen im Zusammenhang mit Vaginalausfluss müssen in folgenden Fällen eingeleitet werden:
- akute Blutungen mit massiven Blutverlusten
- eitriger Scheidenausfluss
- kolikartige Schmerzzustände
- gestörtes Allgemeinbefinden mit drohender Schocksymptomatik

Folgende Maßnahmen sind einzuleiten:
1. Eine schnelle **Volumensubstitution** ist sowohl bei akuten Blutungen als auch bei drohendem Schock erforderlich.
   - Vollelektrolytlösung (z. B. Jonosteril®) [82], 40–60 ml/kg i.v., s.c.
2. Auch eine **Kreislaufstabilisierung** ist bei Schockgeschehen und hohen Blutverlusten nötig.
   - Prednisolon [69] (z. B. Medrate solubile®), 10 mg/kg i.v., i.m.
   - Etilefrin [45] (Effortil®), 0,5–1 mg/kg i.m., p.o.
3. Akute Schmerzzustände erfordern die umgehende Applikation eines **Analgetikums**, da auch starke Schmerzen einen Schock zur Folge haben können. Verabreicht werden können z. B.
   - Metamizol [93] (Novalgin®), 10–20 mg/kg s.c.
   - Carprofen [91] (Rimadyl®), 5 mg/kg s.c.
   - Meloxicam [92] (Metacam®), 0,15 mg/kg s.c.
4. Ein **Antibiotikum** muss bei eitrigem Scheidenausfluss sofort appliziert werden, z. B.
   - Enrofloxacin [8] (Baytril®), 1 x tägl. 10 mg/kg s.c., p.o.
   - Marbofloxacin [11] (Marbocyl®), 1 x tägl. 4 mg/kg s.c., p.o.
   - Chloramphenicol [4] (Paraxin®), 2 x tägl. 50 mg/kg s.c., p.o.
   - Sulfadoxin/Trimethoprim [13] (Borgal® 24 %), 1 x tägl. 30–40/6–8 mg/kg s.c.
5. Bestehen akute Blutungen aus der Gebärmutter, ist eine sofortige **Ovariohysterektomie** oft die einzige Möglichkeit, die Blutung zu stillen und das Leben des Tieres zu retten.

2.9.3 Wichtige Ursachen

Vaginalausfluss wird in den meisten Fällen durch Erkrankungen der Gebärmutter ausgelöst. Oft wird Ausfluss vom Besitzer jedoch nicht als solcher erkannt. Uterusinhalt entleert sich häufig zusammen mit Urin, so dass der Vorstellungsgrund eine vermutete Blasenentzündung ist.
Blutiger Scheidenausfluss weist auf endometriale Hyperplasien, Hämometra oder blutende Uterustumoren hin; in seltenen Fällen können Neoplasien der Scheide als Ursache ermittelt werden. Bei Hydrometra bzw. Mukometra hat der Ausfluss eine wässrige bis schleimige Qualität. Gelblicher Ausfluss ist bei Pyometra zu beobachten.

2.9.3.1 Übersicht

Tab. 2.11 Wichtige Ursachen für Vaginalausfluss

Erkrankung	Bedeutung	siehe Seite	siehe auch Leitsymptom
Endometriale Hyperplasie/Hämometra	+++	S. 131	❻, ❿
Uterustumor	+++	S. 133	❻, ❿, ⓯
Hydrometra	++	S. 133	❻, ❿, ⓯
Mukometra	++	S. 133	❻, ❿, ⓯
Pyometra	+	S. 134	❻
Geburtsstörung	+	S. 135	
Geburt	(+)	S. 125	
Scheidentumor	(+)	S. 136	❿

2.9.3.2 Diagnostischer Leitfaden: **Vaginalausfluss**

Anamnese

- **Alter**
- **Bedeckung**
- **hypersexuelles Verhalten**

Klinische Untersuchung

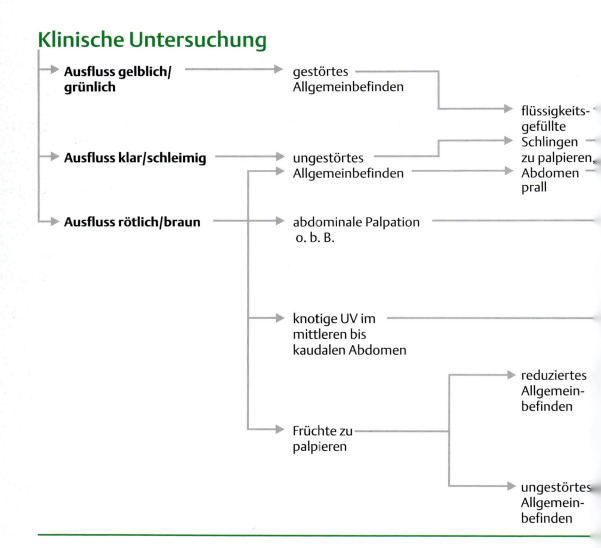

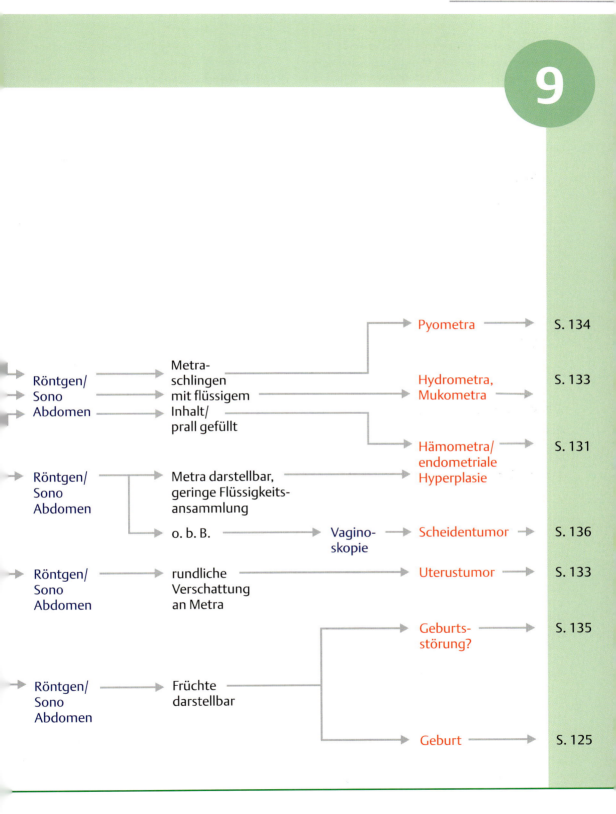

Besonderes Augenmerk bei der Anamnese

Sexuelles Verhalten: Besonders hypersexuell aktive Häsinnen mit ständig wiederkehrenden Scheinträchtigkeiten neigen zur Entstehung von Gebärmuttererkrankungen.

Es muss hinterfragt werden, ob eine Trächtigkeit (S. 121) bestehen kann. Wenn möglich, sollte anhand des Deckzeitpunkts der Geburtstermin ermittelt werden.

Die Trächtigkeitsdauer der Häsin beträgt im Regelfall 31–32 Tage.

Dauer der Symptome: Wichtig ist außerdem, wie lange der Ausfluss bereits besteht. Gerade bei länger bestehenden Blutungen kann es zur Entstehung von Anämien kommen.

Allgemeinzustand und Fressverhalten sind zu erfragen, da sie für den Behandlungsablauf von Bedeutung sind. So muss ein Kaninchen, das nur noch sehr reduziert frisst, wesentlich sorgfältiger auf eine Operation vorbereitet werden als ein Tier, das keine Beeinträchtigung zeigt.

Besonderes Augenmerk bei der klinischen Untersuchung

Wie ist die Kreislaufsituation?

Bestehen akute und ausgeprägte Blutungen, kann ein Schockgeschehen (⑰) eintreten. Es ist auf Anzeichen wie Schwäche, Hypothermie, flache, frequente Atmung und blasse Schleimhäute zu achten. Auch bei vorberichtlich chronischen Blutverlusten kann die Adspektion der Schleimhäute erste Anhaltspunkte liefern, ob das Kaninchen unter einer Anämie leidet.

Bestehen Veränderungen am Uterus?

Weiterhin ist v.a. eine gründliche Abdomenpalpation wichtig, um Veränderungen der Gebärmutter erkennen zu können. Ist die Metra zu palpieren, muss bereits von einer Wandverdickung ausgegangen werden. Kleinknotige Veränderungen finden sich bei ausgeprägter endometrialer Hyperplasie (S. 131), während sich Neoplasien (S. 133) in der Regel als größere derbe Umfangsvermehrungen darstellen. Ist der Uterus flüssigkeitsgefüllt, lässt sich häufig durch Massage ein verstärkter Scheidenausfluss provozieren.

Diagnosesicherung durch weiterführende Untersuchungen

Durch **röntgenologische oder sonografische Untersuchung des Abdomens** können Palpationsbefunde verifiziert werden. Der Ultraschall bietet den Vorteil, dass auch geringe Flüssigkeitsansammlungen im Uterus erkannt werden können. Röntgenologisch sind solche Veränderungen wesentlich schwieriger zu diagnostizieren. Liegt eine Trächtigkeit vor, kann durch die Sonografie außerdem festgestellt werden, ob die Früchte leben. Die Röntgenuntersuchung bietet wiederum den Vorteil, dass Lage und Anzahl der Jungtiere besser bestimmt werden können.

Wird ein Uterustumor (S. 133) diagnostiziert, müssen, bevor therapeutisch eingegriffen wird, **Röntgenaufnahmen des Thorax** in beiden Ebenen angefertigt werden, um eine Metastasenbildung auszuschließen.

Blutuntersuchungen sind ein wertvolles Hilfsmittel, um den Zustand des Tieres korrekt beurteilen und gezielt therapeutisch eingreifen zu können. So sollte bei Kaninchen mit blutigem Scheidenausfluss stets ein Blutbild angefertigt werden, um Anämien diagnostizieren zu können. Bei Geburtsstörungen (S. 135) geben der Blutzuckerwert und die Elektrolytgehalte Hinweise auf die Zusammensetzung der erforderlichen Infusionen. Kaninchen mit Pyometra (S. 134) weisen unter Umständen eine massive Erhöhung der Nierenwerte auf. Eine Operation ohne entsprechende einleitende Infusionstherapie würde den Tod des Tieres bedeuten.

Mikrobiologische Untersuchungen sind bei Pyometra (S. 134) angezeigt, um eine gezielte antibiotische Behandlung im Anschluss an die Ovariohysterektomie durchführen zu können.

2.9.3.3 Erkrankungen

■ **Endometriale Hyperplasie, Hämometra**

Durch hormonelle Imbalancen entstehende Gebärmutterveränderungen.

■ **Ätiologie & Pathogenese**

Die zystische Hyperplasie des Endometriums (Abb. 2.70) ist eine häufige Erkrankung des Kaninchens. Solche Veränderungen werden bereits bei jungen Häsinnen (< 1 Jahr) beobachtet, kommen gehäuft jedoch bei Tieren ab einem Alter von etwa 3–4 Jahren vor. Sie können tumorös entarten (S. 133).

Bei sexuell aktiven Häsinnen entsteht unter permanentem Östrogen- und Progesteroneinfluss eine Hyperplasie der Endometriumschleimhaut sowie der Uterindrüsen. Die starke Durchblutung des Gewebes führt zu verstärkter Blutungsneigung.

Eine Hämometra kann sowohl aus einer zystischen, hyperplastischen Veränderung des Endometriums, als auch aus einer tumorösen Uterserkrankung hervorgehen.

■ **Klinik**

Es kommt zu blutig-schleimigem Vaginalausfluss. Blut aus der Gebärmutter sammelt sich in der Scheide und wird zusammen mit dem Harn abgesetzt. Dieser enthält meist makroskopisch sichtbare Blutstropfen (❿).

Blutiger Vaginalausfluss darf nicht mit einer Hämaturie verwechselt werden!

Das Allgemeinbefinden und das Harnabsatzverhalten der Kaninchen sind, im Gegensatz zur Situation bei Hämaturie (S. 137 ff), in der Regel völlig ungestört. Bei Größenzunahme des Organs kann es jedoch, durch Verdrängung von Darmschlingen, zu Verdauungsstörungen und Bauchschmerzen kommen (❻).

In Einzelfällen kommt es auch bei dezenter Vergrößerung des Uterus zu rezidivierenden Verdauungsstörungen. Ursache ist in solchen Fällen eher ein stark verfettetes Ligamentum latum uteri, durch das der Darm verdrängt wird.

Auch akute starke Blutungen kommen vor (Abb. 2.71). Wird in solchen Fällen nicht schnell chirurgisch eingegriffen, besteht Gefahr, dass das Tier verblutet.

■ **Diagnose**

Makroskopisch sichtbare Blutstropfen im Urin oder Blutreste im Scheidenbereich lassen bereits eine Beteiligung des Uterus vermuten, besonders, wenn keine Harnabsatzstörungen bestehen. Während bei gesunden Kaninchen die Gebärmutter bei der klinischen Untersuchung nicht palpiert werden kann, lassen sich bei der endometrialen Hyperplasie Uterusschlingen nachweisen. die sonografische Darstellung der Gebärmutter ist möglich, wenn Flüssigkeitsansammlungen im Lumen bestehen.

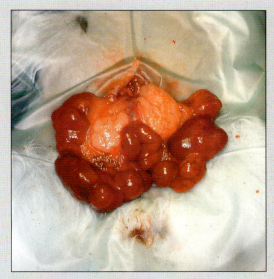

Abb. 2.70 Zystische Endometriale Hyperplasie.

Abb. 2.71 Akute vaginale Blutung.

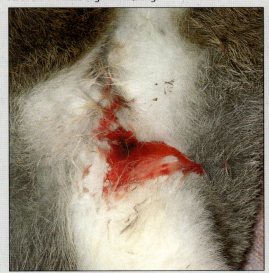

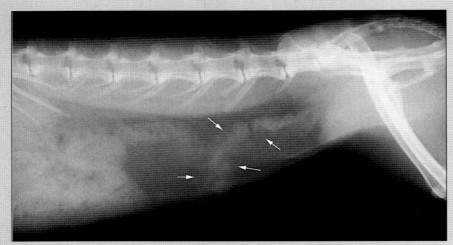

Abb. 2.72 Endometriale Hyperplasie (weiße Pfeile). Der Gebärmutterschatten ist unregelmäßig verbreitert.

Abb. 2.73 Uterustumor (weiße Pfeile) mit Verkalkungsherd; die Harnblase enthält Grieß.

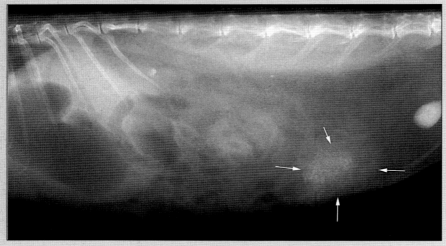

Abb. 2.74 Uterustumor. Die Umfangsvermehrung verdrängt den Darm nach kranial.

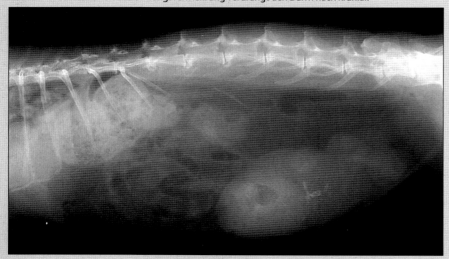

Röntgenologisch lässt sich eine dezent vergrößerte/verdickte Gebärmutter meist nur darstellen, wenn ausreichend intraabdominales Fettgewebe als „Kontrastgeber" vorhanden ist (Abb. 2.72).

Therapie & Prognose

Einzig sinnvolle Behandlungsmöglichkeit ist die Ovariohysterektomie (S. 125). Diese ist in jedem Fall anzuraten, da es durch chronische Blutverluste auf Dauer zu erheblichen Anämien kommen kann. Auch besteht die Gefahr der Bildung von Adenokarzinomen des Uterus. Den chirurgischen Eingriff überstehen Kaninchen in der Regel problemlos. Voraussetzungen sind eine sorgfältige Operationsvorbereitung mit Infusionen, eine sorgfältige Narkoseüberwachung sowie eine gute postoperative Nachsorge, die sowohl eine antibiotische als auch analgetische Medikation beinhaltet.

Uterustumor

Neoplasien, die sich unter hormonellem Einfluss aus endometrialen Hyperplasien entwickeln.

Ätiologie

Neoplasien des Uterus gehen aus zystischen Hyperplasien des Endometriums hervor. Es handelt sich in der Regel um Adenokarzinome, die jedoch meist erst in fortgeschrittenen Stadien in die Lunge metastasieren.

Klinik

Die Symptome entsprechen weitgehend denen einer Endometriumhyperplasie mit Hämometra (S. 131). Die intraabdominalen Umfangsvermehrungen können, je nach Ausmaß, zu erheblichen Verdrängungen von Darmschlingen mit der Folge von Verdauungsstörungen führen (❷, ❻). Auch die Futteraufnahmekapazität kann eingeschränkt sein, so dass die Kaninchen fortschreitend abmagern (❻).

Diagnose

Die knotig veränderte Metra kann bereits bei der Abdomenpalpation gefunden werden. Die Diagnose wird durch Ultraschalluntersuchung oder Röntgenbilder abgesichert (Abb. 2.73, Abb. 2.74).

Therapie & Prognose

Es ist eine Ovariohysterektomie durchzuführen. Zuvor müssen Röntgenaufnahmen des Thorax (beide Ebenen!) angefertigt werden, um ausschließen zu können, dass bereits Lungenmetastasen bestehen. Sofern es noch nicht zu Metastasierungen gekommen ist, kann die Prognose auch bei alten Häsinnen (> 7 Jahre) als sehr gut angesehen werden. Im Anschluss an eine Operation werden die Tiere über einige Tage mit einem Analgetikum, evtl. auch einem Antibiotikum, versorgt.

Hydrometra, Mukometra

Wässrige oder schleimige Flüssigkeitsansammlungen in der Gebärmutter, die durch hormonelle Imbalancen entstehen; häufig bei hypersexuellen Kaninchen.

Ätiologie & Pathogenese

Wässrige oder schleimige Flüssigkeitsansammlungen im Uterus gehen in der Regel aus zystischen Hyperplasien des Endometriums hervor (S. 131). Diese entsteht besonders bei hypersexuell aktiven Häsinnen (häufige Scheinträchtigkeiten, Reviermarkierung durch Harnspritzen, „Berammeln" von Partnertieren). Unter Progesteroneinfluss werden die Uterindrüsen zu vermehrter Sekretion angeregt, Östrogene bewirken eine Proliferation des Endometriums.
Gebärmuttererkrankungen wie Hydrometra oder Mukometra können zu einer scheinbaren Konsistenzveränderung des Urins führen, da Inhalt aus der Gebärmutter sich oftmals in der Scheide sammelt und dann mit dem Harn entleert wird. Der physiologische, gelblich-trübe Urin erhält dadurch eine schleimige Beschaffenheit (❿).

Klinik

Die Symptome einer solchen Erkrankung variieren erheblich. Kann der Uterusinhalt abfließen, entsteht lediglich ein klarer Ausfluss, der vom Besitzer oft unentdeckt bleibt. Komplikationen können durch aufsteigende bakterielle Sekundärinfektion mit nachfolgender Endometritis/Pyometra (S. 134) entstehen. Ist der Muttermund geschlossen, nimmt die Metra kontinuierlich an Umfang zu. Durch Verdrängung von Darmschlingen können kolikartige Bauchschmerzen ausgelöst werden (❻). Die Futteraufnahmekapazität der Kaninchen ist unter Umständen erheblich eingeschränkt, so dass die Tiere bei zunehmendem Bauchumfang abmagern (❻).

Diagnose

Der verdickte Uterus oder größere Flüssigkeitsansammlungen können bereits bei der Abdomenpalpation diagnostiziert werden. Zur Absicherung werden sonografische und röntgenologische Untersuchungen durchgeführt (Abb. 2.75 a+b).

Therapie

Betroffene Tiere müssen ovariohysterektomiert werden. Vor einer Operation sind die Kaninchen ausreichend mit Infusionen zu versorgen. Besonders wenn die Metra mit großen Flüssigkeitsmengen gefüllt ist, bedeutet die Entfernung des Organs einen erheblichen Volumenverlust. Um diesen auszugleichen, können sterile körperwarme Infusionslösungen während des Eingriffs auch unmittelbar in die Bauchhöhle gefüllt werden. Im Anschluss sollten die Tiere einige Tage antibiotisch versorgt werden.

Pyometra

Durch aufsteigende oder Allgemeininfektionen hervorgerufene Vereiterung des Uterus; selten vorkommend.

Ätiologie

Endometritiden kommen bei Kaninchen, besonders im Vergleich zu nicht-infektiösen Gebärmuttererkrankungen, nur selten vor. Sie entstehen im Anschluss an Geburtsstörungen oder durch Keimabsiedlung bei Allgemeininfektionen.

Klinik

Eine Pyometra führt, sofern sie nicht geschlossen ist, zu weißlich-gelbem oder auch gelblich-grünem Scheidenausfluss. Die Kaninchen haben oft ein angespanntes, schmerzhaftes Abdomen. Das Allgemeinbefinden der Tiere verschlechtert sich, beson-

Abb. 2.75 Hydrometra.
a Flüssigkeitsgefüllte Uterusschlingen.
b Die Metra ist parall mit Flüssigketi ghefüllt und verdrängt die übringen Bauchorgane.

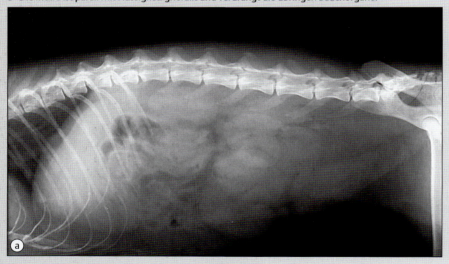
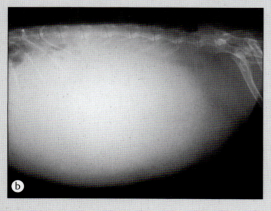

ders bei geschlossenem Muttermund, meist schnell. Sie werden matt und inappetent.

Diagnose

Der eitergefüllte Uterus lässt sich bereits durch Abdomenpalpation nachweisen. Er kann zudem sowohl röntgenologisch (Abb. 2.76) als auch sonografisch dargestellt werden. Bei Blutuntersuchungen (s. Kap. 3) ist neben einer deutlichen Leukozytose oftmals auch eine Erhöhung der Nierenwerte zu verzeichnen.

Therapie

Die Kaninchen werden umgehend mit einem Antibiotikum und Infusionen versorgt. Es muss so schnell wie möglich eine Ovariohysterektomie (S. 125) durchgeführt werden. Im Anschluss an den Eingriff sollten die Tiere noch über mehrere Tage mit Infusionen versorgt werden, um die Nierenfunktion zu stabilisieren. Es dürfen zudem nur Analgetika eingesetzt werden, die keine weitere Einschränkung der Nierenfunktion zur Folge haben können. Inappetente Kaninchen sind zwangszufüttern (S. 241).

Geburtsstörungen

Durch Wehenschwäche oder übergroße Früchte ausgelöste Komplikationen; selten vorkommend.

Ätiologie & Pathogenese

Als Ursachen kommen verschiedene Faktoren in Frage:
- zu frühe Bedeckung: Befindet sich die Häsin selbst noch im Wachstum, ist der Kalziumbedarf nur schwer zu decken. Durch Kalziummangel (S. 183, ⑫) entsteht eine primäre Wehenschwäche. Zudem können die Jungtiere für das noch nicht ausgewachsene Muttertier zu groß sein und im Geburtsweg stecken bleiben.
- zu späte Erstbedeckung: werden die Tiere erstmals gedeckt, wenn sie ein Alter von 15 Monaten überschritten haben, ist der Geburtsweg durch Verknöcherung nicht ausreichend dehnungsfähig. Erschwerend kommt hinzu, dass bei der ersten Trächtigkeit meist nur einzelne oder wenige Früchte angebildet werden, die dafür jedoch relativ groß sind.
- fehlerhafte Fütterung in der Trächtigkeit: Sowohl ein Unterangebot an Kalzium als auch ein Energiedefizit können zu primärer Wehenschwäche führen.

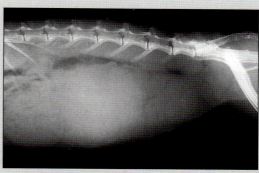

Abb. 2.76 Pyometra.

- Adipositas: der Geburtsweg wird durch eingelagerte Fettmassen eingeengt.
- Allgemeinstörungen des Muttertieres, z. B. ausgelöst durch Infektionen oder Trächtigkeitstoxikose
- abgestorbene Früchte

Klinik

Die klinische Symptomatik kann je nach Ursache stark variieren. Stockt die physiologische Geburt aufgrund einer Wehenschwäche, sind die Kaninchen zunächst meist klinisch unauffällig. Oftmals kommt es erst Tage nach dem Geburtstermin zu Beeinträchtigungen des Allgemeinbefindens, hervorgerufen durch Infektion und beginnende Mazeration der Jungtiere.
Sind relativ zu große Jungtiere vorhanden, ist meist anhaltendes starkes Pressen zu beobachten, das von mitunter ausgeprägten vaginalen Blutungen begleitet wird. Gelegentlich sind Früchte in den Geburtskanal eingetreten und stecken fest.
Bei Erkrankungen der Häsin stehen Störungen des Allgemeinbefindens mit Apathie und Inappetenz im Vordergrund. Ein ähnliches Bild kann sich bei Infektionen der Jungtiere ergeben, die zu deren Absterben führen. In solchen Fällen ist oftmals ein blutig-schmieriger und stinkender Vaginalausfluss zu beobachten.

Diagnose

Die Diagnose ergibt sich meist schon aus der Anamnese und anhand der klinischen Untersuchung. Die Anzahl der Jungtiere sollte in jedem Fall anhand einer Röntgenaufnahme bestimmt werden. Auch muss festgestellt werden, ob die Früchte den Geburtsweg passieren können. Mit Hilfe der

Ultraschalluntersuchung lässt sich ermitteln, ob die Jungtiere noch leben. Blutuntersuchungen geben Auskunft über Elektrolytimbalancen und Hypoglykämien (s. Kap. 3).

Therapie & Prognose

Die Häsin erhält Oxytocin [68], Infusionen mit Glukosezusatz [80] sowie Kalziumglukonat [70] und wird dann an einen ruhigen Ort verbracht. Kommt es trotz der Behandlung nicht zur Geburt, muss ein Kaiserschnitt durchgeführt werden. Gleiches gilt, wenn abzusehen ist, dass die Früchte zu groß sind, um auf physiologischem Weg entwickelt zu werden. Meist werden bei einer Sectio keine lebenden Jungtiere mehr vorgefunden. Das Muttertier übersteht einen solchen Eingriff in aller Regel jedoch gut, sofern nicht bereits vor dem Eingriff gravierende Störungen des Allgemeinbefindens bestanden. Steckt ein Welpe im Geburtskanal fest (oft ragt bereits der Kopf heraus), kann mit Hilfe von Gleitgel versucht werden, das Jungtier zu entwickeln. Dabei muss allerdings sehr behutsam vorgegangen werden, um Verletzungen des Muttertieres zu vermeiden. Eine Narkose oder Sedation kann erforderlich sein; besonders gut geeignet ist eine reine Isofluran-Inhalationsnarkose über eine Maske.

Im Anschluss an Geburtsstörungen ist die Häsin sorgfältig zu überwachen. Treten Störungen der Futteraufnahme und des Allgemeinbefindens auf, muss das Tier umgehend antibiotisch behandelt werden. Dies gilt auch, wenn abgestorbene Früchte Anzeichen von Infektionen aufweisen und schmieriger oder übelriechender Scheidenausfluss besteht. Sind lebende Jungtiere vorhanden, sind sie dann zu separieren und mit der Hand aufzuziehen (mutterlose Aufzucht, S. 116).

> **Therapie bei Geburtsstörungen:**
> - Infusion [82] (z. B. Sterofundin®), 40 ml/kg i.v., s.c.
> - Kalziumglukonat [70], 50 mg/kg s.c.
> - Glukose [80], 500 mg/kg s.c. (nur 5 %ig), i.v.
> - Oxytocin [68], 0,5–1 I.E./kg s.c., i.m.
> - Tier an ruhigen, abgedunkelten Ort verbringen
> - ggf. Sectio caesarea
> - ggf. Antibiotikum

Scheidentumor

Sehr selten vorkommende Neoplasien.

Ätiologie

In seltenen Fällen können bei Kaninchen Scheidentumoren bzw. -polypen vorkommen. Welche Faktoren zu ihrer Entstehung führen, ist nicht bekannt; hormonelle Einflüsse sind nicht auszuschließen.

Klinik

Einziges Symptom ist meist blutiger Scheidenausfluss. Das Allgemeinbefinden der Tiere ist in der Regel völlig unbeeinträchtigt. Bei anhaltenden und rezidivierenden Blutungen können sich allerdings Anämien entwickeln.

Blut ergießt sich meist mit dem Urin, tropft aber auch unverdünnt und unabhängig vom Harnabsatz aus der Scheide.

Diagnose

Scheidentumoren können durch die klinische Allgemeinuntersuchung meist ebenso wenig diagnostiziert werden wie durch routinemäßige röntgenologische und sonografische Untersuchungen. In Zweifelsfällen muss daher unter Allgemeinanästhesie eine Vaginoskopie mit einem dünnen Endoskop durchgeführt werden.

Therapie

Eine vollständige Resektion solcher Tumoren ist in der Regel nur dann möglich, wenn sie weit gebärmutterwärts liegen. Sie können dann im Rahmen einer Ovariohysterektomie entfernt werden.

2.10 Urinveränderungen

Die klinischen Anzeichen bei Veränderungen des Urins variieren in Abhängigkeit von der verursachenden Erkrankung:
- Störungen des Allgemeinbefindens (Apathie, Inappetenz)
- Bauchschmerzen
- Harnabsatzstörungen
- Verunreinigungen der Anogenitalregion

2.10.1 Tierartliche Besonderheiten

Die **Nieren** des Kaninchens sind, im Gegensatz zu denen der meisten anderen Säuger, unipapillär. Die Anzahl der Glomeruli nimmt nach der Geburt noch zu. Kaninchen verfügen zudem über eine Möglichkeit der Autoregulation der Nierenfunktion, die von anderen Tierarten nicht bekannt ist. Sie können die Anzahl der aktiven Glomeruli verändern. Selbst eine drastische Erhöhung der Wasserdiurese führt nicht zu einer Veränderung der glomerulären Filtrationsrate.

Eine weitere Besonderheit ist das Fehlen des Enzyms Carboanhydrase in den Nieren. Es ist bei anderen Tierarten im Falle einer azidotischen Stoffwechsellage für die vermehrte Sekretion von Wasserstoffionen und die verstärkte Resorption von Bikarbonat verantwortlich, wodurch ein effektives Puffersystem entsteht. Da Kaninchen nicht über diesen Mechanismus verfügen, sind sie besonders empfindlich gegenüber ketoazidotischen Stoffwechselentgleisungen (siehe Fettleber, S. 83).

Gesunde, ausgewachsene Kaninchen weisen eine ausgeprägte **physiologische Kristallurie** auf, wodurch sich der Harn trübe einfärbt (Abb. 2.77). Diese ist durch den besonderen Kalziumstoffwechsel bedingt:
- Kalzium wird bei den Tieren nicht bedarfsorientiert resorbiert; die Resorptionsmenge richtet sich nach der Kalziumaufnahme mit dem Futter.
- Im Gegensatz zu anderen Tieren wird überschüssiges Kalzium überwiegend über die Nieren ausgeschieden.
- Zudem haben Kaninchen einen basischen Harn-pH-Wert, der ein Ausfällen von Kalziumkristallen begünstigt.

Klarer Urin bei adulten Kaninchen ist stets ein Hinweis auf eine Kalziummangelsituation. Diese kann aus einer chronischen Nierenerkrankung oder einer fütterungsbedingten Unterversorgung resultieren.

Bei Polyurien anderer Genese (z. B. durch Diabetes mellitus) wird der Urin zwar ebenfalls klarer, in der Regel jedoch nicht glasklar, wie bei Kalziummangel.

Der **physiologische Urin von Jungtieren**, die sich noch im Wachstum befinden, kann klar sein, wenn das aufgenommene Kalzium vollständig für das Knochenwachstum benötigt wird. Auch bei trächtigen oder laktierenden Häsinnen besteht ein erhöhter Kalziumbedarf, so dass der Harn sein trübes Aussehen verlieren kann. In solchen Fällen sollte die Rationsgestaltung der Tiere allerdings überprüft werden, um sicherzustellen, dass das Kalziumangebot für eine gesunde Weiterentwicklung ausreicht.

> **Physiologischer Urin des Kaninchens**
> (Harnuntersuchung s. Kap. 3):
> - gelblich-trüb
> - pH 8–9
> - dezente Proteinurie möglich
> - mikroskopisch hoher Anteil an Kristallen (v. a. Kalziumkarbonat und Kalziumoxalat)

Rotfärbungen des Urins sind nicht in allen Fällen als pathologisch anzusehen. Durch Futterpigmente erhält der Harn eine kräftigere, teils rötlich-orange Färbung. Urin, der sich bereits längere Zeit in der Einstreu befindet, kann, hervorgerufen durch Oxidationsprozesse, eine intensive orange oder röt-

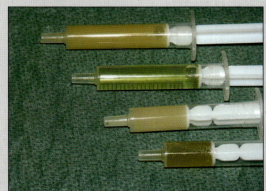

Abb. 2.77 Bandbreite der physiologischen Trübung von Kaninchenharn.

2.10 Urinveränderungen

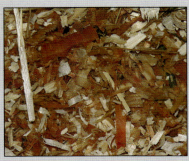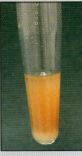

Abb. 2.78 Durch Oxidationsprozesse rötlich verfärbter Harn.

lich-braune Farbe bekommen (Abb. 2.78 a+b). Auch eine Verfärbung durch Medikamentenapplikation ist möglich. In allen genannten Fällen ist die Verfärbung des Harns gleichmäßig. Echte Blutbeimengungen werden dagegen in der Regel als kleine rote Stippchen, Schlieren oder Tropfen im ansonsten gelben Urin sichtbar. Es ist dann allerdings bereits von erheblichen Blutmengen auszugehen, denn auch gelber, makroskopisch unauffälliger Harn kann Blut enthalten.

2.10.2 Sofortmaßnahmen

Notfallmaßnahmen sind stets dann einzuleiten, wenn ein hochgradig reduziertes Allgemeinbefinden vorliegt und/oder die Blase nicht mehr selbstständig entleert werden kann.
1. Kreislaufstabilisierung
   - Flüssigkeitszufuhr: Vollelektrolytlösung [82] (z. B. Jonosteril®), 40 ml/kg i.v., s.c.
   - Prednisolon [69] (z. B. Medrate solubile®), 5–10 mg/kg i.v., i.m.
   - Etilefrin [45] (Effortil®), 0,5–1 mg/kg s.c., p.o.
2. ggf. Sauerstoffzufuhr
3. Entleerung der Blase durch Zystozentese bei Verlegung der Harnröhre
4. Antibiotikum
5. Temperaturkontrolle, Wärmezufuhr

2.10.3 Wichtige Ursachen

Physiologischer Kaninchenharn hat ein gelblich-trübes Aussehen und eine dünnflüssige Konsistenz. Klarer gelber Urin wird besonders bei Kaninchen mit chronischer Niereninsuffizienz beobachtet, kann aber gelegentlich auch bei wachsenden Jungtieren und trächtigen oder laktierenden Häsinnen auftreten. Eine schleimige Konsistenz entsteht vorwiegend durch Leukozytenbeimengungen oder durch Vermischung von Harn mit viskösem Uterusinhalt. Eine bräunlich-gelbe Färbung bei schlammiger Konsistenz wird durch Grießansammlungen in der Blase hervorgerufen.

Pathologische Rotfärbungen des Urins werden sowohl durch Blasenerkrankungen als auch durch Erkrankungen der weiblichen Geschlechtsorgane hervorgerufen. Zystitiden, bei denen es zu makroskopischen Verfärbungen des Harns kommt, sind weniger häufig anzutreffen als Steinleiden. Endometriale Hyperplasien kommen bei unkastrierten Häsinnen sehr häufig vor. Nicht selten gehen sie mit Blutungen einher, die zu Rotfärbungen des Urins führen. Tumoren im Vaginalbereich sind äußerst selten, sollten bei Harnverfärbungen aber zumindest differentialdiagnostisch in Betracht gezogen werden.

2.10.3.1 Übersicht

Tab. 2.12 Wichtige Ursachen für Veränderungen im gelblichen Urin

Erkrankung	Bedeutung	siehe Seite	siehe auch Leitsymptom
Zystitis	+++	S. 145	❻, ❼
Urolithiasis	+++	S. 148	❻, ❼
Blasengries	+++	S. 148	❻
Nephrolithiasis	+	S. 148	❻, ⓫, ⓬, ⓯
Akute Niereninsuffizienz	+	S. 146	❻, ⓬
Chronische Niereninsuffizienz	++	S. 147	❻, ⓫, ⓬, ⓯
Hydrometra, Mukometra	+	S. 151/133	❻, ❾, ⓯

Tab. 2.13 Wichtige Ursachen für Rotfärbung des Urins

Erkrankung	Bedeutung	siehe Seite	siehe auch Leitsymptom
Färbung durch Futterpigmente, Oxidationsprozesse	+++	S. 137	
Urolithiasis	++	S. 148	❻, ❼
Uterustumor	++	S. 151/133	❻, ❾, ⓯
Endometriale Hyperplasie, Hämometra	++	S. 151/131	❻, ❾
Zystitis	+	S. 145	❻, ❼
Färbung durch Medikamente	+	S. 138	
Scheidentumor	(+)	S. 136	❾

2.10.3.2 Diagnostischer Leitfaden: **Urinveränderungen**

Anamnese

- **Alter**
- **Fütterung**
- **Allgemeinbefinden**
- **Harnabsatzverhalten**

Klinische Untersuchung

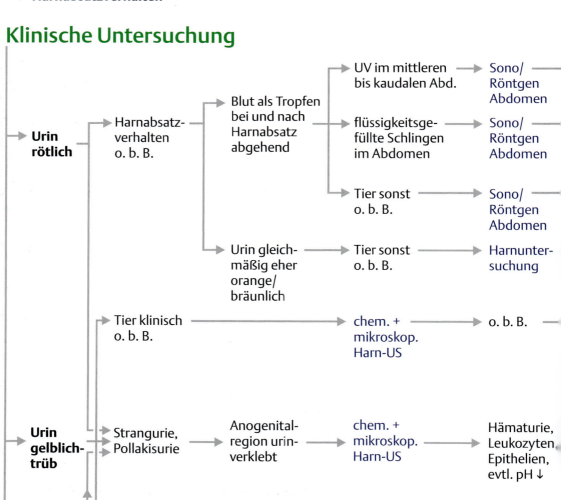

2.10 Urinveränderungen

→ röntgendichte/ echogene Struktur d. Metra	→ Uterustumor	→ Röntgen Thorax	S. 133/ 151
→ flüssigkeitsgefüllte Metraschlingen	→ endometriale Hyperplasie, Hämometra	→	S. 131/ 151
→ o. b. B.	→ Scheidentumor	→	S. 136
→ o. b. B.	→ Färbung durch Futterpigmente, Oxidationsprozesse, Medikamente	→	S. 137
	→ physiologische Kristallurie	→	S. 137

Röntgen/ Sono Abdomen
- → evtl. Blasenwand verdickt → Zystitis → S. 145
- → rundl. Verschattungen in Blase/ Harnröhre → Urolithiasis → Blut-US → evtl. Nierenwerte↑ → S. 148

Fortsetzung: Urinveränderungen

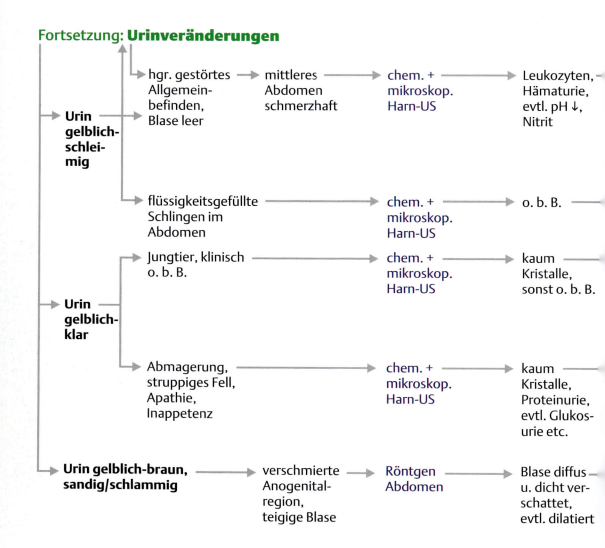

2.10 Urinveränderungen 143

10 Fortsetzung

→ Röntgen/ → o. b. B., evtl. → Blut- → Urämie, → Nephritis, → S. 146
  Sono   Konkremente   US   Kreatinin ↑,   akute Nieren-
  Abdomen   im Nieren-   Leukozytose   insuffizienz
             becken

→ Röntgen/ → flüssigkeits- → Hydrometra, → S. 133/
  Sono   gefüllte   Mukometra   151
  Abdomen   Metraschlingen

→ Blut-US → o. b. B. → physiologischer Urin bei → S. 137
                        wachsenden Jungtieren

→ Blut-US → Nierenwerte ↑, → chronische → Röntgen → S. 147
            K ↑, Na ↓ etc.   Nieren-   Abdomen,
                              insuffizienz Serologie
                                           E. cuniculi

                         → Blasengrieß → mikro- → S. 148
                                         biolog.
                                         Harn-US

Besonderes Augenmerk bei der Anamnese

Alter: bestimmte Erkrankungen weisen Altersdispositionen auf. So sind z.B. chronische Niereninsuffizienzen (S. 147) (v.a. wenn sie durch eine Encephalitozoonose (S. 172) hervorgerufen werden) überwiegend bei älteren Tieren zu erwarten.

Fütterung: die Rationsgestaltung wirkt sich bei Kaninchen auf Färbung und Beschaffenheit des Urins aus. So ist bei Tieren, die hohe Kalziumgaben und wenig Frischfutter (und damit wenig Flüssigkeit) erhalten, ein sehr konzentrierter, trüber Harn zu erwarten.

Harnabsatzverhalten: entzündliche Erkrankungen der Blase (Zystitis, S. 145) führen in der Regel zu Störungen beim Urinabsatz (z.B. auffälliges Anheben des Hinterteils, permanenter Harndrang, Schmerzäußerungen). Bei Gebärmuttererkrankungen (❾, S. 125 ff) ist der Harnabsatz dagegen völlig ungestört. Solche Tiere verlieren zudem auch oft unabhängig vom Harnabsatz kleine Blutmengen, was besonders auffällt, wenn die Kaninchen auch Freilauf erhalten.

Fragen nach der **Urinbeschaffenheit** können bereits wichtige Informationen über die Art der Veränderung liefern. Ist der Urin gleichmäßig verfärbt, liegt der Verdacht nahe, dass die Färbung durch Oxidationsprozesse, Futterpigmente oder Medikamente (S. 137) hervorgerufen wird. Befinden sich im relativ gleichmäßig verfärbten Urin kleinere Blutkoagula, besteht eher der Verdacht, dass die Blutungen im Bereich der Harnwege (Urolithiasis, S. 148) lokalisiert sind. Besitzt der Harn dagegen eine physiologische Gelbfärbung mit makroskopisch sichtbaren Blutstropfen, ist mit an Sicherheit grenzender Wahrscheinlichkeit davon auszugehen, dass das Blut aus der Gebärmutter (S. 125 ff) stammt.

Auch das **Allgemeinbefinden** des Tieres ist von Interesse. Bei Harnwegserkrankungen (Urolithiasis, S. 148) sind die Kaninchen meist deutlich weniger mobil, fressen schlecht und haben Anzeichen von Bauchschmerzen. Uteruserkrankungen beeinträchtigen die Tiere dagegen nur selten (❾). Erst in weit fortgeschrittenen Stadien kann es, bedingt durch Anämie, zu Abgeschlagenheit kommen. Raumfordernde Prozesse verursachen Verdauungsstörungen und, hervorgerufen durch verminderte Futteraufnahmekapazität, Abmagerung.

Bei jedem Kaninchen, dessen Besitzer eine Rotfärbung des Urins aufgefallen ist, sollte nach der Anamneseerhebung zunächst eine chemische Harnuntersuchung mittels Teststreifen (s. Kap. 3) durchgeführt werden. Verläuft diese negativ, ist kein weiteres Eingreifen erforderlich.

Besonderes Augenmerk bei der klinischen Allgemeinuntersuchung

Wie ist der Allgemeinzustand des Tieres?

Viele Kaninchen leiden unter chronischen Niereninsuffizienzen (S. 147) und machen dann einen chronisch kranken Eindruck: Sie zeigen Abmagerung (❺) sowie ein ungepflegtes, glanzloses Fell. Im Gegensatz dazu sind Tiere mit akuter Niereninsuffizienz (S. 146) in ihrem Allgemeinbefinden zwar hochgradig gestört, weisen aber einen guten Ernährungs- und Pflegezustand auf.

Ist die Anogenitalregion verschmutzt?

Die Adspektion der Anogenitalregion kann wichtige Hinweise auf die Art der Erkrankung liefern (❼). Bei Blasenerkrankungen, die mit Harnabsatzstörungen einhergehen, finden sich häufig Urinverklebungen des Fells (Zystitis, S. 145). Bei Erkrankungen mit Blasengrieß sind häufig Grießreste im Fell der Anogenitalregion zu finden (Urolithaisis, S. 148). Urethrasteine (S. 111) verkeilen sich oftmals kurz vor dem Harnröhrenausgang, so dass dort eine deutliche Vorwölbung sichtbar wird. Bei Gebärmuttererkrankungen, die mit Blutungen einhergehen (Hämometra, Geburtsstörungen, S. 131 und S. 135), ist das Fell in der Regel sauber. Evtl. sind kleine Blutkrusten um die Scheide zu finden.

Finden sich Veränderungen der Harnorgane?

Der Füllungszustand der **Blase** sowie etwaige Schmerzhaftigkeiten werden überprüft. Bei Zystitis (S. 145) ist die Blase, bedingt durch ständigen Harndrang, oft leer oder nur mäßig gefüllt und schmerzhaft bei Druck. Ist das Organ groß und prall, so besteht der Verdacht, dass der Harnabfluss durch Steine im Bereich des Blasenhalses oder der Urethra gestört ist (Harnröhrensteine, S. 148). Bestehen größerer Ansammlungen von Grieß, so lässt sich eine teigige Konsistenz der Blase feststellen (Urolithiasis, S. 148).

Die **Nieren** werden auf Größenveränderungen, Unebenheiten der Oberfläche sowie Schmerzhaftigkeit untersucht. Bei akuten Niereninsuffizienzen (S. 146) durch Nephritis (S. 146) oder bei Nephrolithiasis (S. 148) kann Druck auf das Organ möglicherweise zu Schmerzreaktionen führen. Im Rahmen chronischer Niereninsuffizienzen (S. 147)

findet sich häufig eine höckerige Oberfläche; die Nieren können verkleinert sein.
Schließlich sollte auch der der Palpation zugängliche Teil der **Harnröhre** untersucht werden, um dort befindliche Konkremente diagnostizieren zu können (Harnröhrensteine, S. 146).

▪ Finden sich Veränderungen der Gebärmutter?

Weiterhin wird die Beschaffenheit der Gebärmutter beurteilt. Sie kann nur dann gut palpiert werden, wenn ihre Wand verdickt ist. In vielen Fällen einer Hämo-, Hydro- oder Mukometra (S. 131, S. 133) ist das Organ erheblich erweitert und enthält große Flüssigkeitsmengen. Uterustumoren (S. 133) sind als derbe Umfangsvermehrungen zu fühlen. Ist die Metra flüssigkeitsgefüllt, kann unter Umständen durch vorsichtiges Massieren des Organs ein Vaginalausfluss induziert werden (❾).

▪ Diagnosesicherung durch weiterführende Untersuchungen

Bei allen Veränderungen des Urins sollte zunächst eine **Harnuntersuchung** (S. 253) durchgeführt werden. Bereits die makroskopische Untersuchung kann erste Hinweise auf die Art der Erkrankung liefern. So weisen Kaninchen mit chronischer Niereninsuffizienz (S. 147) oft einen klaren Urin auf; bei Blasengrießerkrankungen (S. 148) besitzt er eine eingedickte, schlammige Konsistenz. Ist der Urin beim Ausdrücken der Blase klar und tropfen dann Blutstropfen nach, muss von einer Erkrankung der Gebärmutter (S. 151) ausgegangen werden. Es schließt sich eine Untersuchung mittels Teststreifen an. Bei einer mikroskopischen Untersuchung können Leukozyten, Erythrozyten, Epithelien sowie Bakterien nachgewiesen werden. Ist durch diese Untersuchungen die Diagnose einer infektiösen Erkrankung der Harnwege (Zystitis, S. 145) gesichert, so sind Harnproben für eine mikrobiologische Untersuchung zu entnehmen.
Röntgenaufnahmen des Abdomens sind immer erforderlich, wenn Zystitissymptome bestehen. Ein Vorliegen von Konkrementen in den Harnorganen muss dann ausgeschlossen werden. Weiterhin werden durch die Röntgenuntersuchung Vergrößerungen der Gebärmutter festgestellt (❾).
Alternativ kann eine **Ultraschalluntersuchung** (S. 264) durchgeführt werden, um Erkrankungen der Harn- und Geschlechtsorgane weiter zu differen-

zieren. Durch eine Sonografie kann außerdem die Struktur der Nieren beurteilt werden, wenn Verdacht auf eine dort lokalisierte Erkrankung besteht. Zudem können auch bereits geringe Flüssigkeitsansammlungen in der Metra dargestellt werden.
Blutuntersuchungen sind essentiell, um akute und chronische Niereninsuffizienzen zu diagnostizieren. Die Nierenwerte müssen aber auch bei allen anderen Erkrankungen der Harnorgane kontrolliert werden, v.a., wenn der Harnabsatz gestört ist, um ggf. eine unterstützende Therapie einleiten zu können. Bei chronischen Nierenerkrankungen sollte möglichst immer ein komplettes Blutprofil vorliegen, um eine Prognose für das Tier erstellen zu können. Bestehen bereits Anämien und Elektrolytverschiebungen, so ist die Prognose als äußerst schlecht zu beurteilen (Referenzwerte Hämatologie, Elektrolyte und Nierenwerte s. Kap. 3, S. 247 ff).

2.10.3.3 Erkrankungen

▪ Zystitis

Häufige, meist durch aufsteigende Infektionen bedingte Erkrankung.

▪ Ätiologie

Blasenentzündungen entstehen meist durch aufsteigende bakterielle Infektionen, wobei primäre Durchfallerkrankungen mit kotverschmierter Anogenitalregion eine wichtige Rolle spielen (❷). Häsinnen sind häufiger betroffen, da sie eine kürzere und weitere Harnröhre aufweisen. Auch bei Urolithiasis (S. 148) kann durch Reizungen der Blasenschleimhaut sekundär eine Zystitis entstehen. Differentialdiagnostisch muss daher stets ein Vorliegen von Konkrementen ausgeschlossen werden.

▪ Klinik

Häufigste Symptome sind Strangurie, Pollakisurie und eine urinverschmierte Anogenitalregion (Abb. 2.79). Das Hinterteil wird beim Urinabsatz weit angehoben, z.T. sind Schmerzäußerungen zu hören. Die Blase ist meist palpatorisch klein, da permanent tröpfelnd Urin abgesetzt wird. Das Allgemeinbefinden der Tiere ist oft gestört und sie fressen schlecht. Besonders in den Sommermonaten und bei Kaninchen in Außenhaltung bieten das harnverschmierte Fell und die verminderten Abwehrbewegungen der Tiere einen Angriffspunkt

2.10 Urinveränderungen

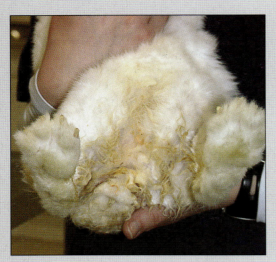

Abb. 2.79 Harnverschmierte Anogenitalregion bei Zystitis.

für Fliegen, die dort ihre Eier ablegen. In der warmen Jahreszeit sollten erkrankte Tiere daher besonders sorgfältig auf eine Myiasis (**7**) untersucht werden.

Infektiöse Zystitiden führen nur bei weit reichenden Schleimhautläsionen zu makroskopisch sichtbaren Harnverfärbungen.

Diagnose

Der Urin ist makroskopisch oft kaum verändert, deutliche rötliche Verfärbungen sind die absolute Ausnahme. Meist hat der Urin ein unauffälliges gelblich-trübes Aussehen. Durch große Beimengungen von Leukozyten kann er eine schleimige Konsistenz aufweisen. Seltenere Ursache hierfür ist eine Infektion mit schleimbildenden Bakterien, wie mukoiden *Escherichia coli*-Stämmen.

Die Untersuchung mit Teststreifen ergibt häufig einen deutlich erniedrigten pH-Wert zwischen 5 und 7, sowie einen Gehalt an Erythrozyten oder Hämoglobin. Je nach Art der beteiligten Keime kann Nitrit nachgewiesen werden. Mikroskopisch sind gehäuft Leukozyten, Erythrozyten und Blasenepithelien nachweisbar.

Der Nachweis von Leukozyten auf den Teststreifen darf nicht zur Diagnostik herangezogen werden, da gehäuft falsch positive Ergebnisse auftreten.

In jedem Fall sollte der Urin mikrobiologisch untersucht werden, da Zystitiden verursachende Keime oft weit reichende Resistenzen aufweisen. Um differentialdiagnostisch ein Vorliegen von Konkrementen auszuschließen, müssen in jedem Fall Röntgenaufnahmen des Abdomens angefertigt werden.

Therapie

Die Behandlung erfolgt mit einem Antibiotikum, möglichst nach Antibiogramm. Die Tiere erhalten Infusionen [82] und Furosemid [46], um Keime schneller aus der Blase eliminieren zu können. Gleichzeitig muss, zumindest in den ersten Behandlungstagen, ein Analgetikum oder Spasmoanalgetikum verabreicht werden. Inappetente Kaninchen müssen zwangsernährt werden. Die Behandlung sollte so lange fortgesetzt werden, bis der Urin frei von Veränderungen ist. Eine Behandlungsdauer von 10–14 Tagen ist dabei die Regel.

Therapie der Zystitis:
- Antibiotikum nach Antibiogramm, z. B.
  - Chloramphenicol [4] (Chloromycetin Palmitat®), 2 x tägl. 50 mg/kg p.o.
  - Sulfonamid/Trimethoprim [13] (z. B. Cotrim K®), 2 x tägl. 30/8 mg/kg p.o.
  - Enrofloxacin [8] (Baytril®), 1 x tägl. 10 mg/kg s.c., p.o.
  - Marbofloxacin [11] (Marbocyl®), 1 x tägl. 4 mg/kg s.c., p.o.
- Infusionen [82] (z. B. Sterofundin®), 1 x tägl. 20–40 ml/kg s.c.
- Furosemid [46] (z. B. Dimazon®), 1–2 x tägl. 1 mg/kg s.c., p.o.
- Analgetikum, z. B.
  - Metamizol [93] (Novalgin®), 2–3 x tägl. 10–20 mg/kg s.c., p.o.
  - Meloxicam [92] (Metacam®), 1 x tägl. 0,15 mg/kg s.c., p.o.

Akute Niereninsuffizienz

Bakteriell bedingte, meist hochakut verlaufende Erkrankung; Notfall!

Ätiologie

Akute Niereninsuffizienzen gehen in der Regel aus akuten bakteriellen Nephritiden (S. 97) hervor. Auch bei Allgemeininfektionen (z. B. Kaninchenschnupfen, S. 17) können die Nieren mit beteiligt sein. In seltenen Fällen kann eine vollständige Verlegung der Urethra durch Konkremente eine akute Niereninsuffizienz auslösen.

Klinik

Anamnestisch berichten die Besitzer über plötzliche Apathie und Inappetenz. Das Allgemeinbefinden der Tiere ist meist erheblich gestört. Evtl. sind die Nieren bei der Palpation schmerzhaft. Weitere Befunde lassen sich bei der klinischen Allgemeinuntersuchung in der Regel nicht erheben.

Diagnose

Die Blutuntersuchung ergibt eine drastische Erhöhung der Nierenwerte sowie eine deutliche Leukozytose. Auch die Leberwerte können bei Allgemeininfektionen erhöht sein. Der Urin kann Leukozyten, Blutbeimengungen sowie Epithelien enthalten, der pH-Wert ist möglicherweise erniedrigt. Röntgen- und Ultraschalluntersuchungen des Abdomens sind unauffällig; evtl. ist eine Hyperechogenität des Nierengewebes erkennbar.

Therapie

Die Kaninchen erhalten zunächst ein Breitbandantibiotikum, der Urin sollte jedoch in jedem Fall bakteriologisch untersucht werden, um die Behandlung ggf. gezielt umstellen zu können. Die Tiere werden mit Infusionen und einem Analgetikum versorgt und müssen zwangsernährt werden. Die Nierenwerte (ggf. auch die Leberwerte) sind regelmäßig zu kontrollieren. Bei Behandlung mit einem geeigneten Antibiotikum und Infusionstherapie kommt es meist zu einem raschen Abfall der Werte und zu einer Stabilisierung des Allgemeinbefindens.

> **Therapie der Nephritis/akuten Niereninsuffizienz:**
> - Antibiotikum nach Antibiogramm
> - Infusionen [82] 2 x tägl. 40 ml/kg KGW s.c. bzw. 80–100 ml/kg KGW/d i.v.
> - Analgetikum
> - Zwangsfütterung

Chronische Niereninsuffizienz

Häufige Erkrankung bei älteren Kaninchen; meist im Rahmen der Encephalitozoonose auftretend.

Ätiologie & Pathogenese

Chronische Niereninsuffizienzen werden in den meisten Fällen durch eine Infektion mit *Encephalitozoon cuniculi* (S. 172, [12]) hervorgerufen. Der Erreger verursacht eine chronische interstitielle Nephritis mit nachfolgender Bildung von Narbengewebe. Klinische Symptome werden in der Regel erst ab einem Alter von 4–5 Jahren beobachtet. Eine weitere, altersunabhängige Ursache für die chronische Niereninsuffizienz ist eine beidseitige Nephrolithiasis (Abb. 2.53, S. 97), die zu einer Druckatrophie des Nierengewebes führen kann. In seltenen Fällen liegt die Ursache in einer chronischen bakteriellen Pyelonephritis oder tumorösen Entartungen der Nieren (z. B. bei Leukose, S. 85).

Bei chronischen Nierenfunktionsstörungen kommt es im fortgeschrittenen Verlauf zu verschiedenen Entgleisungen des Stoffwechsels. Durch verminderte Erythropoetinbildung in der Niere entsteht eine Anämie. In der Niere wird zudem kein aktives Vitamin D3 mehr gebildet, das die Kalziumresorption aus dem Darm fördert. Dadurch entstehen ein Kalziummangel und schließlich eine sekundäre Osteodystrophie (S. 203, [13]). Im Blut werden Verschiebungen des Kalzium-Phosphor-Verhältnisses sowie eine Erhöhung der Alkalischen Phosphatase (als Anzeichen eines erhöhten Knochenstoffwechsels) sichtbar. Durch gestörte Sekretions- und Reabsorptionsvorgänge in den Nierentubuli entstehen Elektrolytimbalancen. Immunsuppression fördert Sekundärinfektionen, die sich anhand von Leukozytosen und Erhöhungen der Leberwerte bemerkbar machen.

Klinik

Oft werden moderat erhöhte Nierenwerte bei Kaninchen eher zufällig bei Blutkontrollen entdeckt, ohne dass klinische Symptome zu beobachten sind. Bei weiterem Anstieg der Werte fressen die Tiere schlecht, magern ab und bekommen ein struppiges, etwas fettiges Fell. Gelegentlich sind Polydipsie und Polyurie zu beobachten ([11]). Bei Blutuntersuchungen werden, neben der Nierenwerterhöhung, Hyperkaliämien, Hyponatriämien und Anämien festgestellt. Die Leukozyten und die Leberwerte können als Anzeichen einer Sekundärinfektion erhöht sein. Bedingt durch renale sekundäre Osteodystrophie besteht die Gefahr pathologischer Frakturen (Abb. 2.114, S. 203).

Der Urin der Kaninchen ist meist klar bei normaler gelblicher Färbung. Eine Polyurie wird von den Besitzern in den meisten Fällen nicht bemerkt. Durch den Mangel an aktivem Vitamin D3 entsteht ein Kalziumdefizit; die physiologische Kristallurie bleibt aus.

2.10 Urinveränderungen

Therapie & Prognose

Kaninchen, bei denen bereits eine Anämie oder röntgenologische Anzeichen für eine Osteodystrophie bestehen, sollten wegen infauster Prognose euthanasiert werden. Gleiches gilt für Tiere mit beidseitiger Nephrolithiasis oder Nierentumoren, die bereits unter gestörtem Allgemeinbefinden leiden oder anurische Tiere. In anderen Fällen kann versucht werden, durch Infusionstherapie die Nierenwerte abzusenken. Bestehen Leukozytose und Leberwerterhöhung, erhalten die Patienten ein Antibiotikum. Es muss dabei ein Wirkstoff gewählt werden, der keine zusätzlichen Nierenfunktionsstörungen verursachen kann. Die Prognose ist dennoch als sehr vorsichtig zu stellen. Unter Umständen kann der Zustand des Tieres noch einige Zeit stabilisiert werden. In vielen Fällen kommt es jedoch nach Beendigung der Infusionstherapie zu einem schnellen Wiederanstieg der Nierenwerte.

Prophylaxe

Werden bei Encephalitozoonose-positiven Kaninchen nur leicht erhöhte Nierenwerte festgestellt, sollte v.a. die Fütterung mit dem Ziel umgestellt werden, eine erhöhte Diurese zu erzielen. Der Frischfutteranteil der Ration ist zu erhöhen, wobei besonders Futtermittel mit hohen Wassergehalten (z.B. Gurke, Salat) ergänzt werden sollten. Allein durch eine solche Futterumstellung kann der Zustand der Tiere oft noch jahrelang stabil gehalten werden. Das gleiche Fütterungsregime hat sich bei Kaninchen bewährt, bei denen Antikörper gegen *Encephalitozoon cuniculi* nachgewiesen wurden, ohne dass bisher eine Nierenproblematik besteht. Durch ständiges „Durchspülen" der Nieren wird offensichtlich eine übermäßige Ansiedlung des Erregers im Nierengewebe verhindert.

Therapie bei chronischer Niereninsuffizienz:
- Euthanasie bei renaler Anämie und/oder renaler Osteodystrophie
- Infusionen, 80–100 ml/kg/d
- Vollelektrolytlösung [82] bei ausgeglichenem Elektrolythaushalt
- NaCl [81] bei Hyperkaliämie und Hyponatriämie
- ggf. Antibiotikum (z.B. Enrofloxacin [8] 1 x tägl. 10 mg/kg p.o., s.c.)
- ggf. Zwangsfütterung
- Futterumstellung: reichlich Frischfutter mit hohem Flüssigkeitsanteil

Urolithiasis, Nephrolithiasis

Durch den speziellen Kalziumstoffwechsel des Kaninchens bedingte, häufig vorkommende Erkrankung.

Ätiologie & Pathogenese

Kaninchen neigen zur Bildung von Konkrementen der Harnorgane, da sie einen speziellen Kalziumstoffwechsel besitzen:
- Kalzium wird nicht bedarfsorientiert, sondern im Überschuss aus dem Darm resorbiert.
- Überschüssiges Kalzium wird fast ausschließlich über die Nieren ausgeschieden.
- Der basische pH-Wert des Urins begünstigt ein Ausfällen von Kalziumkristallen.

Besonders leicht erkranken Kaninchen, die große Kalziummengen mit dem Futter erhalten, sowie Tiere, die nicht ausreichend mit Flüssigkeit versorgt werden. Am häufigsten sind Blasen- und Harnröhrensteine (Abb. 2.80a+b) sowie Blasengrieß (Abb. 2.81) zu diagnostizieren.
Blasensteine und Blasengrieß reizen die Blasenschleimhaut, so dass Entzündungen, meist mit sekundärer bakterieller Besiedlung, entstehen.

Abb. 2.80 a, b Typische Blasensteine mit unebener, rauer Oberfläche.

Abb. 2.81 Grießhaltiger Urin.

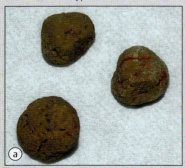
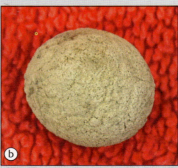
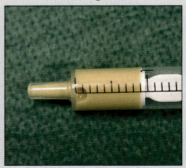

Rutschen Konkremente in den Bereich von Blasenhals oder Urethra ab, so wird der Harnabsatz erschwert oder unterbunden (S. 111). Nephrolithiasis führt schnell zur Druckatrophie der betroffenen Niere. Liegen Konkremente in beiden Nieren vor, entsteht eine chronische Niereninsuffizienz (S. 147).

Klinik

Die Symptome gleichen prinzipiell denen einer Zystitis (S. 145). Die Tiere leiden unter Strangurie und Pollakisurie, haben eine urinverschmierte Anogenitalregion mit Dermatitis und weisen nicht selten Störungen des Allgemeinbefindens mit Inappetenz auf. Der Urin ist bei Blasensteinerkrankungen makroskopisch oft unauffällig; die Blase ist durch ständigen tröpfelnden Harnabsatz meist klein. Sitzt ein Stein in der Harnröhre, kann der Urin aber auch rötlich verfärbt sein und deutliche Blutkoagula enthalten; die Blase ist in solchen Fällen oftmals als großes, pralles Gebilde zu palpieren. Die Tiere zeigen tropfenweisen Urinabsatz und eine ödematisierte Anogenitalregion (❼). Beim Vorliegen von Blasengrieß hat der Harn ein gelblich-bräunliches oder gelb-graues Aussehen und eine schlammige Beschaffenheit. Die Blase weist eine teigige Konsistenz auf. Sind Konkremente im Nierenbecken vorhanden, leiden die Kaninchen oftmals unter kolikartigen Schmerzen (❻); der Urin ist makroskopisch meist nicht verändert.

Diagnose

Bei jedem Verdacht auf eine Konkrementerkrankung sind Aufnahmen des Abdomens in zwei Ebenen anzufertigen, um Art und Lokalisation der Konkremente ausmachen zu können. Diese sind röntgenologisch immer nachweisbar, da sie stets

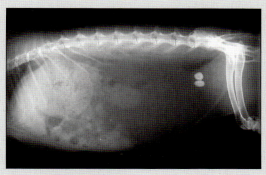

Abb. 2.82 Blasenstein.

Abb. 2.83 Harnröhrenstein.

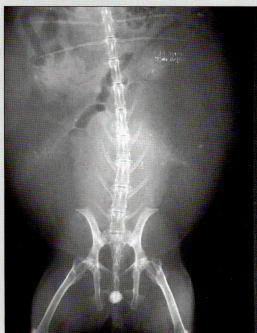

Abb. 2.84 a, b Blasengrieß.
a Die Blase ist durch Grießansammlung deutlich dilatiert.
b Die Blase ist nur mäßig gefüllt und enthält geringe Mengen von röntgendichtem Harngrieß.

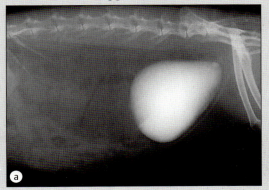
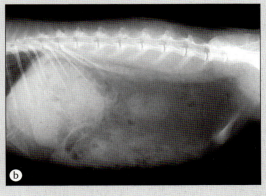

kalziumhaltig sind. Steine lassen sich als solide runde Verschattungen in der Blase (Abb. 2.82) oder der Harnröhre (Abb. 2.83) nachweisen. Eine komplette Verschattung der gesamten Blase deutet fast immer auf Blasengrieß (Abb. 2.84 a+b), nicht auf einen kompakten Ausgussstein hin. Konkremente im Nierenbecken (Abb. 2.85, Abb. 2.86 a+b) sind in der Regel sehr klein, lagern sich zusammen und können schließlich das gesamte Nierenbecken ausfüllen. Ein Abrutschen in die Ureteren ist möglich (Abb. 2.87). Bei jeder Urolithiasis sollten die Nierenwerte überprüft werden. Außerdem sind, wie bei jeder anderen Form der Zystitis, bakteriologische Harnuntersuchungen sinnvoll.

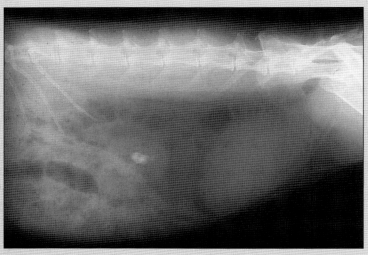

Abb. 2.85 Einseitige Nephrolithiasis.

Abb. 2.86 a, b Beidseitige Nephrolithiasis.
a Laterolaterale Projektion.
b Ventrodorsale Projektion.

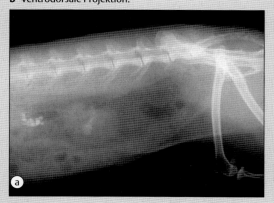

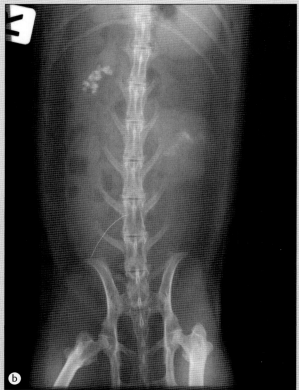

Therapie

In jedem Fall ist eine allgemeine Zystitisbehandlung mit Antibiotika, Infusionen und Analgetika einzuleiten. Kleine Steinchen, die den Durchmesser der Urethra nicht übersteigen, können unter Zystitistherapie oft via naturalis eliminiert werden. Größere Konkremente müssen durch Zystotomie entfernt werden. Bei Häsinnen gelingt oft auch eine endoskopische Steinentfernung. Besonders beim Vorliegen von Harnröhrensteinen ist so schnell wie möglich eine Operation durchzuführen, um einen weiteren Harnstau zu vermeiden (❼).

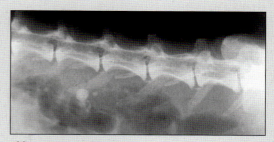

Abb. 2.87 Ureterstein.

Praxistipp
Entfernung von Blasengrieß:
Blasengrieß kann in aller Regel durch eine Infusionstherapie entfernt werden; nur in absoluten Ausnahmefällen besteht eine Indikation zur Operation. Die Tiere werden ein- bis zweimal täglich infundiert; etwa eine Stunde nach Infusion wird die Blase manuell entleert, wobei das Kaninchen aufrecht vor den Brustkorb gehalten wird. Auf diese Weise sackt der Blasenschlamm in Richtung des Blasenhalses und der Harnröhre ab und entleert sich gut beim vorsichtigen Ausmassieren der Blase.

Eine Infusionstherapie ohne manuelle Blasenentleerung ist dagegen oft wenig erfolgreich. Die mit Schlamm beladene Blase ist häufig stark dilatiert, so dass der Grieß sich nach kranioventral absetzt. Beim Harnabsatz wird dann nur der klare Überstand entfernt.

Nierenkonkremente sind durch Infusionstherapie meist kaum beeinflussbar. Ist nur eine Niere betroffen, so liegen die Nierenwerte oft im Normbereich. Die Kaninchen kommen dann, abgesehen von gelegentlichen behandlungsbedürftigen Koliken, erstaunlich gut damit zurecht. Besteht die Nephrolithiasis beidseitig, so entsteht in der Regel schnell eine Niereninsuffizienz, die eine Euthanasie unumgänglich macht (S. 20).

Prophylaxe

Bei jedem Kaninchen, das aufgrund einer Urolithiasis behandelt wurde, sollten eine Überprüfung der Fütterung und deren Korrektur erfolgen. Kalziumhaltige Futtermittel sind zu reduzieren. Stattdessen wird reichlich Frischfutter mit hohen Wassergehalten angeboten, um die Diurese zu steigern. Gleichzeitig kann kalziumarmes stilles Mineralwasser angeboten werden. Vitamin C-Gaben führen zu einer Absenkung des Harn-pH, allerdings müssen sie als Dauermedikation möglichst mehrmals täglich verabreicht werden.

Bei Umstellung auf eine kalziumärmere Fütterung darf der Kalziumbedarf des Patienten nicht unterschritten werden! Eine alimentäre sekundäre Osteodystrophie (S. 203), die sich zunächst v.a. in einer Verschlechterung der Zahnqualität äußert, wäre die Folge.

Prophylaxe bei Urolithiasis:
- Ca-reiche Futtermittel meiden (z. B. Kohlrabiblätter, Kräuter, Broccoli, Luzerneprodukte wie Luzerneheu und „Grünrollis")
- Vermehrte Gabe von Futtermitteln mit hohem Flüssigkeitsgehalt (z. B. Salate, Tomate, Gurke)
- Ca-armes Trinkwasser

Gebärmuttererkrankungen

Meist hormonell bedingte, bei hypersexuellen Kaninchen häufig vorkommende Erkrankungen.

Flüssigkeitsabgänge aus der Gebärmutter werden sehr häufig mit Urinveränderungen verwechselt!

Wässrige oder schleimige Flüssigkeitsansammlungen im Uterus gehen in der Regel aus einer zystischen Endometriumhyperplasie (S. 131) hervor. Ist der Muttermund geöffnet, kann Schleim im Urin diagnostiziert werden, der unter Umständen dem makroskopischen Befund bei einer hochgradigen bakteriellen Zystitis ähnelt.

Eine Hämometra (S. 131) mit blutigem Ausfluss kann sowohl aus einer tumorösen Uteruserkrankung (S. 133) entstehen, als auch aus einer zystischen, hyperplastischen Veränderung des Endometriums. Häufig sind im Urin dann makroskopisch Blutbeimengungen zu erkennen, die als Hämaturie fehlgedeutet werden.

Durch Gebärmuttererkrankungen (selten auch durch Scheidentumoren, S. 136) abgehendes Blut ist unter Umständen als Tropfen im Urin erkennbar, während er bei Hämaturie gleichmäßig rötlich erscheint. Das Harnabsatzverhalten ist bei genitalen Erkrankungen ungestört. Bei Zystitiden mit Hämaturie wären Strangurie und Dysurie zu erwarten.

Blut aus der Gebärmutter geht häufig auch unabhängig vom Harnabsatz ab. Zur Diagnostik und Therapie von Gebärmuttererkrankungen siehe ⑨.

2.11 Polydipsie, Polyurie

Klinische Symptome bei vorberichtlicher Polydipsie und Polyurie sind abhängig von der Art der Grunderkrankung. Auftreten können:
- Abmagerung
- Apathie
- struppiges Haarkleid
- Katarakte
- Exsikkose

2.11.1 Tierartliche Besonderheiten

Die Wasseraufnahme des Kaninchens hängt erheblich vom Fütterungsregime ab. Während bei ausschließlicher Fütterung von Pellets oder Mischfuttermitteln etwa 2–3 ml Wasser pro Gramm aufgenommener Trockensubstanz aktiv aus der Tränke aufgenommen werden, trinken Kaninchen, die überwiegend mit Frischfutter ernährt werden, kaum oder gar nicht. Sie nehmen jedoch mit dem Futter bereits deutlich höhere Flüssigkeitsmengen auf als Tiere, die ihren Wasserbedarf nur aktiv über die Tränke decken.

Unabhängig von der Rationszusammensetzung muss stets eine Trinkflasche mit frischem Wasser zur Verfügung stehen! Andernfalls kann bereits ein geringer Rückgang der Futteraufnahme (z. B. bei Zahnerkrankungen) zu Defiziten im Flüssigkeitshaushalt führen.

2.11.2 Sofortmaßnahmen

Wird ein Kaninchen aufgrund einer Polydipsie vorgestellt, sind in der Regel keine sofortigen Therapiemaßnahmen einzuleiten. Es muss zunächst eine entsprechende Diagnostik durchgeführt werden, um das Grundproblem erkennen und dann gezielt behandeln zu können. In jedem Fall muss überprüft werden, ob eine Exsikkose vorliegt, und dann sollte eine zügige Flüssigkeitssubstitution erfolgen.

2.11.3 Wichtige Ursachen

Polydipsie und Polyurie sind klassische Symptome eines Diabetes mellitus. Sie können jedoch auch gelegentlich bei chronischer Niereninsuffizienz sowie als Folge von Fütterungs- und Haltungsfehlern und im Zuge einer Kortisontherapie auftreten. Bei manchen Kaninchen ist eine kompensatorische Mehraufnahme von Wasser zu beobachten, wenn sie aufgrund einer Erkrankung mit Inappetenz, meist einer Zahnerkrankung, nicht fressen.

2.11.3.1 Übersicht

Tab. 2.14 Wichtige Ursachen für Polydipsie und Polyurie

Erkrankung	Bedeutung	siehe Seite	siehe auch Leitsymptom
Diabetes mellitus	+++	S. 157	❸, ⓯
Zahnerkrankung	++	S. 231	❷, ⓯
Fütterungsbedingte Polydipsie	++	S. 159	
Haltungsbedingte Polydipsie	++	S. 159	
Kortisoninduzierte Polydipsie	+	S. 160	
Chronische Niereninsuffizienz	+	S. 158	❿, ⓯

2.11.3.2 Diagnostischer Leitfaden: **Polydipsie, Polyurie**

Anamnese

- **Fütterung**
- **Fressverhalten**
- **Haltung**
- **Vorbehandlung**

Klinische Untersuchung

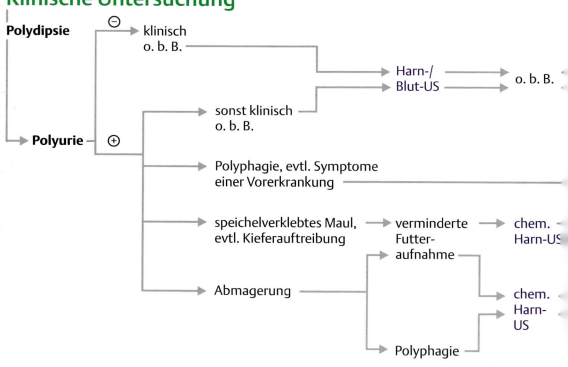

2.11 Polydipsie, Polyurie

→ kein/kaum Frischfutter	→	fütterungsbedingte Polydipsie	→ S. 159
→ Einzelhaltung, kaum Bewegung u. Beschäftigung	→	haltungsbedingte Polydipsie	→ S. 159
→ vorberichtlich Kortisonbehandlung	→	kortisoninduzierte Polydipsie	→ S. 160
→ o. b. B.	→ Röntgen Schädel	→ Zahnerkrankung	→ S. 231
→ evtl. Proteinurie, Glukosurie, Hämaturie	→ Nierenwerte ↑, K ↑, Na ↓, etc.	→ chronische Niereninsuffizienz	→ Röntgen Abdomen/ Serologie *E. cuniculi* → S. 158
→ Glukosurie, evtl. Ketonurie	→ Hyperglykämie, evtl. Harnstoff ↑, Leberwerte ↑, etc.	→ Diabetes mellitus	→ S. 157

Besonderes Augenmerk bei der Anamnese

Fütterung: erhalten Kaninchen kein Frischfutter, nehmen sie entsprechend mehr Flüssigkeit über die Trinkflasche auf. Zu erfragen ist in diesem Zusammenhang, ob die Polydipsie evtl. in zeitlichem Zusammenhang mit einer Umstellung des Fütterungsregimes aufgetreten ist (fütterungsbedingte Polydipsie, S. 159).

Fressverhalten: Tiere, die aufgrund einer Zahnerkrankung (S. 231) nicht oder vermindert fressen, gleichen den Flüssigkeitsbedarf meist über die Tränke aus. Kaninchen, die an einem Diabetes mellitus (S. 157) leiden, nehmen in der Regel übermäßig Futter auf. Gleiches gilt für Tiere, die unter einer Kortison-Behandlung (S. 160) stehen.

Haltung: fehlende Gesellschaft von Partnertieren, Bewegungsmangel oder Mangel an sonstigen Beschäftigungsmöglichkeiten können zu vermehrter Tränkeaufnahme aus Langeweile führen (haltungsbedingte Polydipsie, S. 159). Es ist zu hinterfragen, ob sich in letzter Zeit Änderungen der Haltungsbedingungen ergeben haben (z. B. Tod des Partnertieres, Besitzer ist nicht mehr so oft zu Hause, um sich mit dem Tier zu beschäftigen oder ihm Freilauf zu gewähren).

Vorerkrankung/Vorbehandlung: In diesem Zusammenhang ist v.a. eine Behandlung mit Glukokortikoiden (S. 159) von Interesse, die sowohl Polydipsie als auch Polyphagie zur Folge haben kann. Im Zweifelsfall sollte der vorbehandelnde Kollege kontaktiert werden.

Besonderes Augenmerk bei der klinischen Untersuchung

Wie ist der Allgemeinzustand des Tieres?

Bei der Adspektion ist besonders der Gesamtzustand des Tieres zu bewerten. Bestehen chronische Nephropathien (S. 158) oder eine Diabetes-Erkrankung (S. 157), sind die Kaninchen meist in einem mäßigen bis schlechten Ernährungszustand. Auch der Hautturgor muss unbedingt überprüft werden, damit eine entsprechende Flüssigkeitssubstitution eingeleitet werden kann.

Bestehen Veränderungen der Nieren?

Bei der Abdomenpalpation sollten besonders die Nieren beurteilt werden. Vergrößerungen oder Verkleinerungen der Organe sowie außerdem eine höckerige Oberfläche können Hinweise auf Nephropathien (chronische Niereninsuffizienz, S. 158) geben.

Liegen Zahnveränderungen vor?

Eine besonders sorgfältige Untersuchung der Maulhöhle ist bei Verdacht auf eine Zahnerkrankung (S. 231) durchzuführen (Abb. 2.88). Auch der Kieferknochen wird abgetastet, um Auftreibungen zu erkennen, die durch apikales Zahnwachstum verursacht werden (❹, ❺).

Diagnosesicherung durch weiterführende Untersuchungen

Eine **Harnuntersuchung** (s. Kap. 3) sollte bei vorberichtlicher Polydipsie stets durchgeführt werden, um eine Diabetes- (S. 157) oder Nierenerkrankung (S. 158) auszuschließen. Eine Glukosurie ist in erster Linie bei Diabetes mellitus zu erwarten; sie kann jedoch auch bei schweren Nierenfunktionsstörungen zu beobachten sein. Ist der Urin makroskopisch klar und sind neben Glukose auch Proteine und Blut im Harn nachweisbar, so verdichtet sich der Verdacht auf eine Nierenerkrankung. Ketone sind erst bei schweren Stoffwechselentgleisungen mit stark gestörtem Allgemeinbefinden nachzuweisen.

Blutuntersuchungen komplettieren das Bild. Hyperglykämien mit Werten über 400 mg/dl sprechen für einen Diabetes (S. 157). Erhöhte Nierenwerte sowie Elektrolytverschiebungen und Anämie weisen auf eine chronische Niereninsuffizienz (S. 158) hin.

Röntgenaufnahmen des Schädels sollten angefertigt werden, wenn bei der klinischen Untersu-

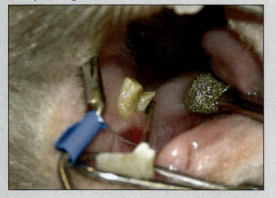

Abb. 2.88 Zahnfehlstellung. P1 überragt die hinter ihm liegenden Zähne, P2 ist nach lingual geneigt und hat eine Zahnspitze ausgebildet.

chung massive Zahnfehlstellungen, Eiteransammlungen in der Maulhöhle oder Auftreibungen der Kieferknochen zu finden sind.
Durch **Röntgenaufnahmen des Abdomens** kann eine Nephrolithiasis (S. 148) ausgeschlossen werden, die Ursache einer Niereninsuffizienz sein kann. Gleichzeitig sind osteodystrophische Veränderungen des Skeletts zu diagnostizieren.
Serologische Untersuchungen auf Antikörper gegen *Encephalitozoon cuniculi* (Encephalitozoonose, S. 172) sind weitere Hilfsmittel, um die Ätiologie einer Nephropathie (chronische Niereninsuffizienz, S. 158) zu klären.

2.11.3.3 Erkrankungen

Diabetes mellitus

Durch Störungen der Insulinsekretion hervorgerufene, gelegentlich auftretende Erkrankung.

Ätiologie & Pathogenese

Der Diabetes mellitus des Kaninchens gleicht im Wesentlichen dem Insulin-unabhängigen Diabetes mellitus des Menschen (= Altersdiabetes). Als Ursache der Erkrankung wird eine erbliche Genese diskutiert. Es wird eine Störung des Insulin-Sekretionsmechanismus vermutet, da bei erkrankten Tieren erniedrigte Insulinspiegel des Serums bei gleichzeitiger Hypergranulation der insulinproduzierenden Zellen (β-Zellen) gefunden wurden.

Klinik

Die Kaninchen werden überwiegend aufgrund von Polydipsie und -urie vorgestellt, wobei die Symptome vielen Besitzern erst spät auffallen, nämlich v.a. dann, wenn ansonsten stubenreine Tiere plötzlich unsauber werden. Daneben besteht in der Regel eine Polyphagie, wobei auch ansonsten verschmähte Futtermittel (Einstreu, Zeitungspapier) mit Heißhunger aufgenommen werden. Gleichzeitig magern die Tiere zunehmend ab (⓯). Häufig werden Katarakte beobachtet (❸).
Bleibt die Erkrankung unbehandelt, entstehen Hepato- und Nephropathien mit entsprechenden Stoffwechselentgleisungen. Unspezifische Symptome wie Apathie, Inappetenz (⓰) und Exsikkosen sind dann die Folge.

Diagnose

Bei Harnuntersuchungen ist eine deutliche Glukosurie nachweisbar (Abb. 2.89). Liegen bereits weitreichende Stoffwechselentgleisungen vor, sind Ketonkörper im Urin vorhanden. Blutuntersuchungen ergeben massive Hyperglykämien, die meist im Bereich > 500 mg/dl liegen. In fortgeschrittenen Fällen der Erkrankung können auch die Leber- und Nierenwerte in unterschiedlichem Maße erhöht sein.

Die ausgeprägte Stresshyperglykämie des Kaninchens von bis zu 400 mg/dl darf auf keinen Fall mit einer Diabeteserkrankung verwechselt werden!!

Therapie

Eine Therapie darf nur bei gesicherter Diagnose erfolgen, d. h., wenn bei wiederholten Blutuntersuchungen eine Hyperglykämie festgestellt werden konnte. Behandlungsversuche machen nur dann Sinn, wenn der Tierbesitzer bereit und in der Lage ist, dem Patienten regelmäßig Insulin zu applizieren.
Die Behandlung eines Diabetes mellitus sollte mit einem möglichst lang wirkenden Insulin-Präparat ⓺⓻ erfolgen. Anfänglich ist eine Dosierung von 1–2 I.E./kg zu empfehlen, die zunächst einmal täglich verabreicht wird. Sie kann bei Bedarf erhöht werden. Eine Erhöhung sollte jedoch frühestens zwei Tage nach Behandlungsbeginn vorgenommen werden. Viele Tiere reagieren verzögert auf das Insulin, so dass es bei vorzeitiger Dosiserhöhung zu lebensbedrohlichen Hypoglykämien kommen kann.
Während der Einstellungsphase sollte der Blutzuckerspiegel regelmäßig (alle 3 bis 4 Stunden) kontrolliert werden. Bei den in der Veterinärmedizin gebräuchlichen Insulin-Präparaten ist damit zu rechnen, dass bei Kaninchen mit ihrer hohen Stoffwechselrate das Wirkungsmaximum spätestens 12 Stunden nach Applikation erreicht ist. Eine

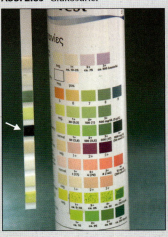

Abb. 2.89 Glukosurie.

zweimalige Insulingabe pro Tag kann daher erforderlich werden.

Neben einer Messung der Blutglukose sollten in jedem Fall auch Messungen der Harnglukose, eine Überprüfung der täglichen Trinkmenge sowie regelmäßige Gewichtskontrollen zur Beurteilung des Behandlungserfolgs herangezogen werden.

Liegen bei Behandlungsbeginn Veränderungen der Leber- und/oder Nierenwerte vor, sollten die Tiere zunächst mit Infusionen [82] (2 × tägl. 40 ml/kg) versorgt werden. Besteht eine Leukozytose, die auf eine Infektion hindeutet, muss zudem eine antibiotische Behandlung eingeleitet werden. Inappetente Patienten sind regelmäßig zwangszufüttern (S. 241).

Nach erfolgreicher Einstellung auf Insulin, müssen in regelmäßigen Abständen **Kontrollen** durchgeführt werden. Der Besitzer des Tieres wird angewiesen, Gewicht und Trinkmenge kontinuierlich zu überprüfen. Mit Hilfe von Harnteststreifen kann auch zu Hause der Glukosegehalt des Urins getestet werden. Daneben empfehlen sich gelegentliche Blutzuckermessungen durch den Tierarzt, wobei es ratsam ist, Tagesprofile zu erstellen. Bei solchen Kontrollen ist bei Kaninchen wiederum die ausgeprägte Stresshyperglykämie zu bedenken.

Bei den Tieren sollte nie unmittelbar nach Eintreffen in der Praxis Blut entnommen werden. Es empfiehlt sich, die Tiere zunächst für mindestens 30 Minuten an einen ruhigen Ort zu verbringen, um bei der Untersuchung möglichst unverfälschte Glukosewerte zu erhalten.

Die **Fütterung** eines Diabetes-Patienten ist so zu gestalten, dass stets Zugang zu Futter ermöglicht wird. Nüchternphasen sind unbedingt zu vermeiden. Neben Heu sind besonders strukturierte Frischfuttermittel und Gemüsesorten anzubieten. Obst sollte dagegen nur restriktiv gefüttert werden. Unmittelbar nach einer Insulininjektion kann die Gabe kleiner Mengen Obst jedoch vorteilhaft sein, da der Fruktosegehalt die abrupt einsetzende Insulinwirkung mildert. Auf Mischfuttermittel sowie jede Form von Getreide und Getreideprodukte (Brot, Knabberstangen etc.) sollte nach Möglichkeit verzichtet werden. Gleiches gilt für zuckerhaltige „Leckerli" (Joghurtdrops etc.).

Prognose

Besteht bei Erstvorstellung des Patienten bereits eine ketotische Stoffwechsellage bei eingeschränkter Leber- und Nierenfunktion, kommt ein therapeutisches Eingreifen meist zu spät. In solchen Fällen weisen die Patienten in der Regel ein deutlich gestörtes Allgemeinbefinden auf und stellen das Fressen ein. In weniger drastischen Fällen kann nach eigenen Erfahrungen durch Insulintherapie ein Überleben der Tiere für 1–2 Jahre gesichert werden.

Chronische Niereninsuffizienz

Häufige Erkrankungen, die vorwiegend bei älteren Kaninchen vorkommen.

Ätiologie

Chronische Niereninsuffizienzen werden v.a. durch Infektionen mit *Encephalitozoon cuniculi* verursacht. Auch beidseitige Nephrolithiasis (Abb. 2.90), chronische bakterielle Nephritiden und Neoplasien der Nieren können der Auslöser sein.

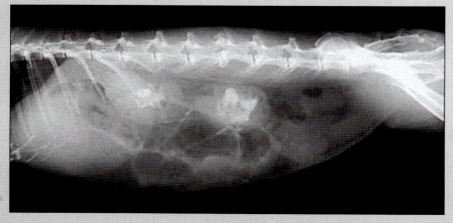

Abb. 2.90 Beidseitige Nephrolithiasis.

Klinik

Polyurie und Polydipsie sind bei Kaninchen nicht als klassische Symptome einer Niereninsuffizienz anzusehen, sie können bei einzelnen Tieren jedoch beobachtet werden. Betroffene Patienten weisen meist ein typisches „chronisch krankes Erscheinungsbild" auf: sie sind abgemagert und haben ein struppiges, ungepflegtes Fell, das sich etwas fettig anfühlt. Oft geht von den Kaninchen ein süßlicher Geruch aus.

Diagnose

Der Urin niereninsuffizienter Kaninchen ist oft makroskopisch klar, da die Resorptionsvorgänge für Kalzium aus dem Darm gestört sind. Der Harn kann Epithelien, Leukozyten und Blut/Erythrozyten enthalten. Bei schweren Funktionsstörungen sind Glukose, Proteine und Ketonkörper nachweisbar. Bei Blutuntersuchungen sind, neben einer Erhöhung von Harnstoff und Kreatinin, Elektrolytverschiebungen und Anämien zu diagnostizieren (❿, ⓯).

Therapie

Behandlungsversuche sind meist wenig Erfolg versprechend. Durch Infusionen kann versucht werden, den Zustand des Patienten zu stabilisieren (S. 245).

Haltungsbedingte Polydipsie

Durch Mangel an Beschäftigung hervorgerufene Verhaltensstörung.

Ätiologie

Kaninchen, die einzeln in kleinen Käfigen ohne Beschäftigungsmöglichkeiten gehalten werden und zudem keinen Freilauf erhalten, langweilen sich. Manche Tiere versuchen den Beschäftigungsmangel durch ständiges „Bearbeiten" der Trinkflasche auszugleichen. Dies kann sich zu einer Stereotypie steigern, die auch nach Verbesserung der Haltungsbedingungen noch über längere Zeit beibehalten wird.

Klinik & Diagnose

Die klinische Untersuchung ergibt in der Regel keinerlei auffällige Befunde.
Die Haltungsbedingungen sollten bei Polydipsie mit Polyurie, v.a. wenn keine organischen Ursachen ermittelt werden konnten, detailliert hinterfragt werden. Zur Absicherung sind in jedem Fall Harn- und Blutuntersuchungen durchzuführen, um Nieren- und Diabetes-Erkrankungen sicher ausschließen zu können.

Therapie & Prognose

Tiere, bei denen nicht die Möglichkeit einer Vergesellschaftung mit einem anderen Kaninchen besteht, müssen einen möglichst großen Käfig erhalten. Dieser sollte mit Holzinventar (z. B. Sitzbretter, Holzhäuschen) oder Ästen zum Benagen ausgestattet sein. Handelsübliche Einstreu aus Holzspänen wird mit Stroh überstreut, das die Tiere meist gerne kleinhäckseln. Heu und rohfaserhaltige Frischfuttermittel müssen vermehrt angeboten werden. Mischfuttermittel sind dagegen zu reduzieren, da sie nur eine sehr begrenzte Kauaktivität und damit Beschäftigungsdauer gewährleisten. Die Tiere müssen täglich über mehrere Stunden Freilauf erhalten. Auch während dieser Zeit sollte benagbares Spielzeug zur Verfügung stehen. Sind Balkon oder Terrasse vorhanden, kann den Kaninchen eine Holzkiste mit Blumenerde zum Buddeln angeboten werden.

Fütterungsbedingte Polydipsie

Vermehrte Tränkeaufnahme durch Mangel an Frischfutter.

Ätiologie

Fütterungsbedingte Polydipsien resultieren aus einem mangelnden Angebot an Frischfutter. Den Kaninchen stehen meist nur Heu und Mischfuttermittel zur Verfügung, so dass der Flüssigkeitsbedarf ausschließlich über das Trinkwasser gedeckt wird. Eine Polyurie besteht in der Regel nicht, da die so aufgenommene Wassermenge meist deutlich geringer ist, als die Zufuhr bei Fütterung mit Frischfutter.

Klinik & Diagnose

Bei der klinischen Untersuchung sind die Kaninchen unauffällig.
Eine Diagnosesicherung kann leicht durch Erhebung der Fütterungsanamnese erfolgen. Im Zweifelsfall erfolgt eine Blutuntersuchung, um organische Ursachen für die Polydipsie ausschließen zu können.

Therapie

Das Kaninchen sollte möglichst auch Frischfutter erhalten. Dadurch wird die Ernährung ausgewogener gestaltet. Zudem wird die Flüssigkeitszufuhr deutlich erhöht, was zu gesteigerter Nierenperfusion führt. Chronische Niereninsuffizienzen bei Infektionen mit *E. cuniculi* können dadurch oftmals verhindert werden.

Oft geht aus der Anamnese hervor, dass die Kaninchen Durchfälle entwickeln, wenn sie Frischfutter erhalten. Die Ursache dafür ist jedoch in den meisten Fällen eine Zahnerkrankung (S. 231). Bereits eine leichte Kantenbildung führt dazu, dass die Tiere das Futter unzureichend zerkleinern. Besonders bei Frischfutter kommt es dann zu Fehlgärungen im Darm und es resultieren durch Hefen verursachte Diarrhoen (❷). Bei solchen Tieren muss daher eine gründliche Inspektion der Maulhöhle und ggf. eine Zahnkorrektur erfolgen. Die Kaninchen sollten dann vorwiegend strukturierte Frischfuttermittel wie Löwenzahn, Gräser oder Möhrengrün erhalten. Diese bewirken durch intensive Kauaktivität einen guten Zahnabrieb und führen zudem nicht so schnell zu Fehlgärungen wie Obst.

Kortisoninduzierte Polydipsie

Vermehrte Tränkeaufnahme als Nebenwirkung einer Glukokortikoidtherapie.

Ätiologie

Glukokortikoide bewirken an der Niere eine Erhöhung der glomerulären Filtrationsrate sowie eine Herabsetzung der Wasserresorption im distalen Tubulus. Dies führt zu gesteigerter Diurese und erhöhtem Durstgefühl.

Klinik & Diagnose

Die Tiere trinken vermehrt; es besteht eine Polyurie und meist auch eine Polyphagie.

Die Diagnose ergibt sich aus der Anamnese. Ist bekannt, dass das Kaninchen medikamentell vorbehandelt wurde, ohne dass gesichert ist, welche Arzneimittel eingesetzt wurden, muss im Zweifelsfall der vorbehandelnde Kollege befragt werden.

Therapie

Kortisoninduzierte Polydipsien verschwinden, sobald die Wirkung des Glukokortikoids abgeklungen ist.

2.12 Neurologische Ausfallerscheinungen

Mögliche Symptome sind:
- Kopfschiefhaltung
- Ataxie
- Parese
- Paralyse
- Anfälle, Krämpfe
- Bewusstseinstrübung

3 Prednisolon [69], 10 mg/kg i.v., i.m.
4 Wärmezufuhr bei Hypothermie bzw. Kühlung bei Hyperthermie
5 Tier an ruhigen, abgedunkelten Ort verbringen
6 bei Krämpfen: Diazepam [97], 1–5 mg/kg i.v., i.m.

2.12.1 Tierartliche Besonderheiten

Neurologische Ausfallerscheinungen kommen bei Kaninchen sehr häufig vor. Die Symptome können durch primäre Erkrankungen des Nervensystems hervorgerufen werden, aber auch durch Krankheiten, die sekundär zu einer Schädigung des ZNS führen. Sowohl bei Hepatopathien als auch bei Nephropathien führen Ansammlungen von toxischen Stoffwechselprodukten zu Schädigungen des Nervensystems.

In Einzelfällen können auch starke Schmerzzustände zu hochgradiger Apathie führen, die nicht als Bewusstseinstrübung fehlgedeutet werden darf.

2.12.2 Sofortmaßnahmen

Notfallmaßnahmen sind immer dann einzuleiten, wenn das Tier eine Schocksymptomatik aufweist:
- Seitenlage
- blasse oder hyperämische Schleimhäute
- flacher Puls
- flache, frequente Atmung
- Hypothermie oder Hyperthermie

Folgende Sofortmaßnahmen sind einzuleiten:
1 Sauerstoffzufuhr
2 Flüssigkeitszufuhr (Vollelektrolytlösung) [82], 40–50 ml/kg i.v., i.p., s.c.
 - Bei Hypothermie körperwarme Infusionslösung
 - Bei Hyperthermie kühle Infusionslösung

Weitere Sofortmaßnahmen richten sich nach der Art der Symptome und müssen sorgfältig abgewogen werden. Da ähnliche Symptome durch völlig verschiedene Erkrankungen hervorgerufen werden können, kann eine übereilte Medikamentenapplikation eventuell sogar ein Krankheitsgeschehen verschlechtern.

2.12.3 Wichtige Ursachen

Neurologische Ausfallerscheinungen können durch eine Vielzahl von Ursachen hervorgerufen werden.
Die häufigste Erkrankung, die bei Kaninchen zu neurologischen Symptomen führt, ist die Encephalitozoonose, bei der alle der genannten Symptome, einzeln oder in Kombinationen, auftreten können.
Die Otitis media bzw. interna ist bei **Kopfschiefhaltung** die wichtigste Differenzialdiagnose zur Encephalitozoonose. Andere Krankheiten, wie die Toxoplasmose, Hirntumoren und Schädeltraumen sind mögliche, aber nur selten vorkommende Ursachen.
Anfälle, Krämpfe und Bewusstseinstrübungen können sowohl durch primäre Erkrankungen des zentralen Nervensystems ausgelöst werden, als auch durch Krankheiten, in deren Verlauf das Nervensystem sekundär geschädigt wird. Auch besteht die Möglichkeit, dass kardiale Erkrankungen eine neurologische Symptomatik vortäuschen können.
Ataxien und Lähmungserscheinungen sind im Rahmen von Erkrankungen des Gehirns und des Rückenmarks oder der Wirbelsäule zu beobachten. Diese Symptome können aber ebenfalls Anzeichen einer Herzerkrankung sein.

2.12.3.1 Übersicht

Tab. 2.15 Wichtige Ursachen für Kopfschiefhaltung

Erkrankung	Bedeutung	siehe Seite	siehe auch Leitsymptom
Encephalitozoonose	+++	S. 172	❸, ❿, ⓭
Otitis media/interna	++	S. 175	
Schädeltrauma	+	S. 177	
Hirntumor	(+)	S. 178	
Toxoplasmose	(+)	S. 177	

Tab. 2.16 Wichtige Ursachen für Anfälle, Krämpfe und Bewusstseinstrübung

Erkrankung	Bedeutung	siehe Seite	siehe auch Leitsymptom, Bemerkungen
Schädelfraktur/Schädeltrauma	+	S. 177	
Encephalitozoonose	+++	S. 172	❸, ❿, ⓭
Herzinsuffizienz	+++	S. 187	❶, ⓭, ⓯
Chronische Niereninsuffizienz	++	S. 186	❻, ❿, ⓫, ⓯
Akute Niereninsuffizienz	+	S. 186	❻, ❿
Septikämie/Enterotoxämie	++	S. 185	❶
Otitis interna/Meningitis	+	S. 182	
Hepatopathie	+	S. 185	❺
Trächtigkeitstoxikose	+	S. 184	
Hypokalzämie/Hypoglykämie	+	S. 183	
Hitzschlag	+	S. 182	❶
Toxoplasmose	(+)	S. 177	
Hirntumor	(+)	S. 178	
Vergiftung	(+)	S. 182	v.a. Oleandervergiftung

Tab. 2.17 Wichtige Ursachen für Ataxie und Lähmungserscheinungen

Erkrankung	Bedeutung	siehe Seite	siehe auch Leitsymptom, Bemerkungen
Encephalitozoonose	+++	S. 172	❸, ❿, ⓭
Wirbelluxation	++	S. 179	
Wirbelfraktur	++	S. 179	
Rückenmarktrauma	+	S. 179	
Spondylosen/Spondylarthrosen	+	S. 181	v.a. ältere Tiere
Abszess des Rückenmarks	+	S. 180	
Herzinsuffizienz	+	S. 187	❶, ⓭, ⓯
Toxoplasmose	(+)	S. 177	
Tumor d. Wirbelkörper	(+)	S. 180	v.a. ältere Tiere
Osteomyelitis d. Wirbelkörper	(+)	S. 180	

2.12.3.2 Diagnostischer Leitfaden: **Neurologische Ausfallerscheinungen**

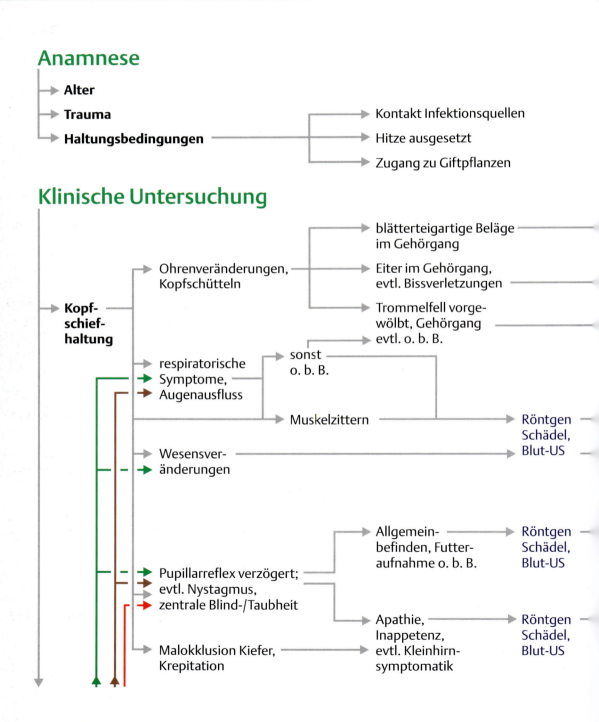

2.12 Neurologische Ausfallerscheinungen

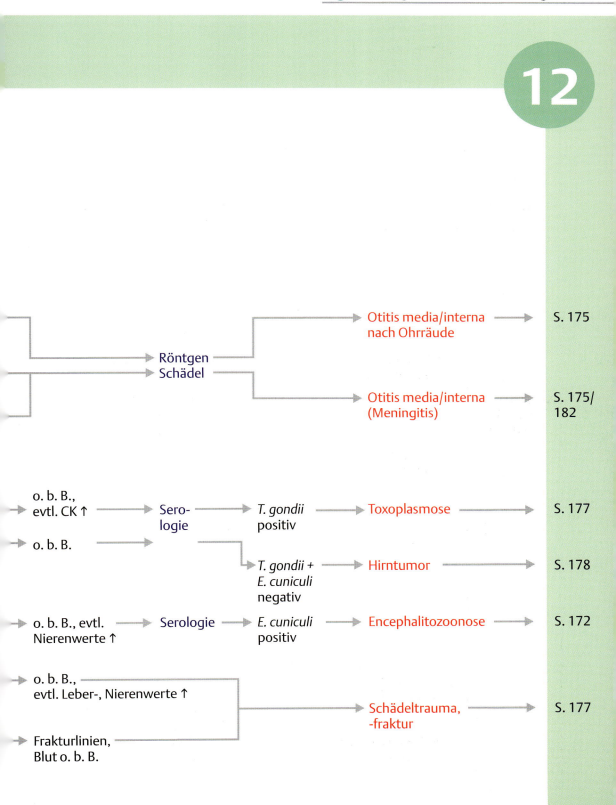

Fortsetzung: Neurologische Ausfallerscheinungen

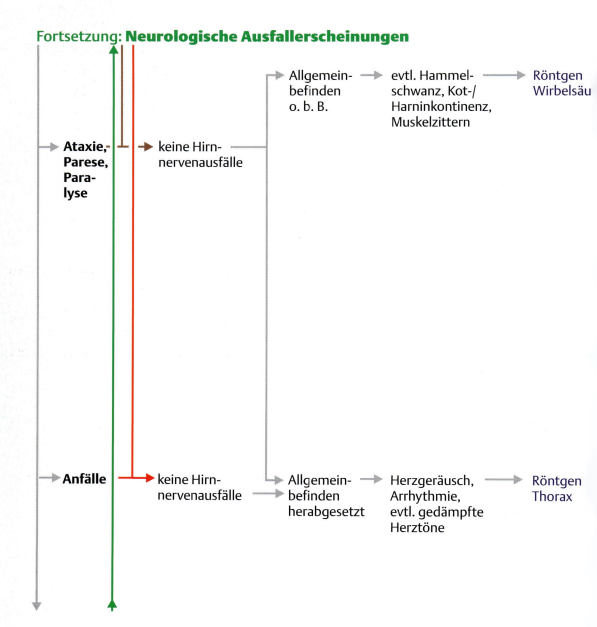

2.12 Neurologische Ausfallerscheinungen

abgegrenzte Verschattung an Wirbelsäule, evtl. Osteolyse	→ Abszess Rückenmark	→ pathologische Untersuchung	→ S. 180
Auftreibung/ Osteolyse einzelner Wirbel	→ Osteomyelitis Wirbelsäule	→ pathologische Untersuchung	→ S. 180
	→ Wirbelsäulentumor	→ pathologische Untersuchung	→ S. 180
Frakturlinie		→ Wirbelfraktur	→ S. 179
Wirbel verschoben		→ Wirbelluxation	→ S. 179
Spondylosen, enge Zwischenwirbelräume		→ degenerative Wirbelsäulenerkrankung	→ S. 181
o. b. B. → Röntgen Thorax → o. b. B. → Serologie E. cuniculi, T. gondii		→ Rückenmarkläsion	→ S. 179
Kardiomegalie, Hepatomegalie, evtl. Lungenödem		→ Herzerkrankung	→ S. 187

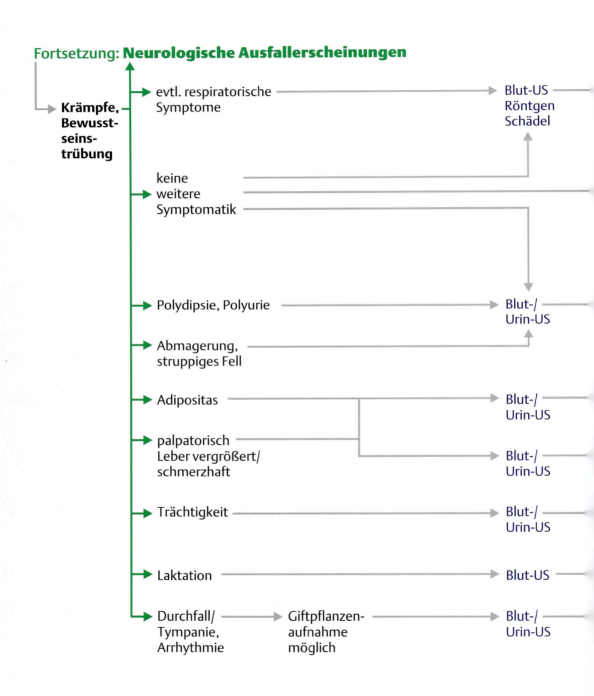

	Leukozytose, evtl. Bullaverschattung	→ Meningitis (Otitis interna)	S. 182
→ Hyperthermie	→ vorberichtl. Hitzeeinwirkung möglich	→ Hitzschlag	S. 182
→ Hypothermie	→ vorberichtlich bakterielle Erkrankung	→ Septikämie	S. 185
→ Nierenwerte ↑, K ↑, Na ↓, evtl. Proteinurie, Glukosurie etc.	→ akuter Verlauf, Leukozytose	→ akute Niereninsuffizienz	S. 186
	→ Urin glasklar	→ chronische Niereninsuffizienz	S. 186
→ Leberwerte ↑, Ketonurie		→ Fettleber	S. 83
→ Leberwerte ↑	→ Sono	→ andere Hepatopathien	S. 185
→ Ketonurie, evtl. Proteinurie, im Blut evtl. K ↑, P ↑, Ca ↓		→ Trächtigkeitstoxikose	S. 184
→ Ca ↓, Glukose ↓		→ Hypokalzämie, Hypoglykämie	S. 183
→ evtl. Leukozytose		→ Oleandervergiftung	S. 182

Besonderes Augenmerk bei der Anamnese

In jedem Fall muss in Erfahrung gebracht werden, ob ein **Trauma** bekannt ist.
Wurde dies nicht beobachtet, sollten die **Haltungsbedingungen** hinterfragt werden:

- Dabei ist von Interesse, ob das Tier **unbeaufsichtigten Freilauf** erhält oder in einem ungenügend gesicherten Freigehege gehalten wird, zu dem möglicherweise Raubtiere Zugang haben können. Auch der **Umgang mit Kindern** kann einen möglichen Anhaltspunkt liefern. Die meisten Unfälle mit Traumata (Schädeltrauma, S. 177, Wirbelsäulentrauma, S. 179) ereignen sich dadurch, dass Kaninchen den Besitzern vom Arm springen, oder durch unsachgemäße Einfangversuche, bei denen die Tiere im Lendenwirbelbereich fixiert werden. Besonders häufig sind dabei Kinder involviert, die aber nicht wagen, den Unfall zuzugeben.
- Für die Toxoplasmose (S. 177) ist von Interesse, ob das Kaninchen **Kontakt zu Katzen** hat. Auch durch Katzenkot kontaminiertes Grünfutter kann als Infektionsquelle fungieren.
- Weiterhin sollte erfragt werden, ob es **Giftpflanzen** in erreichbarer Nähe des Kaninchens gibt. Dabei ist besonders Oleander von Interesse, da er neurologische Symptome hervorrufen kann (Vergiftung, S. 182).
- Besonders in den warmen Monaten ist in Hinblick auf einen Hitzschlag (S. 182) zu hinterfragen, ob das Tier hohen **Temperaturen** ausgesetzt war (ungeschützter Käfigstandort/Außengehege ohne Sonnenschutz, Transport, Dachgeschosswohnung).

Die **Fütterung** ist besonders bei Krampfgeschehen von Interesse. Die genaue Rationszusammensetzung muss besonders bei trächtigen oder laktierenden Häsinnen erfragt werden (Trächtigkeitstoxikose, S. 184). Dabei ist besonderes Augenmerk darauf zu legen, ob die energetische Versorgung und die Zufuhr mit Kalzium dem erhöhten Bedarf angepasst sind (Hypokalzämie/Hypoglykämie, S. 183).
Weiterhin sind **Allgemeinbefinden** und **Fressverhalten** des Tieres von Interesse. Während bei der Encephalitozoonose (S. 172) beide Aspekte in der Regel unbeeinträchtigt sind, verursachen die anderen Erkrankungen meist mehr oder weniger starke Beeinträchtigungen des Allgemeinzustands.

Vorerkrankungen des Kaninchens sind zu erfassen. Besonders bei Tieren, die bereits eine Schnupfeninfektion (S. 17) durchlitten haben, kann es, ohne weitere Schnupfensymptomatik, zu Otitis media/interna (S. 175) oder zur Absiedlung von Erregern in den Bereich des Rückenmarks (Rückenmarksentzündungen, -abszesse, S. 180) kommen. Vorangegangene Erkrankungen mit kontinuierlicher Verschlechterung des Allgemeinbefindens können Hinweise auf ein septikämisches Geschehen liefern. Dabei ist besonders nach Verdauungsstörungen zu fragen, da ein Großteil der Septikämien (S. 185) ihren Ausgang vom Magen-Darm-Trakt nimmt. Bei adipösen Tieren muss eine Hepatopathie (S. 185) mit Stoffwechselentgleisung in Betracht gezogen werden, wenn aus der Anamnese hervorgeht, dass das Kaninchen aufgrund einer Vorerkrankung nicht ausreichend gefressen hat.
Der **Verlauf des Krankheitsgeschehens** ist genau zu erfragen, um akute von protrahiert verlaufenden Erkrankungen abgrenzen zu können. Dabei ist allerdings zu berücksichtigen, dass manche Kaninchen leider nicht sehr sorgfältig beobachtet werden. Wird das Kaninchen aufgrund von wiederkehrenden Anfallsgeschehen vorgestellt, sollte der Besitzer detailliert nach Häufigkeit, Dauer und Art der Anfälle befragt werden. Auch begleitende Symptome können als Hinweise dienen.
Kaninchen, die unter kardialen Anfällen leiden, weisen häufig auch kontinuierlich fortschreitende Gewichtsverluste auf und sind weniger mobil (Herzerkrankungen, S. 187). Nicht selten lassen sich Anfälle zu bestimmten Tageszeiten beobachten. Die Krampfgeschehen führen oft zu Lungenödemen, die mit rasselnden Atemgeräuschen sowie serösem Ausfluss aus Nase und Maul einhergehen. Zwischen den Anfallsgeschehen sind die Kaninchen für die Besitzer meist unauffällig. Auch bei der Encephalitozoonose (S. 172) können sich wiederholende Anfälle auftreten, zwischen denen das Tier munter und mobil ist.
Bei anderen Erkrankungen kommt es eher zu einer fortschreitenden Intensivierung der Krämpfe. So beginnen hypokalzämische Zustände (S. 183) oft zunächst mit plötzlichen Schwächen und Ataxien in der Hinterhand. Auch Muskelzittern kann gelegentlich beobachtet werden. Im weiteren Verlauf entstehen jedoch tonisch-klonische Krämpfe, das Allgemeinbefinden verschlechtert sich erheblich.
Anfallsgeschehen im Rahmen von Hepatopathien (S. 185), Nephropathien (S. 186), Trächtigkeitstoxikosen (S. 184) oder Septikämien (S. 185) stellen das

Endstadium der Erkrankungen dar, so dass für die Besitzer eine andere Symptomatik (vorzugsweise unspezifisch (⑯): Apathie, Inappetenz) im Vordergrund steht.

▨ Besonderes Augenmerk bei der klinischen Untersuchung

Wenn das Kaninchen nicht mehr in der Lage ist, eine physiologische Körperhaltung einzunehmen oder Bewusstseinstrübungen bestehen, sollte zuerst die **Rektaltemperatur** gemessen werden, um hypo- und hyperthermische Zustände voneinander abgrenzen zu können (Hitzschlag, S. 182, Septikämie, S. 185).
Durch Adspektion der Schleimhäute und Auskultation des Herzens wird die **Kreislaufsituation** beurteilt.

Befindet sich das Kaninchen in Seitenlage mit Schocksymptomatik, werden zunächst lebensrettende Sofortmaßnahmen eingeleitet.

Stabilisiert sich der Zustand des Kaninchens oder besteht keine lebensbedrohliche Situation, so sollte eine gründliche Allgemeinuntersuchung durchgeführt werden, die alle Organe einschließt. Diese beinhaltet auch eine neurologische Untersuchung (s. Kap. 3), um die Qualität der Ausfallserscheinungen einstufen zu können.

Bei der Untersuchung muss, wenn ausgeprägte Paresen vorliegen, extrem vorsichtig vorgegangen werden (möglichst ohne Stress und Abwehrreaktionen zu erzeugen), um eventuelle Instabilitäten der Wirbelsäule nicht zu verstärken.

▨ Welche neurologischen Symptome liegen vor?

Neben offensichtlichen neurologischen Ausfallerscheinungen müssen weitere Symptome gesucht werden, die das Bild komplettieren. Bereits dadurch kann in der Regel eine Eingrenzung der möglichen Erkrankungsursachen erfolgen.
So können beispielsweise bei der Encephalitozoonose (S. 172) neben Lähmungserscheinungen der Gliedmaßen auch Nystagmus, zentrale Blind- und Taubheit oder Verzögerungen der Pupillenreflexe auftreten, wodurch eine Unterscheidung von isolierten Wirbelsäulenerkrankungen (S. 179, S. 180) möglich wird.

● **Bei Kopfschiefhaltung:**

Sind Veränderungen der Ohren zu finden?
Sekundär infizierte Bisswunden an den Ohren können zu fortgeleiteten Entzündungen im Gehörgang und schließlich zur Perforation des Trommelfells führen. Gleiches gilt für sekundäre bakterielle Infektionen bei Ohrräude, die durch blätterteigartige Auflagerungen in Gehörgängen und Ohrmuscheln gekennzeichnet ist. Hat eine Keimausbreitung von den Nasenhöhlen (bei Kaninchenschnupfen, S. 17) über die Eustachi-Röhre stattgefunden, wird bei Inspektion der Gehörgänge möglicherweise eine Vorwölbung des Trommelfells durch Eiter sichtbar (Otitis media/interna, S. 175).

Liegen Anzeichen für eine Atemwegsinfektion vor?
Da respiratorische Erkrankungen Auslöser einer Otitis (S. 175) sein können, muss der Atmungsapparat unbedingt untersucht werden. Bereits leichte Konjunktivitiden (S. 55) oder dezenter seröser Nasenausfluss können Anzeichen für eine latente Atemwegsinfektion sein. Durch Auskultation der Nasenhöhlen können auch dezente Flüssigkeitsbewegungen bei der Atmung erkannt werden. Verschärfte Atemgeräusche beim Abhören des Kehlkopfbereichs und der Trachea sowie des Lungenfelds können weitere Hinweise liefern.

● **Bei Ataxie, Parese, Paralyse:**

Sind Veränderungen an der Wirbelsäule festzustellen?
Die Wirbelsäule wird vorsichtig von kranial nach kaudal palpiert. Dabei wird auf Stufenbildungen, wie sie bei Wirbelfrakturen (S. 179) oder -dislokationen (S. 179) vorhanden sein können, geachtet. Auftreibungen können auf tumoröse Veränderungen (S. 180) hindeuten. Weiterhin ist auf Schmerzhaftigkeiten zu achten.

Bestehen Veränderungen der Muskulatur?
Bei chronischen, progressiv fortschreitenden Erkrankungen der Wirbelsäule sind in der Regel deutliche Atrophien der Muskulatur im Hüft- und Oberschenkelbereich zu finden. Ist die Muskulatur dagegen gut und kräftig ausgebildet, ist eher von einem akuten Krankheitsgeschehen auszugehen.

- **Bei Anfällen, Krämpfen, Bewusstseinstrübung:**

Gibt es Anzeichen für eine infektiöse Erkrankung?
Es sollte insbesondere auf Symptome einer Atemwegs- oder Darmerkrankung (❶, ❷) geachtet werden, da Infektionen dieser Organe besonders häufig zu Septikämien (S. 185) führen.

Gibt es Anzeichen für eine Herzerkrankung?
Für fast alle genannten Symptome (Ausnahme: Kopfschiefhaltung) können ursächlich Herzerkrankungen (S. 187) verantwortlich sein. Kardial bedingte Schwächen der Hinterhand treten fast ausschließlich bei dekompensierten Herzinsuffizienzen auf. Auskultatorisch sind dann deutliche Herzgeräusche zu hören. Die Herztöne können jedoch durch einen Thoraxerguss erheblich gedämpft sein. In der Regel bestehen Störungen des Allgemeinbefindens. Kardiale Anfälle sind bei Kaninchen nicht selten zu beobachten. Ein (meist nur leises) Herzgeräusch ist oft der einzige diagnostische Anhaltspunkt.

Diagnosesicherung durch weiterführende Untersuchungen

Röntgenaufnahmen sind bei allen neurologischen Symptomen ein wichtiges Hilfsmittel. Aufnahmen des Schädels werden bei Kopfschiefhaltung angefertigt.
Bei jeder Parese sind Röntgenaufnahmen der Wirbelsäule im laterolateralen und ventrodorsalen Strahlengang erforderlich.

Dabei ist äußerst behutsam vorzugehen; die Tiere dürfen keinesfalls an den Gliedmaßen in die Länge gezogen werden. Eine Sedation ist abzulehnen, da durch die Erschlaffung Instabilitäten der Wirbelsäule verstärkt werden können.

Röntgenaufnahmen des Thorax werden herangezogen, um differentialdiagnostisch Herzerkrankungen (S. 187) ausschließen zu können.
Blutuntersuchungen sind erforderlich, um Stoffwechselentgleisungen bei Hepato- (S. 185) und Nephropathien (S. 186) sowie Hypokalzämien und Hypoglykämien (S. 183) nachzuweisen. Sie dienen aber auch der Diagnose von Leukozytosen, die auf bakterielle Infektionen hindeuten.
Durch **serologische Untersuchungen** werden Antikörper gegen *Encephalitozoon cuniculi* (Encephalitozoonose, S. 172) und *Toxoplasma gondii* (Toxoplasmose, S. 177) nachgewiesen.

2.12.3.3 Erkrankungen

Encephalitozoonose

Protozoäre Infektion; häufigste Ursache für neurologische Ausfallerscheinungen.

Ätiologie

Der Erreger der Erkrankung ist *Encephalitozoon cuniculi*. Es handelt sich dabei um eine intrazellulär lebende Mikrosporidienart mit hoher Affinität zum zentralen Nervensystem und den Nieren. Daneben können aber auch eine Vielzahl anderer Organe wie Leber, Milz, Herz, Lunge, Darm und Augen befallen werden. Hauptwirt des Parasiten ist das Kaninchen, der Erreger wurde jedoch auch schon bei einer Vielzahl anderer Säugerspezies (incl. Mensch) und einigen Vogelarten isoliert. Berichte über menschliche Infektionen beschränken sich bisher auf AIDS-Patienten.
Kaninchen scheiden den Erreger vorwiegend mit dem Urin aus, so dass andere Tiere sich oral über kontaminierte Einstreu oder Futter infizieren können. Auch eine transplazentare Übertragung ist nachgewiesen, ebenso wie eine Erregerausscheidung mit dem Kot.
Nach oraler Sporenaufnahme wird der Erreger im Darm von Phagozyten aufgenommen und mit ihnen in die Blutbahn überführt. In diesen Zellen beginnt bereits die Parasitenvermehrung. Der Erreger gelangt dann, in freier Form oder noch eingeschlossen in Monozyten, über den Blutkreislauf in die verschiedenen Organe.
Die Parasiten verursachen in ihren Prädilektionsorganen granulomatöse, nicht-eitrige Meningoencephalitiden und -myelitiden sowie interstitielle, granulomatöse Nephritiden (S. 236).
Etwa die Hälfte aller als Heimtiere gehaltenen Kaninchen weist Antikörper gegen *E. cuniculi* auf; nur ein Teil der Tiere erkrankt jedoch. Eine Infektion kann jahrelang latent verlaufen und dann, vermutlich bedingt durch immunsupprimierende Faktoren, zu einer akuten neurologischen Symptomatik führen.

Klinik

Das klinische Bild ist äußerst variabel. Klassische Symptome sind Ataxie und Kopfschiefhaltung (Abb. 2.91), meist in Kombination mit Nystagmus und einem Ausfall oder einer Verzögerung der Pupillarreflexe. In fortgeschrittenen Fällen sind die Kaninchen nicht mehr in der Lage zu sitzen, sondern vollführen Rotationen um die Längsachse.

Es kommen weiterhin Mono-, Para-, Hemi- und Tetraparesen vor, die innerhalb weniger Stunden bis zur Plegie fortschreiten können (Abb. 2.92). Es kann sich sowohl um spastische als auch um schlaffe Lähmungen handeln. Gelegentlich wird nur eine leichte Schwäche einer Gliedmaße beobachtet, an der sich im weiteren Verlauf eine deutliche Muskelatrophie ausbildet. Oft sind auch in solchen Fällen weitere zentralnervöse Symptome wie eine Verzögerung oder ein Ausfall der Pupillarreflexe und Nystagmus zu diagnostizieren. Weiterhin können bei manchen Kaninchen Hyper- oder Parästhesien entstehen, die zur Automutilation führen.

Auch anfallsartige Krankheitsformen kommen vor. Neben Absencen, während derer die Kaninchen starr vor sich hinblicken und nicht ansprechbar sind, werden auch Bewusstseinsstörungen beobachtet, bei denen die Tiere „dummkollerartig" gegen Gitterstäbe oder Wände anrennen. Auch tonisch-klonische Krampfanfälle kommen vor (Abb. 2.93). In seltenen Fällen leiden die Tiere unter zentraler Blind- und Taubheit, so dass sie auf Umweltreize nicht reagieren. Gleichzeitig ist oft auch eine Koordination von Kaubewegungen nicht möglich, so dass die Tiere nicht selbstständig Futter aufnehmen können. In manchen Fällen wird das Futter zwar ins Maul genommen, die Tiere verharren dann aber bewegungslos und unfähig, den Fressvorgang fortzuführen. Der Schluckreflex ist bei diesen Kaninchen jedoch erhalten, und sie lassen sich in der Regel gut mit Brei zwangsfüttern.

Neben neurologischen Symptomen können zudem Augenveränderungen (❸) und chronische Niereninsuffizienzen (S. 236) auftreten.

■ Diagnose

Die Kaninchen weisen trotz mitunter stark ausgeprägter Ausfallerscheinungen ein gutes Allgemeinbefinden auf. Eine exakte Diagnosestellung erfolgt durch den Ausschluss aller in Frage kommenden Differenzialdiagnosen (s. Tab. 2.18) und den serologischen Nachweis von Antikörpern gegen *E. cuniculi*.

Da etwa 50 % aller Heimtierkaninchen Antikörper gegen E. cuniculi besitzen, reicht der alleinige Nachweis von Antikörpern nicht zur Diagnosesicherung aus! Auch wenn ein Kaninchen serologisch positiv ist, können neurologische Symptome durch eine andere Erkrankung als die Encephalitozoonose hervorgerufen werden.

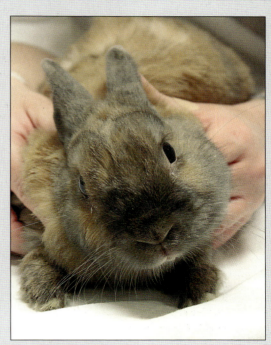

Abb. 2.91 Kopfschiefhaltung bei Encephalitozoonose.

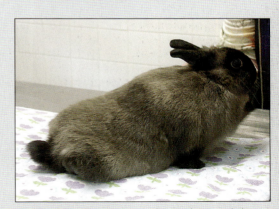

Abb. 2.92 Parese der Hintergliedmaßen bei Encephalitozoonose.

Abb. 2.93 Anfall bei Encephalitozoonose.

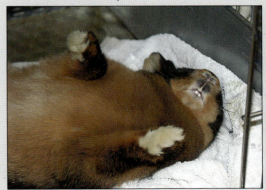

Prognose

Eine Erregereliminierung ist derzeit nicht möglich. Bei in vitro Versuchen zeigen Benzimidazole (Albendazol, Fenbendazol) zwar eine gute Wirksamkeit gegen *E. cuniculi*, diese Wirkstoffe sind jedoch nicht ZNS-gängig. Albendazol wird zudem bei längerer Anwendung oft schlecht vertragen und sollte nicht eingesetzt werden.

Die Behandlung ist daher symptomatisch und die Prognose in hohem Maße abhängig von der Art der neurologischen Symptome. Erstaunlicherweise kommt es nach erfolgreicher Therapie nur bei wenigen Kaninchen zu Rückfällen, die in unterschiedlich langen Abständen nach Beendigung des Therapieintervalls auftreten können.

Stehen Anfallsgeschehen im Vordergrund, sind die Chancen für eine klinische „Ausheilung", einen schnellen Therapiebeginn vorausgesetzt, gut. Auch die zentrale Blind- und Taubheit sind in der Regel innerhalb weniger Tage reversibel.

Die Prognose für eine klinische Heilung von Kopfschiefhaltung und Ataxien ist ebenfalls umso günstiger, je schneller therapeutisch eingegriffen wird. Bestehen die Ausfälle bereits seit mehreren Tagen, muss mit einer deutlich verlängerten Rehabilitationszeit gerechnet werden. Bei manchen Kaninchen dauert es nach Abschluss der medikamentellen Therapie mehrere Monate, bis die Kopfschiefhaltung verschwunden ist. Manche Tiere behalten lebenslang eine leichte Schiefhaltung zurück. Sie sind dadurch jedoch meist nicht beeinträchtigt, so dass eine Euthanasie nicht erforderlich ist. Wichtig für die Rehabilitation ist ausreichend Freilauf, damit die Tiere (ähnlich wie Schlaganfallpatienten in der Humanmedizin) ihre Fähigkeiten ständig verbessern können. Selbst Patienten, die bei Erstvorstellung bereits Rotationen um die Längsachse vollführen, sollten versuchsweise therapiert werden. Die Tiere müssen auf einem griffigen, rutschfesten Untergrund gehalten werden. Hilfe bei der Futteraufnahme ist aufgrund der starken Koordinationsstörungen unbedingt erforderlich. Stellen sich innerhalb von 3–4 Tagen keine Fortschritte ein, so ist eine Euthanasie (S. 20) angezeigt.

Die Prognose bei Verlaufsformen mit Lähmungen ist vorsichtig zu stellen. Sie ist umso günstiger, je schneller eine Behandlung eingeleitet wird. Liegen bereits ausgeprägte Muskelatrophien vor, die auf ein längeres Bestehen der Erkrankung hindeuten, ist die Prognose besonders schlecht.

Therapie

Die Kaninchen erhalten Dexamethason [66] und Antibiotika. B-Vitamine [74] werden appliziert, da sie die Nervenregeneration fördern sollen. Infusionen werden v.a. verabreicht, um die Nierenperfusion zu steigern und damit zu verhindern, dass sich der Erreger übermäßig im Nierengewebe ansiedeln kann. Tiere, die nicht selbstständig fressen können, müssen zwangsgefüttert werden.

Es ist außerdem wichtig, Kaninchen mit Lähmungserscheinungen durch Physiotherapie zu unterstützen: gelähmte Gliedmaßen müssen regelmäßig passiv bewegt werden, um einer ansonsten relativ schnell fortschreitenden Muskelatrophie entgegenzuwirken. Auch müssen festliegende Tiere regelmäßig gewendet werden; die Blasen- und Darmfunktion sind streng zu kontrollieren. Stellt sich innerhalb von 3–4 Tagen nach Behandlungsbeginn keinerlei Besserung der Lähmungen ein, ist die Prognose als ungünstig zu bewerten (s.o.).

Bei jedem *E. cuniculi*-Patienten sollte außerdem die Fütterung dahingehend umgestellt werden, dass die Tiere vermehrt Frischfutter erhalten. Durch erhöhte Flüssigkeitsaufnahme und dadurch gesteigerte Nierenperfusion kann die Gefahr von Niereninsuffizienzen (S. 147) drastisch gesenkt werden.

> **Therapie der Encephalitozoonose:**
> - Dexamethason [66] (z. B. Dexasel®), 1 x tägl. 0,2 mg/kg s.c., p.o.
> - Antibiotikum, z. B.
>   – Chloramphenicol [4], 2 x tägl. 50 mg/kg p.o., s.c.
>   – Enrofloxacin [8], 1 x tägl. 10 mg/kg s.c., p.o.
>   – Marbofloxacin [11], 1 x tägl. 4 mg/kg s.c., p.o.
> - B-Vitamine [74] (z. B. Vitamin B-Komplex N CEVA®, 1 x tägl. 0,5 ml/kg s.c., p.o.
> - Infusionen [82] (z. B. Sterofundin®), 1 x tägl. 20–40 ml/kg s.c.
> - ggf. Zwangsfütterung
> - Dekubitusprophylaxe
> - Physiotherapie

Humanpathogenität

Häufig wird von Patientenbesitzern die Frage gestellt, inwieweit die Infektion für den Menschen, v.a. für Kinder, eine Gefahr bedeuten kann. Die Besitzer sollten detailliert aufgeklärt werden, wobei folgende Aspekte zu berücksichtigen sind:

2.12 Neurologische Ausfallerscheinungen

Tab. 2.18 Unterschiede der klinischen Symptomatik bei Encephalitozoonose und Otitis

Encephalitozoonose	Otitis media/interna
• Allgemeinbefinden meist ungestört, Appetit erhalten	• oft gestörtes Allgemeinbefinden und reduzierter Appetit/Inappetenz
• Ohren adspektorisch o.b.B.	• evtl. Entzündungssymptome im Gehörgang oder Vorwölbung des Trommelfells
• Röntgen Schädel: o.b.B.	• Röntgen Schädel: ein- oder beidseitige Bullaverschattung
• Blutbild: o.b.B.	• Blutbild: Leukozytose

- Kaninchen, die akut an einer Encephalitozoonose erkranken, waren in den meisten Fällen schon sehr lange infiziert und haben über den gesamten Zeitraum intermittierend Erreger ausgeschieden. Eine vermehrte Erregerausscheidung bei klinischer Erkrankung ist nicht zu erwarten.
- Bisher existieren lediglich gesicherte Berichte über menschliche Erkrankungen bei starker Immunsuppression, d.h. bei AIDS-Patienten. Es ist natürlich zu berücksichtigen, dass v.a. Kleinkinder noch kein stabil ausgebildetes Immunsystem besitzen, also potentiell gefährdet sind. Die Gefahr einer Ansteckung ist dennoch als äußerst gering einzustufen, besonders wenn die üblichen Hygienemaßnahmen eingehalten werden.

Otitis media/interna

Meist bakteriell, seltener parasitär bedingte Infektionen; wichtigste Differentialdiagnose zur Encephalitozoonose.

Ätiologie & Pathogenese

Einer Otitis media/interna können verschiedene Erkrankungen zugrunde liegen.
Sie entsteht häufig als Komplikation im Rahmen des **Kaninchenschnupfen-Komplexes** (S. 17). Haupterreger ist dabei *Pasteurella multocida*, aber auch andere Keime, wie z.B. *Bordetella bronchiseptica*, Streptokokken, Staphylokokken und Pseudomonaden können beteiligt sein. Die Erreger breiten sich durch die Tuba auditiva in Ohrrichtung aus, so dass der Gehörgang bei der Adspektion nicht zwingend Entzündungssymptome aufweisen muss. Es fällt unter Umständen nur eine Vorwölbung des Trommelfells auf. Die Otitis kann parallel zur Schnupfenerkrankung auftreten, sich aber auch erst bemerkbar machen, wenn die Schnupfensymptome bereits seit längerer Zeit abgeklungen sind. Daher ist es wichtig, bei der Anamneseerhebung zu erfragen, ob das Kaninchen einmal an einer Atemwegsinfektion erkrankt war.

Eine weitere Ursache für Entzündungen des Mittel- und Innenohrs können sekundär bakteriell infizierte **Bissverletzungen** sein. Die Infektion kann sich in Richtung der inneren Ohrstrukturen ausbreiten.

Die **Ohrräude** wird durch *Psoroptes cuniculi* hervorgerufen, die im Gehörgang und in den Falten der Ohrmuschel parasitiert. Durch bakterielle Sekundärinfektion, an der meist Staphylokokken beteiligt sind, wird der Ohrinhalt eitrig. Es besteht die Gefahr einer Perforation des Trommelfells, so dass Mittel- und Innenohr in Mitleidenschaft gezogen werden können.

Klinik

Die Symptome einer Otitis variieren. Die Tiere klappen oft die Ohren ab (Abb. 2.94), neigen den Kopf zur Seite und weisen unterschiedlich ausgeprägte Störungen des Allgemeinbefindens auf. Es kann zu Gleichgewichtsstörungen und Manegebewegungen kommen. Unbehandelt treten Bewusst-

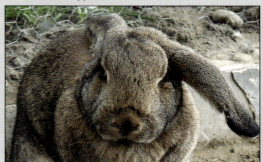

Abb. 2.94 Abklappen des Ohrs bei Otitis.

2.12 Neurologische Ausfallerscheinungen

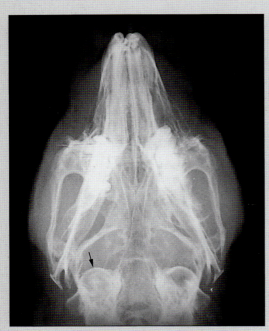

Abb. 2.95 Bullaverschattung bei Otitis media (schwarzer Pfeil).

seinstrübungen hinzu und es kommt zum Tod des Tieres.
Liegt eine bakterielle Entzündung im Rahmen einer Schnupfenerkrankung vor, bestehen eventuell auch respiratorische Störungen wie Dyspnoe, Augen- und Nasenausfluss (❶, ❸).
Klassisches Symptom bei der Ohrräude sind blätterteigähnliche Auflagerungen im Gehörgang und an der Innenseite der Ohrmuschel. Durch hochgradigen Juckreiz entstehen Kratzverletzungen an Kopf und Ohren, die durch bakterielle Besiedlung eitrig verändert sein können.
Liegen der Erkrankung Bissverletzungen zugrunde, sind diese als krustige, teils schmierig-infizierte Veränderungen zu erkennen.

Diagnose

Bei der klinischen Untersuchung fallen Entzündungen, Auflagerungen oder Eiteransammlungen in den Gehörgängen auf. Bei Otitiden im Rahmen einer Schnupfenerkrankung (S. 17) liegen möglicherweise Eiteransammlungen im Mittelohr vor, die das Trommelfell vorwölben. Milben können leicht durch eine otoskopische Untersuchung nachgewiesen werden. Alternativ kann Inhalt aus dem Gehörgang entnommen und mikroskopisch untersucht werden. Es empfiehlt sich stets eine mikrobiologische Untersuchung des Ohrinhalts einzuleiten, um gezielt antibiotisch behandeln zu können.
Auf Röntgenaufnahmen lässt sich meist eine Verschattung der betroffenen Bulla tympanica nachweisen (Abb. 2.95); im Blutbild fällt in der Regel eine Leukozytose auf.

Therapie

Die Therapie wird systemisch mit ZNS-gängigen Antibiotika (Enrofloxacin [8], Marbofloxacin [11], Chloramphenicol [4]) durchgeführt. Zusätzlich können lokal in die Ohren Augentropfen mit gleichen oder ähnlichen Wirkstoffen eingebracht werden. In keinem Fall dürfen Augensalben am Ohr verwendet werden, da sie den Gehörgang verschließen!
Bei Ohrräude müssen vor Behandlungsbeginn die Gehörgänge mit einer milden Reinigungslösung gesäubert werden. Die Milbenbehandlung wird mit Ivermectin [19] oder Selamectin [24] durchgeführt. Krusten an den Ohrmuscheln können durch Anwendung von Wund- und Heilsalben (z.B. Bepanthen® [85]) abgelöst werden. Die Ohren müssen täglich gereinigt und alle Partnertiere in die Behandlung einbezogen werden. Käfige und Inventar sind mehrfach gründlich zu säubern.
Liegen der Otitis Bissverletzungen zugrunde, müssen rivalisierende Partnertiere getrennt werden.

Therapie der bakteriellen Otitis media/interna:
- systemische Applikation eines ZNS-gängigen Antibiotikums, z.B.
  - Chloramphenicol [4], 2 x tägl. 50 mg/kg p.o., s.c.
  - Enrofloxacin [8], 1 x tägl. 10 mg/kg p.o., s.c.
  - Marbofloxacin [11], 1 x tägl. 4 mg/kg p.o., s.c.
- lokale Applikation antibiotischer Augentropfen ins Ohr, z.B.
  - Azidamfenicol [53] (Thilocanfol® AT)
  - Ofloxacin [59] (Floxal® AT)
- ggf. Stabilisierung des Allgemeinzustands
  - Flüssigkeitsersatz
  - Vitaminsubstitution
  - Zwangsfütterung

2.12 Neurologische Ausfallserscheinungen

Therapie der Otitis durch Ohrräude:
- regelmäßige Reinigung der Ohren
- Antiparasitikum
  - Ivermectin [19] (Ivomec®), 0,3–0,5 (–1) mg/kg s.c. 2–3 x im Abstand von 7 d
  - Selamectin [24] (Stronghold®), 15 mg/kg 2 x im Abstand von 3 Wochen
- Antibiotikum systemisch, z. B.
  - Enrofloxacin [8] (Baytril®), 1 x tägl. 10 mg/kg s.c., p.o.
  - Marbofloxacin [11] (Marbocyl®), 1 x tägl. 4 mg/kg s.c., p.o.
  - Chloramphenicol [4] (Chloromycetin Palmitat®), 2 x tägl. 50 mg/kg p.o.
- Antibiotikum lokal, z. B.
  - z. B. Ofloxacin [59] (Floxal® Augentropfen)
  - z. B. Azidamfenicol [53] (Thilocanfol® 1 % Augentropfen)

Toxoplasmose

Protozoär bedingte Infektion; äußerst selten vorkommend.

Ätiologie & Pathogenese

Der Erreger der Toxoplasmose ist *Toxoplasma gondii*. Eine Infektion erfolgt durch die Aufnahme von Oozysten aus Katzenkot (z. B. mit kontaminiertem Grünfutter); auch ein transplazentarer Infektionsweg konnte nachgewiesen werden. Es ist bisher nicht bekannt, unter welchen Vorraussetzungen es bei Kaninchen zum Ausbruch klinischer Erkrankungen kommt.

Kaninchen fungieren nicht als Ausscheider von Toxoplasmen, so dass sie keine Infektionsquelle für den Menschen darstellen!

Klinik

Klinisch manifeste Toxoplasmosen kommen nur selten vor. Dabei stehen Symptome des Respirationstrakts wie erhöhte Atemfrequenz und eitriger Augen- und Nasenausfluss im Vordergrund. Daneben sind aber auch Verlaufsformen bekannt, die zu neurologischen Ausfallerscheinungen führen. Ataxie, Kopfschiefhaltung, Muskelzittern und Lähmungen bis hin zur Tetraplegie können vorkommen.

Diagnose

Ein sicherer Nachweis kann nur durch eine serologische Untersuchung erfolgen. Andere Differentialdiagnosen müssen aber gleichzeitig ausgeschlossen werden.

Therapie

Eine sichere Therapie ist nicht bekannt. Behandlungsversuche werden mit Sulfonamiden oder Kombinationen von Sulfonamiden und Pyrimethamin durchgeführt, die Prognose ist jedoch schlecht.

Therapie der Toxoplasmose:
- Sulfonamid/Trimethoprim [13], 2 x tägl. 30–40 mg/8 mg/kg s.c., p.o. in Kombination mit
- Pyrimethamin, 0,25–0,5 mg/kg über 2 Wochen

Schädeltrauma, Schädelfraktur

Selten vorkommende Erkrankung mit unterschiedlich ausgeprägter Symptomatik.

Ätiologie

Schädeltraumata mit und ohne Frakturen sind selten. Sie werden entweder durch Stürze aus größerer Höhe oder Raubtierangriffe verursacht. Gelegentlich kommen sie dadurch zustande, dass Besitzer versehentlich auf ihr Kaninchen treten.

Klinik

Kopfschiefhaltung und Gleichgewichtsstörungen sind nur milde Symptome. Meist sind die Tiere im Schockzustand. Sie weisen eine Bewusstseinstrübung auf und sind nicht ansprechbar. Blutungen aus Nase und/oder Maul sind möglich. Sind Besitzer auf den Kopf des Tieres getreten, besteht oftmals eine Fraktur des Unterkiefers mit Malokklusion.

Diagnose

Die Diagnose wird anhand der Anamnese, evtl. auffindbaren Bissverletzungen und Röntgenaufnahmen gestellt. Röntgenaufnahmen des Schädels sollten erst nach Erstversorgung und Stabilisierung des Patienten angefertigt werden. Kieferfrakturen lassen sich meist bereits adspektorisch (Malokklusion) und palpatorisch (Krepitation) feststellen; genaue Lokalisation und Ausmaß müssen dennoch anhand von Röntgenaufnahmen diagnostiziert werden.

Therapie & Prognose

Bestehen lediglich Symptome wie Ataxie und Kopfschiefhaltung, ist die Prognose günstig. Die Tiere erhalten ein Glukokortikoid [66] sowie ein Antibiotikum. Unterstützend können B-Vitamine [74] verabreicht werden. Jeglicher Stress ist zu vermeiden.

Die Prognose einer ausgeprägteren Symptomatik ist, je nach Bewusstseinszustand, als sehr zweifelhaft zu bewerten.

Da die häufigste Todesursache nach Schädeltraumata die Hypoxie ist, sollte den Patienten so schnell wie möglich Sauerstoff zugeführt werden. Dies erfolgt über eine Atemmaske, eine Nasensonde oder im Sauerstoffkäfig. Die Tiere erhalten möglichst intravenöse Infusionen (Ringer-Laktat) [82], sowie hochdosiert schnell wirkende Prednisolonpräparate [69], um die Bildung oder Ausbreitung eines Hirnödems zu vermeiden. Liegt kein Verdacht auf intrakranielle Blutungen vor (Blutaustritt aus Maul, Nase), wird Mannitol [48] verabreicht, um bereits bestehende Ödeme zu reduzieren. Alternativ kann Furosemid [46] eingesetzt werden, das für diese Indikation jedoch wesentlich weniger wirkungsvoll ist. Nach jedem Schädeltrauma sollten die Tiere außerdem ein Breitbandantibiotikum erhalten.

Die Kaninchen werden an einen ruhigen Ort verbracht.

In keinem Fall dürfen Kaninchen mit Verdacht auf ein Hirnödem mit Rotlicht bestrahlt werden!

Es wird im Gegenteil eher eine milde Hypothermie (37,5–38 °C) angestrebt, um einen intrakraniellen Druckanstieg durch Gefäßdilatation zu vermeiden. Der Kopf des Kaninchens sollte etwa im 30°-Winkel nach oben gelagert werden; regelmäßige Seitenwechsel des liegenden Patienten sind anzuraten.

Unterkieferfrakturen müssen, sofern es sich um einfache Brüche handelt, in der Regel nicht chirurgisch versorgt werden. Sie heilen nach eigenen Erfahrungen innerhalb weniger Wochen aus. Anschließende Fehlstellungen des Kiefers und der Zähne sind möglich, führen jedoch in der Regel nicht zu einer Beeinträchtigung der Futteraufnahme. Regelmäßige Zahnkontrollen und -korrekturen sind allerdings erforderlich. Da in den ersten 2–3 Wochen nach dem Unfall eine ausreichende Kauaktivität nicht möglich ist, müssen die Kaninchen mit einer Breinahrung versorgt werden, die die Tiere meist auch aus dem Napf fressen. Dabei ist zu beachten, dass der Patient eine ausreichende Zufuhr an Rohfaser erhält, um die Darmflora stabil zu halten (Breimischung [108]).

Therapie bei Schädeltrauma/Schädelfraktur:
- Sauerstoffzufuhr
- Infusion mit Ringer-Laktat-Lösung [82]
- schnell wirkendes Prednisolonpräparat [69] (z. B. Solu-Decortin, 10 mg/kg i.v., i.m., s.c.)
- Mannitol [48] (0,3 g/kg/h streng i.v.)/Furosemid [46] (4–5 mg/kg i.v., i.m., s.c.)(sofern kein Verdacht auf eine Hirnblutung besteht!!!)
- Breitbandantibiotikum
- Kopf hochlagern
- Temperaturkontrolle (leichte Hypothermie)

Gehirntumor

Äußerst selten vorkommende Erkrankung.

Ätiologie

Bisher wurden nur vereinzelte Hirntumoren bei Kaninchen beobachtet. Es handelte sich um Astrozytome.

Klinik

Die Tiere litten anfangs unter Gleichgewichtsstörungen und Kopfschiefhaltung, die Futteraufnahme war deutlich gestört. Im weiteren Verlauf stellten sich Bewusstseinstrübungen ein, so dass die Kaninchen nicht ansprechbar und äußerst schreckhaft waren. Im Endstadium traten Krämpfe ein.

Diagnose

Eine sichere Diagnose ist am lebenden Tier nur mittels Computertomographie (CT) oder Magnetresonanztomographie (MRT) möglich und wird daher in den meisten Fällen erst post mortem durch Sektion gestellt werden können.

Therapie & Prognose

Eine Therapie ist nicht möglich, Kortisongaben führten bei erkrankten Tieren allerdings zu deutlichen, aber nur kurzfristigen Besserungen der klinischen Symptomatik. Erkrankte Kaninchen sollten eingeschläfert werden (S. 20).

Wirbelsäulentrauma, Rückenmarkläsion

Durch verschiedene Arten von Traumata hervorgerufene Veränderungen mit meist schlechter Prognose.

Ätiologie

Wirbelsäulentraumata sind bei Kaninchen keine Seltenheit. Sie kommen zustande durch Stürze, Einklemmen in Türen, missglückte Einfangversuche, bei denen versucht wird, die Tiere am Hinterteil festzuhalten oder durch Raubtiere, die in unzureichend gesicherte Ausläufe eindringen. Frakturen und Dislokationen der Wirbel treten fast immer im Bereich der Lendenwirbelsäule oder am Übergang der Brust- zur Lendenwirbelsäule auf. Oft ist eine Durchtrennung des Rückenmarks die Folge. Durch heftige Abwehrreaktionen oder Stürze kann es aber auch zu Rückenmarkläsionen (Blutungen, Quetschungen, Ödeme) kommen, ohne dass röntgenologische Veränderungen der Wirbelsäule nachweisbar sind.

Klinik

Das klinische Bild reicht, je nach Ausmaß der Veränderungen, von Ataxien über Paresen bis hin zu Paralysen.

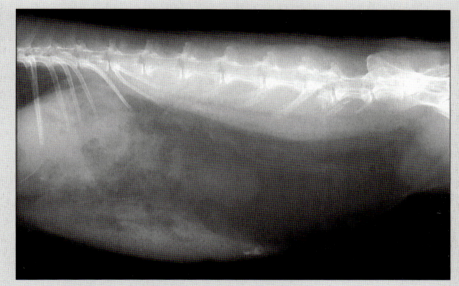

Abb. 2.96 Fraktur des Wirbelkörpers von LW5.

Abb. 2.97 Wirbelluxation.

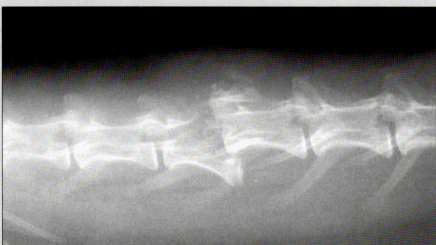

Bei Wirbelfrakturen/-dislokationen mit Durchtrennung des Rückenmarks bestehen vollständige Paresen der Hintergliedmaßen, ein Hammelschwanz und eine Überlaufblase. Oberflächen- und Tiefensensibilität sind kaudal der Frakturstelle nicht mehr nachweisbar. Gleiches gilt für den Pannikulusreflex und den Analreflex.

Diagnose
Die Wirbelsäule ist im laterolateralen und ventrodorsalen Strahlengang zu röntgen (Abb. 2.96, Abb. 2.97).

Therapie & Prognose
Die Prognose ist abhängig vom Ausmaß der neurologischen Ausfälle sowie vom Befund der Röntgenbilder.
Tiere mit Wirbelfrakturen oder deutlicher Dislokation von Wirbeln sollten euthanasiert werden. In anderen Fällen kann ein Therapieversuch mit Glukokortikoiden [66], Antibiotika und B-Vitaminen [74] unternommen werden. Unterstützende Maßnahmen beinhalten eine Dekubitusprophylaxe sowie eine Prävention von Muskelatrophie und Sehnenkontrakturen durch Physiotherapie.

Entzündungen/Abszesse im Rückenmark
Meist bakteriell bedingte Infektionen; selten vorkommend.

Ätiologie
Da von solchen Erkrankungen oft Tiere betroffen sind, die unter Kaninchenschnupfen (S. 17) leiden oder diese Infektion zumindest durchgemacht haben, kann vermutet werden, dass es zu einer Streuung und Absiedlung der dort beteiligten Erreger kommt.

Klinik
Es handelt sich meist um ein chronisch-progressives Krankheitsgeschehen. Oft fällt den Besitzern zunächst auf, dass die Kaninchen plötzlich nicht mehr auf erhöhte Punkte (z. B. Sofa) springen oder den Käfig nicht mehr selbstständig verlassen. Es kommt im weiteren Verlauf zu zunehmender Unsicherheit in der Hinterhand mit schwankendem Gang. Letztlich entstehen Paresen, die eine Fortbewegung unmöglich machen. Das Allgemeinbefinden der Tiere ist oftmals kaum gestört.

Diagnose
Bei der klinischen Untersuchung lässt sich, aufgrund des chronischen Krankheitsverlaufs, meist eine fortgeschrittene Atrophie der Muskulatur an den Hintergliedmaßen feststellen. Röntgenologisch sind osteolytische Prozesse meist an einem oder zwei benachbarten Wirbelkörpern erkennbar. Größere Abszesse werden als Verschattung unterhalb der Wirbelsäule sichtbar. Finden sich keine röntgenologischen Veränderungen, sollte ein *E. cuniculi*-Titer bestimmt werden. Da die Myelographie beim Kaninchen sehr schwierig ist, muss die Diagnose evtl. im Ausschlussverfahren gestellt werden.

Therapie & Prognose
Die Prognose ist schlecht. Eine antibiotische Behandlung vermag die Infektion in der Regel nicht aufzuhalten. Die Tiere sollten in diesem Fall euthanasiert werden. Behandlungsversuche machen nur Sinn, wenn Lähmungserscheinungen noch nicht weit fortgeschritten sind. Die Kaninchen müssen dann über einen Zeitraum von mehreren Wochen mit einem knochengängigen Antibiotikum (z. B. Enrofloxacin [8], Marbofloxacin [11]) versorgt werden. Es ist zu bedenken, dass in Abszessen in der Regel keine ausreichenden Antibiotikaspiegel erreicht werden können.

Neoplasien der Wirbelsäule
Seltene, vorwiegend bei alten Kaninchen vorkommende Erkrankung.

Ätiologie
Bei Tumoren der Wirbelkörper handelt es sich in der Regel um Osteosarkome. Durch Eindringen in den Wirbelkanal und Kompression des Rückenmarks kommt es zu Ausfällen, die meist langsam fortschreiten, gelegentlich aber auch plötzlich auftreten.

Klinik
Die klinischen Symptome sind ähnlich wie bei Abszessen und Entzündungen im Rückenmark. Die Tiere verlieren zunehmend an Mobilität, wobei zunächst besonders die Springfähigkeit eingeschränkt ist. Letztlich entstehen Lähmungserscheinungen unterschiedlicher Ausprägung, die eine Fortbewegung unmöglich machen. Das Allgemeinbefinden und die Futteraufnahme sind oft nur wenig beeinträchtigt.

Diagnose

Betroffene Tiere weisen in der Regel eine deutliche Muskelatrophie im Bereich der Hüft- und Oberschenkelmuskulatur auf. Röntgenologisch sind die Veränderungen, die sich meist auf einen oder zwei Wirbel beschränken, im Anfangsstadium oft nicht von osteomyelitischen Herden zu unterscheiden (Abb. 2.98).

Therapie & Prognose

Die Prognose ist infaust, so dass betroffene Kaninchen umgehend euthanasiert werden sollten (S. 20).

Degenerative Wirbelsäulenerkrankungen

Bei älteren Kaninchen relativ oft vorkommende Veränderungen.

Ätiologie & Pathogenese

Degenerative Erkrankungen der Wirbelsäule werden vorzugsweise ab einem Alter von 5–6 Jahren beobachtet. Besonders oft ist eine Bildung von Spondylosen zu finden. Diese knöchernen Zubildungen können die vom Rückenmark über die Foramina intervertebrales abzweigenden Nerven einengen, so dass Bewegungsstörungen und neurologische Ausfallerscheinungen resultieren.

Klinik

Klinische Symptome reichen von dezenten Schwächen der Hinterhand und unsicherem Gangbild bis hin zu ausgeprägten Paresen. Die Muskulatur der Hintergliedmaßen weist fortschreitende Atrophien auf (Abb. 2.99).

Diagnose

Eine sichere Diagnose ergibt sich anhand von Röntgenaufnahmen (Abb. 2.100). Neben Spondylosen lassen sich oftmals auch deutlich verengte Zwischenwirbelräume feststellen, die auf degenerative Prozesse der Bandscheiben schließen lassen.

Therapie & Prognose

Die Prognose ist sehr vorsichtig zu stellen. Eine Heilung ist nicht möglich; es kann jedoch versucht werden, den Zustand zu verbessern bzw. über einige Zeit stabil zu halten. Die Tiere erhalten nichtsteroidale Antiphlogistika (z. B. Meloxicam [92], Carprofen [91]), zunächst über einen Zeitraum von 7–10 Tagen. Kommt es nicht zu einer Verbesserung oder eher zu einer Verschlechterung des Zustands, sollte eine Euthanasie erwogen werden. Bessert sich die Symptomatik und verschlechtert sich nach Absetzen des Medikaments jedoch wieder, ist das Behandlungsintervall zu verlängern. Gegebenenfalls wird das Antiphlogistikum als Dauermedikation verabreicht.

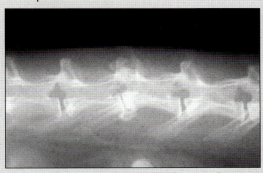

Abb. 2.98 Osteosarkom der Wirbelsäule. Auftreibung des Dornfortsatzes und röntgenologische Verdichtung der Wirbelendlplatten.

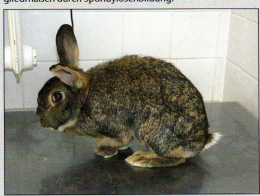

Abb. 2.99 Parese und Atrophie der Muskulatur der Hintergliedmaßen durch Spondylosenbildung.

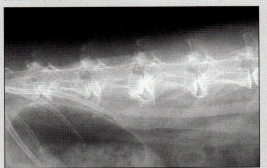

Abb. 2.100 Spondylosenbildung und Verengung der Zwischenwirbelräume.

Meningitis

Im Rahmen von Kaninchenschnupfen oder der Encephalitozoonose entstehende Entzündung der Hirnhäute.

Ätiologie & Pathogenese

Bakterielle Meningitiden können als Komplikation bei Kaninchenschnupfen-Erkrankungen entstehen (S. 17). Wesentlich häufiger sind Meningitis und Meningoencephalitis bei Infektion mit *Encephalitozoon cuniculi* (S. 172). Während diese Infektion zu nicht-eitrigen Prozessen führt, sind bakterielle Erkrankungen eitriger Natur.

Klinik

Die Tiere sind bei bakterieller Meningitis somnolent und befinden sich in Seitenlage. Neurologische Symptome reichen von Muskelzittern über Ruderbewegungen bis hin zu tonisch-klonischen Krämpfen. Oft bestehen eitriger Nasen- und Augenausfluss sowie eine eitrige Otitis.

Diagnose

Meist kann nur eine Verdachtsdiagnose anhand des klinischen Bildes gestellt werden. Die Liquorpunktion ist beim Kaninchen schwierig und man erhält eine sehr geringe Menge.

Therapie & Prognose

Die Prognose einer bakteriellen Meningitis ist als sehr schlecht anzusehen. Eine Behandlung kann durch intravenöse Applikation eines geeigneten Antibiotikums (z. B. Marbocyl® [11]) versucht werden. Gleichzeitig muss eine parenterale Flüssigkeitszufuhr mit Glukosezusatz [80] erfolgen.

Hitzschlag

Durch Haltungsfehler ausgelöste Erkrankung; in den Sommermonaten sehr häufig vorkommend.

Ätiologie & Pathogenese

Kaninchen sind äußerst wärmeempfindlich, da sie keine Schweißdrüsen besitzen. Sie erleiden schnell einen Hitzschlag, wenn sie über längere Zeit direkter Sonneneinstrahlung oder hohen Temperaturen ausgesetzt sind.
Durch Hyperthermie kommt es zu Proteindenaturierung und Nekrosenbildung in den verschiedensten Organsystemen.

Klinik

Die Tiere werden zunächst unruhig und versuchen den hohen Temperaturen zu entkommen. Im weiteren Verlauf kommt es zu Apathie, Tachypnoe (❶) und einem schnellen, flachen Puls, letztlich entsteht ein Schockzustand (⑰). Durch Proteindenaturierung und Nekrosenbildung im Gehirn kommt es häufig zu Krämpfen.

Diagnose

Die Diagnose kann meist schnell anhand der Anamnese und der Messung der Rektaltemperatur erfolgen.

Therapie & Prognose

Der Patient wird in kühle, feuchte Tücher gewickelt, oder die Extremitäten werden kühl abgeduscht. Das Kaninchen erhält kühle Infusionen, ein schnell wirkendes Glukokortikoid sowie ein Breitbandantibiotikum.

Eine Sauerstoffzufuhr ist unbedingt erforderlich.

Die Prognose bei Hitzschlag ist stets als zweifelhaft anzusehen. Selbst wenn das Tier die akute Krise übersteht, kann es noch zu verzögertem Nierenversagen kommen. Bestehen bereits Krämpfe, ist ein therapeutisches Eingreifen in der Regel nicht mehr erfolgreich.

> **Therapie bei Hitzschlag:**
> - Tier an kühlen Ort bringen!
> - feuchte, kühle Umschläge/Abspritzen mit lauwarmem Wasser
> - Sauerstoffzufuhr
> - Infusion (Ringer-Laktat) [82], 40 ml/kg i.v., i.p.
> - schnell wirkendes Prednisolon-Präparat [69] (z. B. Solu-Decortin®, 10 mg/kg i.v., i.m., s.c.)
> - Breitbandantibiotikum i.v. (z. B. Marbocyl® [11], 4 mg/kg)

Vergiftung

Sehr seltene, meist durch Giftpflanzen ausgelöste Erkrankungen.

Ätiologie

Zu Vergiftungsfällen kommt es gelegentlich durch Aufnahme von Oleander, Efeu, Tomatenpflanzen oder Kartoffelkeimlingen, wobei v. a. der Oleander zu neurologischen Symptomen führt. Die häufig in Haushalten befindlichen und als Giftpflanzen

geführten Palmen- und Ficus-Arten verursachen bei Kaninchen in der Regel keine Probleme.
Oleander (*Nerium oleander*) findet sich häufig als Kübelpflanze auf dem Balkon und der Terrasse und wird trotz seines bitteren Geschmacks immer wieder von Kaninchen gefressen. Alle Pflanzenteile sind giftig.

Klinik

Bei der Aufnahme vieler Giftpflanzen stehen Symptome wie Durchfall und Apathie im Vordergrund (❷, ⑯). Die Symptome einer **Oleandervergiftung** sind die einer Digitalisvergiftung und können in drei Komplexe aufgeteilt werden:
- gastrointestinale Symptome: Durchfall, Tympanie
- kardiale Symptome: verschiedene Arten von Arrhythmien
- neurologische Symptome: Muskelzittern, Krämpfe, Bewusstseinstrübung

Diagnose

Die Diagnose einer Vergiftung lässt sich in der Regel nur durch die Anamnese stellen, wenn die Besitzer die Giftaufnahme beobachtet oder angefressene Pflanzenteile gefunden haben. Besteht Unsicherheit über die Toxizität einer Pflanze sowie über deren Inhaltsstoffe, müssen entsprechende Informationen über die Fachliteratur oder Vergiftungszentralen eingeholt werden.
Kann eine Oleandervergiftung als gesichert angesehen werden, sollte in jedem Fall eine gründliche und wiederholte Auskultation des Herzens vorgenommen werden. Abweichende Befunde sind durch ein EKG exakt zu charakterisieren.

Therapie & Prognose

Die Prognose einer Vergiftung ist abhängig von Art und Menge des aufgenommenen Giftes sowie der Ausprägung klinischer Symptome. Bei Oleander genügt bereits die Aufnahme einzelner Blätter, um gravierende Vergiftungserscheinungen, z.T. auch mit Todesfolge, auszulösen.
Die Behandlung erfolgt symptomatisch:
Beschleunigung der Giftausscheidung durch erhöhte Diurese
- Infusion (Vollelektrolytlösung) [82], 60–100 ml/kg/d i.v., s.c.
- Furosemid [46], 2 × tägl. 4–5 mg/kg s.c.

Toxinbindung im Darm (nur möglich bei frisch erfolgter Giftaufnahme)
- Aktivkohle

Aktivkohle darf nur bei gesichertem Vergiftungsverdacht verabreicht werden. Bei infektiösen Durchfällen wird die Verweildauer von Bakterien im Darm verlängert. Das Krankheitsgeschehen kann dadurch erschwert werden!

Allgemein unterstützende Durchfalltherapie:
- Probiotika [37] oder Kotsuspensionen zur Stabilisierung der Darmflora,
- Flüssigkeitssubstitution: Vollelektrolytlösung [82], ergänzt durch Glukosezusatz [80]
- Antitympanika [34] (z.B. Sab Simplex®), mehrmals täglich
- Vitaminsubstitution (v.a. B-Vitamine) [74]

Bei kardialen Symptomen richtet sich die Art der Medikamente nach der Symptomatik.

In keinem Fall dürfen bei Oleandervergiftung Digitalis-Präparate eingesetzt werden, da es sich bei der Erkrankung um eine Digitalis-Intoxikation handelt!

Bei Krampfgeschehen kommt Diazepam [97] (1–5 mg/kg) zum Einsatz.
In jedem Fall sollte der Patient mit einem Breitbandantibiotikum gegen Sekundärinfektionen abgeschirmt werden.

Hypokalzämie, Hypoglykämie

Durch erhöhten Bedarf und unzureichende Fütterung ausgelöste Zustände; besonders bei laktierenden Häsinnen vorkommend.

Ätiologie & Pathogenese

Bei laktierenden Häsinnen kann durch inadäquate Fütterung eine Hypokalzämie entstehen, die meist auch mit einer Hypoglykämie vergesellschaftet ist. Betroffen sind v.a. Kaninchen mit großen Würfen während der fortgeschrittenen Laktation. Aus der Fütterungsanamnese ergibt sich fast immer eine unzureichende Kalziumversorgung: Die Tiere erhalten Mischfutter, von dem sie die Pellets verschmähen. Als Frischfutter werden kalziumarme Futtermittel (z.B. Salat, Gurke, Tomate, Möhre, Apfel, Birne) angeboten.

Klinik

Die Kaninchen werden zunehmend apathisch und zeigen Muskelzittern. Sie stellen die Futteraufnahme ein und es kann letztlich zu tonisch-klonischen Krämpfen mit Bewusstseinstrübung kommen.

Diagnose

Die Diagnose kann meist schon anhand der Anamnese und des klinischen Bildes gestellt werden. Zur Absicherung sind Blutuntersuchungen erforderlich, die eine Hypokalzämie (meist bei normalem Phosphorgehalt) und oft auch eine Hypoglykämie zeigen.

Therapie

Die Kaninchen müssen umgehend durch Infusionen mit Kalzium- und Glukosezusatz versorgt werden. Bei intravenöser Applikation von Kalziumglukonat [70] ist eine äußerst langsame Zufuhr über einen Zeitraum von mindestens 15–30 Minuten einzuhalten, um kardiale Nebenwirkungen zu verhindern. Problemlos kann Kalziumglukonat dagegen subkutan verabreicht werden, da es eine gute Gewebeverträglichkeit besitzt. 5%ige Glukoselösungen [80] können ebenfalls gut subkutan infundiert werden, höher konzentrierte Präparate wegen der gewebereizenden Wirkung jedoch nur intravenös.

Im Anschluss an die medikamentelle Behandlung ist v.a. die Fütterung an den erhöhten Kalziumbedarf anzupassen. Kalziumbrausetabletten können im Trinkwasser aufgelöst werden.

> **Therapie der Hypokalzämie/Hypoglykämie:**
> - Infusion (z. B. Sterofundin®) [82], 40 ml/kg i.v., s.c.
> - Glukose [80], z. B. Glukose 5%, 10 ml/kg i.v., s.c.
> - Kalziumglukonat [70] (z. B. Calcium Braun®), 50 mg/kg s.c., langsam! i.v.
> - Ca-reiche Fütterung, z. B. Petersilie, Dill, Löwenzahn, Kohlrabiblätter, Möhrengrün, Broccoli, Produkte auf Luzernebasis (z. B. Grünrollis)

Prophylaxe

Bereits mit Beginn der Trächtigkeit muss die Kalziumversorgung erhöht werden. Als Frischfuttermittel eignen sich besonders Kräuter, Löwenzahn, Broccoli, Kohlrabi- und Blumenkohlblätter sowie Luzerneprodukte.

Trächtigkeitstoxikose

Multifaktoriell bedingte, bei Kaninchen selten vorkommende Erkrankung.

Ätiologie & Pathogenese

Trächtigkeitstoxikosen treten im späten Trächtigkeitsstadium auf. Als Ursache werden eine unzureichende Energie- und Kalziumversorgung während der Trächtigkeit (S. 183), Stressfaktoren und hormonelle Imbalancen vermutet.

Klinik

Betroffene Häsinnen stellen meist plötzlich die Futteraufnahme ein, werden apathisch und sterben, bevor therapeutisch eingegriffen werden kann. Im Endstadium sind häufig tonische oder tonisch-klonische Krämpfe zu beobachten; die Tiere sind nicht mehr ansprechbar.

Diagnose

Eine Verdachtsdiagnose ergibt sich bereits aus der Anamnese und dem klinischen Bild. Harnuntersuchungen zeigen einen erniedrigten pH-Wert (5–6), der Urin ist klar, da ein Ausfällen von Kalziumkristallen im sauren Milieu verhindert wird; es sind außerdem Ketone und Proteine nachweisbar. Bei Blutuntersuchungen können erniedrigte Werte für Kalzium und Glukose sowie erhöhte Gehalte an Kalium und Phosphor ermittelt werden.

Therapie & Prognose

Der Erfolg eines Behandlungsversuchs ist stets fraglich. Die Tiere erhalten Infusionen [82], Glukose [80] und Kalzium [70]; auch Glukokortikoide [66] können unterstützend eingesetzt werden.

Prophylaxe

Prophylaktische Maßnahmen beziehen sich v.a. auf eine ausgewogene Fütterung. Häsinnen müssen zum Deckzeitpunkt in „Zuchtkondition" sein, d.h. es darf keine Adipositas vorliegen. Zudem müssen die Tiere ausgewachsen sein; eine Erstbedeckung sollte frühestens mit etwa 8 Monaten (bei Riesenrassen später) jedoch spätestens mit 15 Monaten erfolgen. Die Fütterungsration vor und zu Beginn der Trächtigkeit sollte aus hochwertigem Heu ad libitum und einem vielseitigen Angebot an Frischfutter bestehen. „Kraftfutter" wird nur restriktiv angeboten. Mit fortschreitender Trächtigkeit müssen die Energiedichte und der Kalziumanteil des Futters stetig erhöht werden. Heu wird weiterhin zur freien Verfügung gestellt, der Kraftfutteranteil kann erhöht werden, Frischfuttermittel mit höheren Energie- (z. B. Banane, Birne, Apfel) und Kalziumgehalten (z. B. Broccoli, Kräuter, Löwenzahn) sind vermehrt anzubieten.

Therapie bei Trächtigkeitstoxikose:
- Infusionen (z. B. Sterofundin®) [82], 40 ml/kg i.v.
- Glukose [80], 500 mg/kg i.v.
- Kalziumglukonat [70], 50 mg/kg langsam i.v., s.c.
- Vitaminsubstitution [74]
- Zwangsfütterung [107–109]

▪ Septikämie

Häufige, aus bakteriellen Infektionen hervorgehende Erkrankung.

▪ Ätiologie & Pathogenese

Septikämien können aus allen Erkrankungen mit bakterieller Beteiligung hervorgehen. Häufig nehmen sie ihren Ausgang im Magen-Darm-Trakt (❷). Bereits eine Inappetenz (⑯) kann zur Störung des Darmmilieus und zu einer Vermehrung pathogener Mikroorganismen führen, die letztlich die Darmschranke durchbrechen.

▪ Klinik

Die Kaninchen werden zunehmend apathisch und weisen zunächst eine pumpende, dann frequente, flache Atmung auf. Die Tiere werden häufig in Seitenlage mit blassen Schleimhäuten und Hypothermie vorgestellt. Der Muskeltonus ist entweder schlaff oder es kommt zu Ruderbewegungen und Krämpfen.

▪ Diagnose

Eine Diagnose ergibt sich durch die Anamnese (vorangegangene Krankheitssymptome) und die klinische Untersuchung. Bei dieser können oft bereits Symptome einer Allgemeinerkrankung (z. B. Augen- und Nasenausfluss ❶, ❸, kot- oder urinverschmierte Anogenitalregion ❼) festgestellt werden.

▪ Therapie & Prognose

Eine Behandlung kommt in den meisten Fällen zu spät. Wird ein Behandlungsversuch durchgeführt, sollte schnellstmöglich ein geeignetes Antibiotikum intravenös appliziert werden (z. B. Marbofloxacin [11]). Subkutane Depots werden bei der schlechten Kreislaufsituation der Tiere nicht mehr resorbiert. Die Patienten erhalten außerdem Infusionen [82] mit Glukosezusatz [80] und werden auf eine körperwarme Wärmflasche gelegt. Ein zu schnelles „Aufheizen" muss vermieden werden. Weitere diagnostische Maßnahmen sind erst dann sinnvoll, wenn der Zustand des Tieres sich stabilisiert hat.

▪ Hepatopathien

Einschränkungen der Leberfunktion v.a. durch Fehlernährung oder Infektionen.

▪ Ätiologie & Pathogenese

Ein großer Teil der als Heimtiere gehaltenen Kaninchen ist übergewichtig; bei diesen Tieren liegt in der Regel auch eine Leberverfettung vor. Besondere Gefahr besteht, wenn solche Tiere nicht fressen und sich eine negative Energiebilanz einstellt (⑯). Die Leber versucht zunächst das Energiedefizit über die Glukoneogenese zu decken. Gelingt dies nicht mehr, kommt es zu Lipolyse, d. h. Fettreserven werden mobilisiert. Es entstehen Ketonkörper, die neben der bereits bestehenden alimentären Leberverfettung zusätzlich eine toxische und metabolische Verfettung des Organs hervorrufen. Es ist dann zunehmend weniger in der Lage, seine Stoffwechselaufgaben zu erfüllen.

Die Leber kann aber auch durch Infektionen (Kokzidiose, Tularämie, Rodentiose, Leukose ⑮) zunehmend in ihrer Funktion eingeschränkt werden.

▪ Klinik

Die Tiere werden matt und apathisch, befinden sich letztlich in Seitenlage, sind nicht mehr ansprechbar und haben Krämpfe („Leberkoma").

▪ Diagnose

Wichtiges diagnostisches Hilfsmittel ist eine Urinuntersuchung, bei der eine deutliche Ketonurie und eine Absenkung des pH-Werts nachweisbar sind. Blutuntersuchungen können die Diagnostik unterstützen. Die Leberenzyme sind in solchen Fällen allerdings meist nur moderat erhöht.

Das weitere Vorgehen muss beim Fettleber-Syndrom v.a. darauf abzielen, eine etwaige Grunderkrankung, die für eine Inappetenz verantwortlich ist, zu diagnostizieren (S. 83, ❺).

▪ Therapie & Prognose

Bestehen bereits ausgeprägte Bewusstseinsstörungen und Krämpfe, ist eine Behandlung wenig sinnvoll, die Tiere sollten euthanasiert werden. Gleiches gilt, wenn die Leber durch Infektionen bereits weitgehend zerstört wurde. In weniger ausgeprägten Fällen muss v.a. eine schnelle Versorgung mit Elektrolyten [82] und Glukoselösungen [80] erfolgen.

Außerdem wird eine adäquate Zwangsernährung[107–109] eingeleitet.

Prophylaxe

Vorbeugende Maßnahmen beziehen sich auf die Vermeidung eines Fettleber-Syndroms. Besitzer von adipösen Kaninchen sollten über die Risiken aufgeklärt werden. Neben der Gefahr von Hepatopathien besteht zudem beim Kaninchen die Möglichkeit des plötzlichen Herztods unter Stress. Übergewichtige Tiere müssen konsequent abnehmen. Sie erhalten Heu ad libitum und ein abwechslungsreiches Angebot an Frischfutter. „Kraftfutter" ist vom Speiseplan zu streichen oder nur in geringen Mengen (max. 1 EL/kg/d) anzubieten. Handelsübliche „Leckerli" und Getreideprodukte sollten nicht mehr gefüttert werden.

Kaninchen, die mit Inappetenz vorgestellt werden, müssen so schnell wie möglich und regelmäßig zwangsgefüttert werden (⑯). Sie erhalten zusätzlich Glukose- und/oder Aminosäurelösungen ⁷⁹, um ein Energiedefizit zu vermeiden.

Ein Einsatz von Aminosäurelösungen bei Tieren, deren Leber bereits geschädigt ist, ist dagegen als kritisch anzusehen.

Die in der Tiermedizin gebräuchlichen Lösungen enthalten meist Methionin, dessen Stoffwechselprodukte das Krankheitsbild gravierend verschlechtern können.

Nephropathien

Akut oder chronisch verlaufende Erkrankungen; meist infektiös, seltener durch Nephrolithen bedingt; häufig vorkommend.

Ätiologie & Pathogenese

Chronische Nephropathien kommen bei Kaninchen häufig vor und werden vorwiegend durch Infektionen mit *Encephalitozoon cuniculi* (S. 147) hervorgerufen, durch die es zu einer chronischen interstitiellen Nephritis kommt. Als seltenere Ursachen sind beidseitige Nephrolithiasis sowie chronische bakterielle Pyelonephritiden und Nierentumore zu nennen.

Akute Niereninsuffizienzen sind weniger häufig und werden durch bakterielle Infektionen ausgelöst (akute und chronische Niereninsuffizienz siehe ⑩).

Klinik

Kaninchen, die unter den genannten chronischen Nephropathien leiden, haben ein chronisch kran-

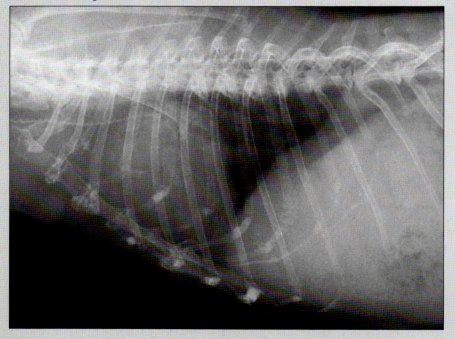

Abb. 2.101 Kardiomegalie der Herzschatten erstreckt sich über 4 Zwischenwirbelräume, die Trachea wird nach dorsal angehoben.

kes Erscheinungsbild. Sie fressen schlecht, magern ab und ihr Fell ist struppig, ungepflegt und wirkt „speckig"-fettig. Es liegen Exsikkosen unterschiedlichen Grades vor. Gelegentlich werden Polydipsie und Polyurie (❶) beobachtet; sie sind jedoch keine klassischen Leitsymptome wie z. B. bei Niereninsuffizienzen der Katze.

Bei akuter Niereninsuffizienz ist die klinische Symptomatik unspezifisch. Die Tiere werden innerhalb weniger Stunden apathisch und stellen das Fressen ein.

Bei beiden Formen der Nephropathie kann es schließlich, bedingt durch extreme Ansammlung harnpflichtiger Substanzen im Blut und daraus resultierender Encephalopathie, zu Bewusstseinstrübungen und Krämpfen kommen.

Diagnose

Ein klinisches Erscheinungsbild mit Abmagerung, struppigem Fell und Exsikkose kann bereits erste Hinweise auf eine chronische Nierenerkrankung liefern. Bei der Untersuchung akut erkrankter Tiere können dagegen meist keine auffälligen Befunde erhoben werden; evtl. liegt eine Schmerzhaftigkeit der Nieren vor.

Zur weiteren Diagnosesicherung ist eine Blutuntersuchung unumgänglich, bei der in beiden Fällen die Harnstoff- und Kreatininwerte drastisch erhöht sind. Bei akuter Niereninsuffizienz zeigt sich zudem meist eine deutliche Leukozytose, hervorgerufen durch eine akute bakterielle Infektion. Auch bei chronischer Niereninsuffizienz können die Leukozytenzahlen erhöht sein, was allerdings als Anzeichen einer Sekundärinfektion zu werten ist. Daneben lassen sich in der Regel Elektrolytverschiebungen (Hyponatriämie, Hyperkaliämie), Anämien (renal bedingt) und Erhöhungen der Leberwerte (durch Sekundärinfektion) feststellen. Auch eine Harnuntersuchung kann wichtige Hinweise auf die Erkrankung liefern. Der Urin chronisch niereninsuffizienter Kaninchen ist makroskopisch meist klar. Er kann in geringen Mengen Epithelien, Leukozyten und Erythrozyten enthalten. Der Harn akut niereninsuffizienter Patienten ist makroskopisch in der Regel unauffällig. Es lassen sich pH-Wertverschiebungen in den neutralen oder sauren Bereich sowie gehäuft Epithelien, Leukozyten und Erythrozyten nachweisen. Bestehen aufgrund gravierender Stoffwechselentgleisungen bereits zentralnervöse Symptome, ist eine Ketonurie nachweisbar.

Therapie & Prognose

Bestehen bereits zentralnervöse Symptome, ist die Prognose infaust und die Kaninchen sollten euthanasiert werden. In weniger fortgeschrittenen Fällen wird eine Infusionstherapie eingeleitet. Bei akuter Niereninsuffizienz muss auch eine antibiotische Behandlung eingeleitet werden, in chronischen Erkrankungsfällen ist dies nur erforderlich, wenn eine Leukozytose nachgewiesen wird.

Herzerkrankungen

Erkrankungen unterschiedlicher Genese und Ausprägung; häufige Ursache für Anfallsgeschehen.

Ätiologie

Besonders häufig werden bei Kaninchen Insuffizienzen der Atrioventrikularklappen nachgewiesen; auch dilatative Kardiomyopathien und tachykarde Arrhythmien kommen relativ oft vor (S. 234).

Herzerkrankungen können zu Symptomen führen, die neurologische Ausfallerscheinungen vortäuschen. Sie dürfen nicht mit solchen verwechselt werden!

Klinik

Dekompensierte Herzinsuffizienzen führen gelegentlich zu Ataxien und Paresen, wobei v.a. alte Kaninchen betroffen sind. Solche Tiere haben einen unsicheren, schwankenden Gang. Oft fallen verminderter Appetit und reduziertes Allgemeinbefinden auf. Auch Atemprobleme durch Bildung von Lungenödemen oder Thoraxerguss sind möglich (❶).

Bei den meisten Kaninchen entstehen kardiale Anfälle aus der Ruhe heraus. Die Tiere fallen plötzlich um, haben tonische oder tonisch-klonische Krämpfe und sind in diesen Phasen nicht ansprechbar. Oft stellt sich innerhalb von Sekunden ein hochgradig feuchtes bis rasselndes Atemgeräusch ein, es kann seröse Flüssigkeit aus Maul und Nase austreten. Eventuell wird eine zyanotische Verfärbung der Schleimhäute beobachtet. Diese Anfallsgeschehen können nur wenige Sekunden, aber auch bis zu einigen Minuten andauern. Am Ende des Anfalls erschlaffen die Tiere, haben eine Tachypnoe und sind, je nach Dauer des Anfallsgeschehens, zunächst sehr matt. Sie erholen sich jedoch meist rasch innerhalb weniger Minuten und sind dann unauffällig. Kaninchen, bei denen regelmäßig und gehäuft Anfälle auftreten, zeigen oft deutliche Gewichtsabnahmen, obwohl sie zufriedenstellend fressen. Ebenso gut können aber auch Gewichtsreduktionen auffallen, noch bevor Anfälle zu beobachten sind (**15**).

Diagnose

Bestehen Symptome im Sinne von Ataxien oder Paresen, sind bei der klinischen Untersuchung meist deutliche Anzeichen einer Herzerkrankung zu finden. Bei der Auskultation des Herzens lassen sich Herzgeräusche, eine Dämpfung von Herztönen durch Thoraxerguss und/oder feuchte Atemgeräusche durch Lungenödem nachweisen. Evtl. sind Pulsdefizite vorhanden. Röntgenologisch ist der Herzschatten deutlich vergrößert und schlecht abgrenzbar. Die V. cava caudalis kann gestaut (Verbreiterung zwerchfellwärts), die Leber vergrößert sein (Abb. 2.101). Echokardiografisch lassen sich eine Dilatation des Herzmuskels und eine Erniedrigung der Verkürzungsfraktion nachweisen.

Bei Anfallsgeschehen sind die Befunde in der Regel weniger auffällig. Oftmals sind auskultatorisch nur leise Herzgeräusche Grad I bis II wahrnehmbar. Auch röntgenologische Veränderungen sind meist weniger deutlich. Ein EKG kann Aufschluss über etwaige Arrhythmien geben. Allerdings ist ein unauffälliges EKG noch keine Gewähr dafür, dass Anfälle nicht durch Rhythmusstörungen ausgelöst werden. Es wurden Kaninchen beobachtet, bei denen Arrhythmien nur zu bestimmten Tageszeiten auftraten und zu diesen Zeiten auch Anfälle auslösten. Im übrigen Tagesverlauf gab es Perioden, in denen über lange Zeiträume keinerlei Extrasystolen nachzuweisen waren.

Therapie & Prognose

Die Prognose von Herzerkrankungen, die zu Ataxien und Paresen führen, ist äußerst vorsichtig zu stellen. Zur Therapie der Herzerkrankungen siehe S. 234, **15**.

2.13 Lahmheit

Die Leitsymptomatik kann folgende Veränderungen beinhalten:
- Ganganomalien
- Entlastung von Gliedmaßen
- abnorme Gliedmaßenstellung
- Schwellungen
- Verletzungen

2.13.1 Tierartliche Besonderheiten

Das Skelett des Kaninchens macht nur einen Anteil von etwa 7–8% des Gesamtkörpergewichts aus. Besonders die langen Röhrenknochen sind sehr fein, mit einer dünnen Kortikalis, die leicht splittert. Zudem sind Kaninchen Fluchttiere, die sich leicht erschrecken und dann zu panischen Reaktionen neigen. Diese Faktoren sind dafür verantwortlich, dass relativ häufig Frakturen zu beobachten sind. Es entstehen dann in der Regel Splitterbrüche, die häufig offen sind, da die kleinen und scharfen Knochenfragmente die Haut perforieren. Es kommt außerdem zu weitreichenden Verletzungen der umgebenden Weichteilgewebe. Erhebliche Schwellungen durch Hämatome und Ödematisierung sind die Folge.

Der anatomische Aufbau des Skeletts und die besondere Art der Fortbewegung erschweren bei Kaninchen das Anlegen von **Verbänden**. Besonders die Hintergliedmaßen des Kaninchens weisen starke Winkelungen aller großen Gelenke auf.

Verbände sollten nur dann angelegt werden, wenn gewährleistet ist, dass sie nicht zu Abschnürungen führen. Andernfalls ist es sinnvoller, auf einen Verband zu verzichten.

Gelenkübergreifende Verbände an den Hintergliedmaßen müssen so angelegt werden, dass alle beteiligten Gelenke gestreckt sind (Abb. 2.102a). Dadurch wird die Fortbewegung des Tieres allerdings erheblich eingeschränkt. Eine dauerhafte Fixierung ist zudem schwierig. Klebebänder füh-

Abb. 2.102
a Verband der gesamten Hintergliedmaße.
b Pfotenverband unter Aussparung des Tarsalgelenks.
c Pfotenverband unter Einbeziehung des Tarsalgelenks.

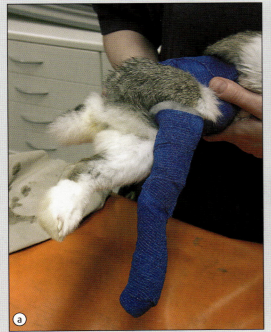
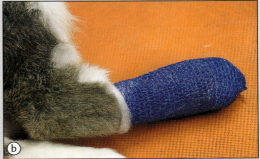
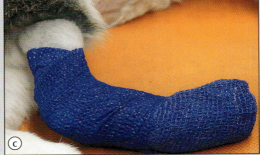

ren schnell zu Irritationen der empfindlichen Haut.

Pfotenverbände an den Hinterbeinen sollten, entgegen sonstiger Regeln, nicht das Tarsalgelenk einbeziehen, sondern am proximalen Metatarsus enden. Voraussetzung ist eine ausreichende Polsterung am Ende des Verbands. Zudem sollten elastische Verbandmaterialien (z. B. Alflex®) verwendet werden (Abb. 2.102b).

Ist es erforderlich, den gesamten Metatarsus in den Verband einzubeziehen (z. B. bei Pododermatitis), darf das Tarsalgelenk nur locker umwickelt werden, wobei die physiologische Gliedmaßenwinkelung beibehalten wird (Abb. 2.102c). Da dennoch die Gefahr eines Abrutschens von Verbandmaterial besteht, müssen solche Verbände täglich gewechselt werden.

2.13.2 Sofortmaßnahmen

Sofortmaßnahmen bei Bewegungsstörungen sind besonders dann einzuleiten, wenn Schockanzeichen festzustellen sind oder offene Frakturen vorliegen.

1 Besteht (z. B. nach Unfällen) Schocksymptomatik, müssen zunächst stabilisierende Maßnahmen eingeleitet werden.
- Flüssigkeitssubstitution [82], 40–60 ml/kg i.v., s.c.
- Prednisolon [69], 10 mg/kg i.v., i.m.
- Etilefrin [45] (Effortil®), 0,5–1 mg/kg i.m., p.o.
- Sauerstoffzufuhr
- Temperaturkontrolle, Wärmezufuhr

2 offene Wunden reinigen und einer Wundtoilette unterziehen

3 bei offenen Frakturen sofortige Applikation eines knochengängigen Antibiotikums
- Enrofloxacin [8] (Baytril®), 1 x tägl. 10 mg/kg s.c., p.o.
- Marbofloxacin [11] (Marbocyl®), 1 x tägl. 4 mg/kg s.c., p.o.

4 Ein Analgetikum sollte stets appliziert werden, da Schmerzen das Allgemeinbefinden des Tieres erheblich herabsetzen und zu einer Reduktion der Futteraufnahme führen.
- Meloxicam [92] (Metacam®), 0,15 mg/kg s.c., p.o.
- Carprofen [91] (Rimadyl®), 5 mg/kg s.c.

5 Geeignete Unterbringung
- ruhiger, abgedunkelter Raum
- rutschfester Untergrund
- kein Einstreumaterial bei offenen Verletzungen

2.13.3 Wichtige Ursachen

Bewegungsstörungen werden überwiegend durch Erkrankungen des Bewegungsapparats hervorgerufen. Besonders häufig finden sich traumatisch bedingte Luxationen und Frakturen im Gliedmaßenbereich. Weiterhin können neurologische Ausfallerscheinungen ([12]) Lahmheiten vortäuschen. In Einzelfällen sind auch bei Herzerkrankungen Bewegungsstörungen zu beobachten.

2.13.3.1 Übersicht

Tab. 2.19 Wichtige Ursachen für Lahmheit und Bewegungsstörungen

Erkrankung	Bedeutung	siehe Seite	siehe auch Leitsymptom, Bemerkungen
Traumatische Frakturen	+++	S. 195	
Weichteiltrauma	++	S. 198	
Krallenverletzung, -abriss	++	S. 199	
Pododermatitis	++	S. 199	
Ellenbogengelenkluxation	+	S. 200	v.a. bei Jungtieren
Hüftgelenkluxation	+	S. 201	
Pathologische Frakturen	+	S. 202	Ursachen: Osteomyelitis, Osteosarkom, Osteodystrophie
Osteodystrophie	+	S. 203	
Osteomyelitis	+	S. 204	
Rückenmarktrauma	+	S. 179	⑫
Arthritis	+	S. 202	
Encephalitozoonose	+	S. 172	❸, ⑩, ⑫
Herzinsuffizienz	+	S. 187	❶, ⑫, ⑮
Osteosarkom	(+)	S. 204	
Abszess Rückenmark	(+)	S. 180	⑫

2.13.3.2 Diagnostischer Leitfaden: **Lahmheit**

Anamnese

- **Trauma**
- **Dauer der Symptome**
- **Fütterung**
- **Haltungsbedingungen**

Klinische Untersuchung

- **Vordergliedmaße, hgr.** → Ellenbogen geschwollen, stark gebeugt, evtl. Kusshandstellung → Röntgen
- **eine Gliedmaße betroffen, schmerzhaft**
  - hgr. Weichteilschwellung → Röntgen
    - → Fraktur
    - → o. b. B.
  - ggr. bis mgr. Umfangsvermehrung → Röntgen
    - → Osteolyse
    - → unruhige Gelenkstruktur, evtl. wolkige Zubildungen
- **wechselnde Gliedmaßen betroffen** → Röntgen
  - → Demineralisierung des Skeletts
- **Hintergliedmaße, hgr.** → Längenunterschied der Hintergliedmaßen → Röntgen
- **Pfote**
  - ständiges Belecken, Blutung → palpator./radiolog. Ausschluss von Zehenfrakturen
  - Schwellung, Ulcera am Sohlenballen
- **Ataxie, Lähmungserscheinungen**

2.13 Lahmheit

		Ellenbogenluxation		S. 200
Knochenstruktur o. b. B.		traumatische Fraktur		S. 195
patholog. Knochenstruktur		pathologische Fraktur	Blut-US, Zytologie, Mikrobiologie	S. 202
Blut-US	CK ↑, evtl. AST ↑	Weichteiltrauma		S. 198
Biopsie-entnahme		Osteomyelitis	Mikrobiologie	S. 204
		Knochentumor		S. 204
		Arthritis		S. 202
Blut-US	Ca/P-Verhältnis verschoben	alimentär	Osteodystrophie	S. 203
	Nierenwerte ↑	renale		
		Hüftgelenkluxation		S. 201
		Krallenverletzung, -abriss		S. 199
Röntgen	evtl. osteolytische Knochenveränderungen	Pododermatitis	Mikrobiologie	S. 199

⓬

Besonderes Augenmerk bei der Anamnese

In erster Linie ist die Möglichkeit eines **Traumas** zu erfragen. Konnte dies nicht explizit beobachtet werden, müssen die **Haltungsbedingungen** erfasst werden: Hat das Tier unbeaufsichtigten Freilauf? Gibt es Verletzungsmöglichkeiten im Käfig oder Gehege? Ist das Außengehege ausreichend gegen Raubtiere/Greifvögel gesichert? Haben kleinere Kinder Zugang zum Käfig?

Weiterhin ist nach **vorangegangenen Erkrankungen**, z. B. Kaninchenschnupfen (S. 17), zu fragen. Erreger können sich im Bereich der Gelenke oder des Rückenmarks absiedeln.

Die **Dauer der Symptome** gibt Aufschluss über akute oder chronische Krankheitsgeschehen. Es ist allerdings zu berücksichtigen, dass Besitzern langsam fortschreitende Bewegungsstörungen oft nicht auffallen, da sie von den Kaninchen so lange wie möglich kaschiert werden.

Die **Fütterung** ist besonders dann von Interesse, wenn der Verdacht auf pathologische Frakturen durch alimentäre Osteodystrophie (S. 203) besteht.

Besonderes Augenmerk bei der klinischen Untersuchung

Bei der klinischen Untersuchung muss der Bewegungsapparat Schritt für Schritt untersucht werden. Können keine offensichtlichen Veränderungen festgestellt werden, so ist zu bedenken, dass auch neurologische und kardiale Erkrankungen (⑫, ⑮) Bewegungsstörungen verursachen können.

Werden alle Gliedmaßen belastet?

Es wird zunächst beurteilt, ob alle Beine belastet werden können. Dabei ist zu beachten, dass bei Aufregung Schmerzen und Lahmheiten möglichst versteckt werden. Wird eine Gliedmaße nicht aufgesetzt, muss von massiven Läsionen und Schmerzzuständen ausgegangen werden.

Kann sich das Tier artspezifisch fortbewegen?

Um die Bewegung des Tieres beurteilen zu können, ist es erforderlich, ihm einen rutschfesten, griffigen Untergrund zum Hoppeln zur Verfügung zu stellen. Es wird beurteilt, ob dabei alle Gliedmaßen gleichmäßig belastet werden.

Liegen Verletzungen vor?

Es ist nach offensichtlichen Hautläsionen zu suchen. Diese können sowohl primär (z. B. durch Bisse) als auch sekundär (durch Knochenfragmente bei Splitterfrakturen, S. 195) bedingt sein.

Bestehen palpatorische Veränderungen der Gliedmaßen?

Die Gliedmaßen werden von distal nach proximal durchpalpiert. Dabei ist auf Instabilitäten, Schwellungen und Schmerzhaftigkeit zu achten. Die Gelenke werden zudem auf Bewegungseinschränkungen überprüft. Weiterhin sollte stets kontrolliert werden, ob Verletzungen oder Abrisse von Krallen (S. 199) vorhanden sind. Auch solche Veränderungen führen mitunter zu deutlichen Lahmheiten.

Liegen Muskelatrophien vor?

Muskelatrophien werden besonders im Bereich der Schulter- sowie der Becken- und Oberschenkelmuskulatur deutlich. Auffallend häufig findet man Rückbildungen der Muskulatur bei progressiven Wirbelsäulenerkrankungen (z. B. Spondylosen, S. 181, oder Wirbelsäulentumoren, S. 180) sowie außerdem bei Infektionen des Rückenmarks (S. 172, S. 180).

Bestehen neurologische Ausfallerscheinungen?

Bei jeder Ataxie und Veränderung des Gangbildes, die nicht eindeutig einer Erkrankung des Bewegungsapparates zuzuordnen sind, muss eine neurologische Untersuchung (s. Kap. 3) durchgeführt werden. Besonders bei der Encephalitozoonose (S. 172) sind oftmals weitere neurologische Ausfallerscheinungen zu beobachten (⑫).

Gibt es Anzeichen einer Herzerkrankung?

Bestehen ein schwankender Gang und Gleichgewichtsstörungen, so sollte in jedem Fall eine gründliche Auskultation des Herzens angeschlossen werden, insbesondere, wenn es sich um ein älteres Kaninchen handelt.

Diagnosesicherung durch weiterführende Untersuchungen

Als sinnvollste weiterführende Untersuchung bietet sich zunächst die **Röntgenuntersuchung** an, wobei, je nach Befund der klinischen Untersuchung, Gliedmaßen, Wirbelsäule oder auch der Thorax zu röntgen sind.

Bei Röntgenuntersuchungen der Wirbelsäule muss äußerst vorsichtig vorgegangen werden. Das Kaninchen darf nicht zu sehr gestreckt werden, um Instabilitäten nicht zu verstärken. Eine Sedation des Tieres ist abzulehnen, da es auch durch die Muskelerschlaffung zu Instabilitäten kommen kann.

Blutuntersuchungen sind besonders zur Absicherung einer Osteodystrophie sinnvoll. Bei Weichteiltraumata kann eine Erhöhung der Creatinkinase, evtl. auch der AST zur Diagnosefindung beitragen.
Serologische Untersuchungen dienen der Abklärung einer Infektion mit *Encephalitozoon cuniculi* (Encephalitozoonose, S. 172).
EKG und Echokardiografie werden bei Verdacht auf eine kardiale Genese der Symptomatik eingeleitet (Herzerkrankungen, S. 234).
Knochenbiopsien sind unter Umständen erforderlich, um röntgenologisch sichtbare Knochenveränderungen charakterisieren zu können.
Bei ulzerierender Pododermatitis (S. 199) sollten stets **mikrobiologische Untersuchungen** eingeleitet werden, um gezielt nach Antibiogramm behandeln zu können.

2.13.3.3 Erkrankungen

■ **Traumatische Fraktur**

Meist durch Stürze verursachte Brüche; in der Regel Splitterfrakturen.

■ **Ätiologie**

Das Skelett des Kaninchens hat nur einen Anteil von etwa 8 Prozent am Gesamtkörpergewicht; die Röhrenknochen der Gliedmaßen sind lang und dünn. Daher kommen traumatische Frakturen der Gliedmaßen oft vor. Sie entstehen durch Stürze oder Hängenbleiben im Käfiggitter. Am häufigsten sind Frakturen von Tibia (Abb. 2.103, Abb. 2.104) sowie Radius und Ulna (Abb. 2.105) zu beobachten. Brüche des Femur kommen ebenfalls gelegentlich vor, solche des Humerus sind extrem selten. Meist sind Splitterfrakturen vorzufinden. Frakturen der Metacarpalia und Metatarsalia entstehen bei Kaninchen häufig dadurch, dass die Tiere mit überlangen Krallen im Teppich hängen bleiben (Abb. 2.106).

■ **Klinik**

Bei Frakturen der langen Röhrenknochen weisen die Tiere hochgradige Lahmheiten auf. Die Weichteilgewebe der betroffenen Gliedmaße sind stark geschwollen. Auch Frakturen der Zehen führen

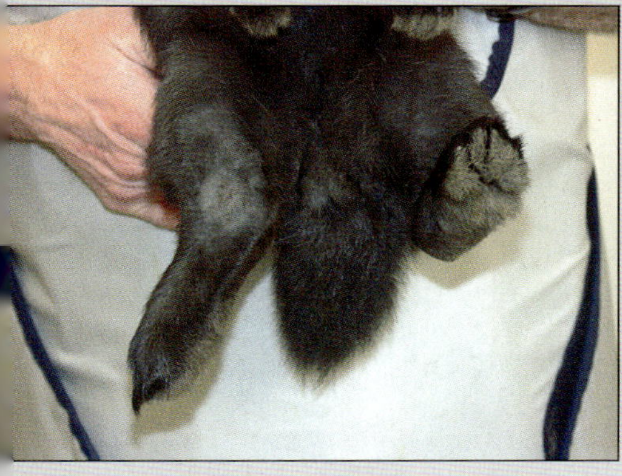

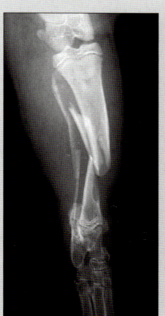

Abb. 2.104 Tibiasplitterfraktur.

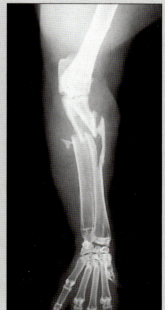

Abb. 2.105 Splitterfraktur von Radius und Ulna.

Abb. 2.103 Tibiafraktur.

2.13 Lahmheit

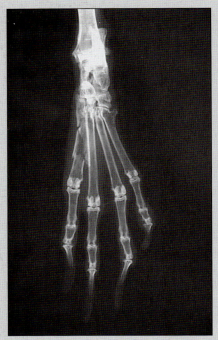

Abb. 2.106 Splitterfraktur des Os metatarsale secundum der linken Hintergliedmaße.

mitunter zu erheblichen Bewegungsstörungen; die betroffene Pfote wird oftmals intensiv beleckt.

Therapie

Zehenfrakturen bedürfen in der Regel keiner Behandlung. Stützverbände sind aufgrund der Gliedmaßenwinkelung nur schwer anzulegen und führen schnell zu Abschnürungen; sie werden zudem meist nicht toleriert. In der Regel schonen die Kaninchen die betroffene Pfote, bis eine Ausheilung erreicht ist.

Frakturen der Röhrenknochen sollten immer chirurgisch versorgt werden, um einen guten Heilungsprozess und eine Wiederherstellung der Gliedmaßenfunktion zu erreichen. Grundsätzlich können bei Kaninchen alle Osteosyntheseverfahren zum Einsatz kommen, wie sie auch bei Hund und Katze durchgeführt werden. Das Material und die Methoden sind prinzipiell die gleichen. Es ist allerdings zu berücksichtigen, dass fast immer Splitterfrakturen vorliegen. Dies führt in der Regel dazu, dass eine exakte Reposition der Frakturenden nicht möglich ist und es zu einer sekundären Frakturheilung mit Kallusbildung kommt. Nekrotische Splitter sind zu entfernen, vitale Anteile sollten jedoch belassen werden, da sie in den Kallus eingebaut werden und eine zusätzliche Stabilisierung bewirken.

Plattenosteosynthesen werden bei Kaninchen vergleichsweise selten durchgeführt. Splitterfrakturen befinden sich oft gelenknah, so dass kein Raum für das Anbringen mehrerer Schrauben am kurzen Frakturende bleibt. Das Einbringen von Schrauben birgt außerdem das Risiko eines weiteren Splitterns. Zudem bedeutet das Entfernen einer Osteosyntheseplatte nach Frakturheilung einen weiteren operativen Eingriff mit langer Narkosedauer.

Marknagelungen haben den Vorteil, dass die Nägel relativ einfach in den Markraum eingeschoben werden können. Da die Nagelenden sich meist unmittelbar unter der Haut befinden, ist eine Pinentfernung ohne größeren operativen Eingriff möglich. Die Applikation des Nagels erfolgt entweder über das proximale Ende des frakturierten Knochens oder er wird über den Frakturspalt in den Markraum eingebracht. In beiden Fällen ist darauf zu achten, dass der Nagel nicht in den Gelenkspalt eingeschoben wird. Andernfalls kommt es zu Arthrosen mit Einschränkung der Beweglichkeit. Der Nachteil der intramedullären Nagelung ist, dass in den engen Markraum in der Regel nur ein Pin eingebracht werden kann, so dass eine Rotationsinstabilität resultiert. Insbesondere an den Hintergliedmaßen, auf denen die Hauptlast des Körpergewichts beim Kaninchen liegt, ist die Nagelung mit nur einem Nagel daher wenig sinnvoll. Alternativ können TRILAM-Nägel verwendet werden, die sehr teuer sind, aber dauerhaft im Knochen verbleiben können.

Marknagelungen dürfen nicht bei offenen Frakturen durchgeführt werden, da es mit dem Nagel zu einer Keimeinschleppung von den Frakturenden in den Knochen kommt.

Der **Fixateur externe** hat sich bei den meisten Frakturen des Kaninchens als Methode der Wahl erwiesen. Er ist schnell anzulegen und es kann auch bei Splitterfrakturen eine gute Stabilität erzielt werden. Erstaunlicherweise wird er von den Tieren nicht benagt und hat außerdem den Vorteil, dass er nach Ausheilung der Fraktur schnell und ohne weitere lange Narkose entfernt werden kann.

Prinzipiell sollten in jedes Knochenfragment mindestens zwei Nägel eingebracht werden, um eine ausreichende Stabilität zu gewährleisten. Diese werden extern über eine Brücke verbunden. Als Material für diese Verbindung haben sich leichte Polymer-Kunststoffe (Techno-Vit®) bewährt, die individuell modelliert werden können. Die Nägel müssen möglichst zentral durch den Knochen gebohrt werden, damit sie nicht ausbrechen. Die gelenknahen Nägel werden im 90°-Winkel zum Knochen und damit parallel zum Gelenksspalt angelegt. Die übrigen Nägel sollten einen Winkel von etwa 70° zum Knochen aufweisen.

Bei Frakturen von Tibia bzw. Radius/Ulna wird meist ein Typ-2-Fixateur gewählt. Hierbei stehen die Nägel auf beiden Seiten des Knochens lang heraus und werden über eine externe Brücke fixiert (Abb. 2.107). Bei Frakturen des Femur wird in der Regel ein Typ-1-Fixateur gewählt, der nur auf der lateralen Gliedmaßenseite eine externe Brücke besitzt (Abb. 2.108). Auch bei diesem Typ muss der gegenüberliegende Kortex jedoch vollständig durchbohrt werden, um einen ausreichenden Halt zu gewährleisten. Eine zusätzliche Stabilität kann über einen intramedullären Nagel erreicht werden, dessen aus dem Knochen ragendes Ende in die externe Brücke integriert wird (Abb. 2.109 a+b).

Als ergänzende Fixationsmethoden eignen sich **Cerclagen**, die v.a. dazu dienen Knochenfragmente in Position zu halten. **Zugschrauben** werden besonders bei Gelenkfrakturen (z. B. Kondylusfraktur) verwendet. Sie ermöglichen eine gute Kompression des Frakturspalts.

Amputationen einzelner Zehen können problemlos durchgeführt werden, wobei eine Exartikulation im nächsten proximal gelegenen Gelenk erfolgt. Der Gelenkknorpel muss dabei vollständig entfernt werden.

Amputationen von Gliedmaßen sollten bei Kaninchen nur als Ultima Ratio in absoluten Ausnahmefällen durchgeführt werden (z. B. nicht heilende, nekrotische Frakturen, Splitterbrüche unter Gelenkbeteiligung). Die Amputation eines Vorderbeins kann meist recht gut ausgeglichen werden. Da auf den Hintergliedmaßen die Hauptlast des Körpergewichts liegt, kommt es nach Amputation eines Hinterbeins meist schnell zu Arthrosenbildung und Pododermatitis des verbleibenden Beins. Wird dennoch eine Amputation durchgeführt, muss sie im proximalen Femurschaft erfolgen. Andernfalls kommt es, bedingt durch die ausgeprägte Gliedmaßenwinkelung, zu ständigem Bodenkontakt des Amputationsstumpfs und daraus resultierenden Drucknekrosen. Es ist außerdem darauf zu achten, dass die Knochenenden abgerundet werden, um eine spätere Verletzung der abdeckenden Muskulatur zu verhindern.

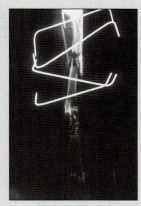

Abb. 2.107 Fixateur externe Typ 2 bei Tibiafraktur. Die Nägel werden auf beiden Gliedmaßenseiten über eine Brücke fixiert.

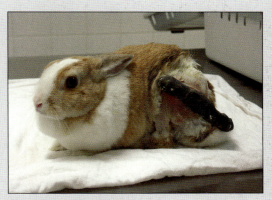

Abb. 2.108 Frakturversorgung des Femur mit Fixateur externe Typ 1.

Nachsorge

Im Anschluss an Frakturversorgungen (und Amputationen) erhalten die Kaninchen zumindest für einige Tage ein Analgetikum (z. B. Carprofen [91], Meloxicam [92]). Zudem werden die Tiere über einen Zeitraum von mindestens 10 Tagen mit einem knochengängigen Antibiotikum (z. B. Enrofloxacin [8]) versorgt. Die Patienten sollten außerdem möglichst ruhig gehalten werden. Häuschen oder Sitzbretter werden aus dem Käfig entfernt, um Sprünge zu verhindern. Werden Kaninchen bei strikter Käfigruhe zu unruhig (ständiges Herumspringen im Käfig), ist es allerdings oft sinnvoller ihnen kontrollierten Freilauf zu gewähren. Dieser sollte auf rutschfestem Untergrund stattfinden;

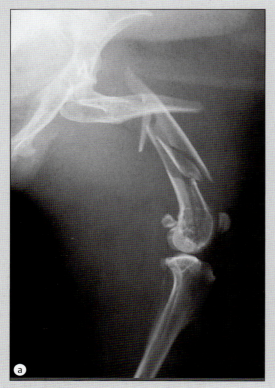 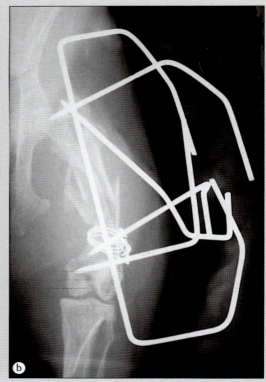

Abb. 2.109
a Femurfraktur.
b Versorgung einer Femurfraktur mit Fixateur externe. Ein Marknagel stabilisiert den Knochen zusätzlich.

Sprünge auf erhöhte Aussichtspunkte müssen unterbunden werden.

Weichteiltrauma

Durch verschiedene Arten von Traumata hervorgerufene Läsionen von Muskeln, Sehnen und Bändern des Bewegungsapparats.

Ätiologie

Weichteiltraumata können bei Stürzen, durch Einklemmen in Türen oder beim Hängenbleiben im Käfiggitter entstehen. Meist kommt es zu Überdehnungen oder Quetschungen der Muskulatur.

Klinik

Es entstehen Lahmheiten unterschiedlichen Grades. Die betroffenen Strukturen sind geschwollen und schmerzhaft.

Diagnose

Besonders bei ausgeprägten Muskelläsionen können im Blut deutliche Erhöhungen der Kreatinkinase (CK) und der AST beobachtet werden. Um differentialdiagnostisch Frakturen oder Luxationen auszuschließen, sind Röntgenaufnahmen der entsprechenden Gliedmaße anzufertigen.

Therapie

Bei geschlossenen Verletzungen ist es meist ausreichend, die Tiere über einige Tage mit Analgetika (z. B. Carprofen [91]) zu behandeln. Übermäßige Belastungen sollten unterbleiben.

Krallenverletzung, Krallenabriss

Mit starken Blutungen einhergehende Verletzungen, die zu Lahmheiten unterschiedlichen Grades führen.

Ätiologie

Verletzungen oder Abrisse der Krallen kommen bei Kaninchen relativ häufig vor. Sie entstehen meist dadurch, dass die Tiere im Teppich hängen bleiben. Übermäßig lange Krallen wirken dabei prädisponierend.

Klinik

Es kommt meist zu heftigen, aber nur recht kurz andauernden Blutungen. Die betroffene Pfote wird anschließend aufgrund der Schmerzen geschont, kann jedoch gut belastet werden. Oft wird die Verletzung heftig beleckt. In Ausnahmefällen entstehen Entzündungen des Krallenbetts mit Rötungen und Schwellungen. Dies hat unterschiedlich ausgeprägte Lahmheiten zur Folge.

Diagnose

Eine eindeutige Diagnose ergibt sich bereits anhand des klinischen Bildes. Alle Zehen der betroffenen Pfote sollten sorgfältig durchpalpiert werden, um gleichzeitig bestehende Zehenfrakturen ausschließen zu können.

Therapie & Prognose

Eine Behandlung ist beim Abriss einer Kralle in der Regel nicht erforderlich. Bereits nach wenigen Tagen sind keinerlei Symptome mehr zu beobachten. Das Belecken der Verletzung verursacht in der Regel keine Sekundärentzündungen. Ein Anlegen von Pfotenverbänden ist, wegen der Gefahr von Abschnürungen, wenig sinnvoll und bringt auch keinerlei Vorteile.
Angerissene Krallen sind zu kürzen oder zu entfernen. Entwickelt sich eine Krallenbettentzündung, muss eine tägliche Wundbehandlung durchgeführt werden (Akridinfarbstoffe [86], verdünnte Jodlösungen [88]). Eine systemische Antibiotika-Applikation kann, je nach Ausmaß, indiziert sein. Die Kaninchen sollten auf staubfreiem Untergrund (z.B. Handtücher) gehalten werden.

Pododermatitis ulcerosa (Sohlengeschwür)

Meist durch unzureichende Haltungsbedingungen verursachte Erkrankung; besonders häufig in der Nutztierhaltung.

Ätiologie & Pathogenese

Verschiedene Ursachen fördern die Entstehung einer Pododermatitis:
- Adipositas
- überlange Krallen
- unhygienische Haltungsbedingungen
- mangelnde Bewegungsmöglichkeiten
- harter Untergrund
- Allgemeinerkrankungen mit gestörtem Allgemeinbefinden: die Tiere suchen nicht mehr die Toilettenecke auf, sondern sitzen in ihrem Urin
- Erkrankung einer Gliedmaße: die übrigen Sohlen werden verstärkt belastet

Beim sitzenden Kaninchen ruht die Hauptlast des Körpergewichts auf den Hinterbeinen und wird vom gesamten Metatarsus bis hin zu den Zehen und Krallen getragen. Verhornte Sohlenballen sind nicht vorhanden. Stattdessen befindet sich in dieser Region besonders dichtes Fell, das als Polster die dünne Haut schützt, die wiederum eng mit den darunter liegenden Geweben verbunden ist. Haltung auf hartem Untergrund führt dazu, dass die Belastung von Krallen und Zehen in Richtung Metatarsus und Ferse verschoben wird, da die Krallen nicht in den Boden eindringen können. Das Phänomen wird umso mehr verstärkt, je länger die Krallen sind. Bei unhygienischen Haltungsbedingungen (feuchte Einstreu) verklebt das Fell am Metatarsus und kann seine Polsterfunktion nicht mehr erfüllen. Bei adipösen Kaninchen oder Tieren schwerer Rassen steigt die Belastung auf den Metatarsus ebenfalls.
Diese Faktoren führen zu verstärktem Druck auf die Sohlen, so dass Minderdurchblutung und Nekrosenbildung resultieren können. Besonders bei unhygienischer Haltung entsteht schnell eine bakterielle Besiedlung der geschädigten Haut.
Erste Anzeichen einer Pododermatitis sind Alopezie, Hautrötung und Hyperkeratose (Abb. 2.110). Im weiteren Verlauf entstehen Ulzerationen, die auch subkutane Gewebe erfassen (Abb. 2.111). Durch Erosionen der unmittelbar unter der Haut liegenden Arterien und Venen gehen die Veränderungen oft mit Blutungen einher. Bakterielle Sekundärinfektionen, an denen besonders häufig Staphylokokken beteiligt sind, führen zu eitrigen Entzündungen. Die Keime breiten sich schnell in tiefere Regionen aus und verursachen aufsteigende Infektionen entlang der Sehnenscheiden, v.a. der oberflächlichen Beugesehne.

Klinik

Betroffene Kaninchen sind aufgrund der erheblichen Schmerzen bewegungsunlustig. Breitet sich eine Infektion in Richtung Tarsalgelenk aus, verliert es zunehmend seine Beweglichkeit. Massive Lahmheiten und ein Fußen auf der Ferse sind die Folge.

Diagnose

Die Diagnose ergibt sich bereits durch die klinische Untersuchung. Bei tiefgreifenden Veränderungen müssen Röntgenaufnahmen angefertigt werden, um das Ausmaß einer Knochenbeteiligung erkennen zu können.

Therapie & Prognose

Die Prognose für Ballengeschwüre ist immer vorsichtig zu stellen. Sie ist umso schlechter, je weiter die Ulzerationen fortgeschritten sind.

Die Behandlung ist in jedem Fall langwierig. Wichtigste Voraussetzung für eine erfolgreiche Therapie ist das Abstellen der die Pododermatitis verursachenden Faktoren: die Haltungsbedingungen sind detailliert zu hinterfragen und zu verbessern. Adipöse Tiere müssen abgespeckt werden; durch gründliche klinische Allgemeinuntersuchung sind primäre Erkrankungen, die für eine verminderte Mobilität des Kaninchens verantwortlich sein können, zu diagnostizieren und zu behandeln.

Das Fell in unmittelbarer Umgebung der Läsion sollte gekürzt werden, um ein Verkleben der Haare zu verhindern.

Das Fell darf aber nicht vollständig oder über größere Areale rasiert werden, da es auch weiterhin als Polster fungieren soll.

Es können gepolsterte Schutzverbände angelegt werden (Vorsicht Abschnürungen!), die jedoch nicht von allen Kaninchen toleriert werden. Die Verbände müssen täglich gewechselt werden. Die Läsionen sind zu reinigen, Wundhöhlen täglich zu spülen. Bei tiefgreifenden Ulzerationen kann es erforderlich werden, nekrotisches Material in Narkose zu entfernen. Die Kaninchen erhalten systemisch ein Antibiotikum, das möglichst nach Antibiogramm eingesetzt werden sollte und in der Regel über mehrere Wochen gegeben werden muss. Die Tiere werden außerdem unter ein Analgetikum gestellt. Der Käfig muss weich gepolstert werden (dicklagig Handtücher, darüber Heu).

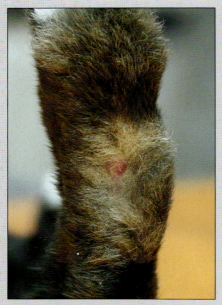

Abb. 2.110 Beginnende Pododermatitis: Alopezie und Hautrötung.

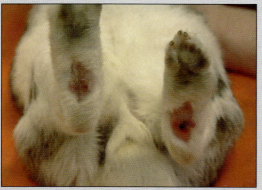

Abb. 2.111 Fortgeschrittene Pododermatitis: flächiger Fellverlust, Rötung, Verdickung und Nekrose der Haut.

Therapie der Pododermatitis ulcerosa:
- Ausschluss der prädisponierenden Faktoren
- gepolsterter Käfiguntergrund
- Polsterverbände
- tägliches Reinigen und Spülen der Ulzerationen
- systemische Antibiose bis zur Abheilung
- Analgetika

Ellenbogengelenkluxation

Ätiologie

Luxationen des Ellenbogengelenks (Abb. 2.112) entstehen v.a. durch Stürze und beim Herabspringen von Stühlen oder anderen erhöhten Aussichtspunkten.

Klinik

Durch die Ellenbogengelenkluxation entsteht eine höchstgradige Lahmheit, bei der das betroffene Bein nicht mehr aufgesetzt wird. Die Gliedmaße weist eine starke Beugung im Ellenbogengelenk bei abduziertem Antebrachium auf. Durch Verletzung des N. radialis entsteht eine Kusshandstellung. Die Palpation des Gelenks ist schmerzhaft, das umgebende Weichteilgewebe meist stark geschwollen. Es muss immer von einer Schädigung der Gelenkbänder ausgegangen werden.

Diagnose

Durch Röntgenaufnahmen lässt sich das Ausmaß der Schädigungen, z. B. zusätzliche Frakturen, darstellen.

Therapie & Prognose

Eine gedeckte Reposition muss so schnell wie möglich erfolgen; sie wird andernfalls durch einsetzende Muskelkontrakturen erschwert oder verhindert. In diesem Fall wird eine operative Reposition erforderlich.
Nach Reposition wird die Gliedmaße für etwa eine Woche mit einem Robert-Jones-Verband ruhig gestellt und das Kaninchen erhält strikte Käfigruhe. Im Anschluss können, sofern das Tier es zulässt, physiotherapeutische Maßnahmen (passives Beugen und Strecken des Gelenks) durchgeführt werden. Die Ausheilung etwaiger Läsionen des N. radialis nimmt in der Regel mehrere Wochen in Anspruch.

Hüftgelenkluxation

Ätiologie

Hüftgelenkluxationen werden ebenfalls meist durch Stürze verursacht. Es besteht immer eine Zerreißung des Lig. capitis femoris und der Gelenkkapsel. Meist liegen auch Schädigungen der angrenzenden Muskulatur vor.

Klinik

Im Vordergrund der Symptomatik steht eine hochgradige Lahmheit. Das betroffene Bein wird meist nicht aufgesetzt.

Diagnose

Die Diagnose erfolgt durch Palpation des Trochanters und durch Feststellung seiner topografischen Lage im Vergleich zur gegenüberliegenden Seite. Das Hüftgelenk ist in seiner Beweglichkeit eingeschränkt; es bestehen Längenunterschiede zwischen den Gliedmaßen. Zur Absicherung werden Röntgenaufnahmen der Hüfte in beiden Ebenen angefertigt. Sie dienen einerseits dazu, die genaue Position des luxierten Femurkopfs zu bestimmen. Weiterhin können Ausrissfrakturen der Ansatzstelle des Lig. capitis femoris am Femurkopf und Abrisse des Pfannendachs ausgeschlossen werden (Abb. 2.113 a+b).

Therapie

Es kann eine geschlossene Reposition in Allgemeinanästhesie versucht werden. Im Anschluss erhalten die Kaninchen eine Ehmer-Schlinge zur Fixation der Gliedmaße und bekommen für 1 Woche strenge Käfigruhe verordnet. Aufgrund der besonderen anatomischen Verhältnisse der Hintergliedmaßen kommt es bei Kaninchen jedoch recht häufig zur Reluxation. Die Hauptlast des Körpergewichts ruht auf den Hinterbeinen; diese weisen zudem eine starke Winkelung von Hüft- und Kniegelenk auf. Hinzu kommt, dass viele Tiere panisch reagieren, wenn ihre Bewegungsfreiheit durch eine Ehmer-Schlinge eingeschränkt ist.
Eine operative Reposition wird erforderlich bei Reluxationen oder wenn der Femurkopf nach einigen geschlossenen Repositionsversuchen nicht zurück in die Pfanne gleitet.

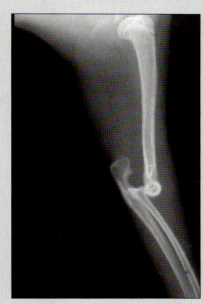

Abb. 2.112 Ellenbogengelenkluxation.

Bei der operativen Reposition muss fibrotisches Gewebe aus der Gelenkpfanne entfernt werden. Muskel- und Kapselrisse werden vernäht; die Fixation des Femurkopfs in der Pfanne erfolgt durch Kapselraffung oder extraartikuläre Fixation. In manchen Fällen, v.a. bei massiver Zerreißung der Kapsel- und Bandstrukturen oder bei knöchernem Ausriss des Lig. capitis femoris, ist zu überlegen, ob eine Femurkopfresektion vorgenommen wird.

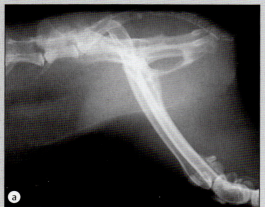

Abb. 2.113 a,b Hüftgelenkluxation nach kraniodorsal in laterolateraler (**a**) und ventrodorsaler (**b**) Projektion.

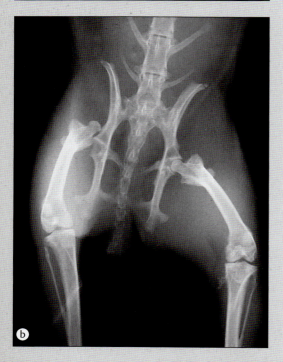

Arthritis

Durch Verletzungen oder Allgemeininfektionen hervorgerufene Entzündungen der Gelenke.

Ätiologie

Bei Kaninchen werden vorwiegend septische Arthritiden beobachtet. Sie entstehen entweder durch aufsteigende Infektionen nach primärer Pododermatitis oder durch Erregerstreuung im Rahmen von Allgemeininfektionen (v.a. Kaninchenschnupfen, S. 17).

Klinik

Betroffene Tiere weisen Lahmheiten unterschiedlichen Grades auf. Ein oder mehrere Gelenke sind palpatorisch verdickt, warm und schmerzhaft. Die Beweglichkeit ist meist deutlich eingeschränkt.

Diagnose

Eine Verdachtsdiagnose ergibt sich bereits durch das klinische Bild. Röntgenologisch sind neben Weichteilverschattungen auch osteolytische Veränderungen an den Knochenenden möglich.

Therapie & Prognose

Die Prognose ist als äußerst vorsichtig zu bewerten. Die Kaninchen erhalten in jedem Fall systemisch ein knochengängiges Antibiotikum und Analgetika.

> **Therapie bei Arthritis:**
> - knochengängiges Antibiotikum, z. B.
>   - Enrofloxacin [8] (Baytril®), 1 x tägl. 10 mg/kg s.c., p.o.
>   - Marbofloxacin [11] (Marbocyl®), 1 x tägl. 4 mg/kg s.c., p.o.
> - Analgetikum, z. B.
>   - Carprofen [91] (Rimadyl®), 1 x tägl. 5 mg/kg s.c.
>   - Meloxicam [92] (Metacam®), 1–2 x tägl. 0,15 mg/kg s.c., p.o.

Pathologische Fraktur

Meist infolge chronischer Nephropathien oder Fehlernährung entstehende Brüche.

Ätiologie

Pathologische Frakturen werden v.a. bei Kaninchen mit Osteodystrophien (S. 203) beobachtet, seltener infolge einer Osteomyelitis (S. 204) oder eines Osteosarkoms (S. 204).

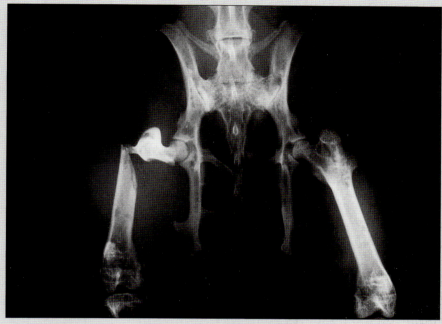

Abb. 2.114 Pathologische Femurfraktur bei renaler Osteodystrophie.

Klinik

Die Tiere weisen hochgradige Lahmheiten auf und sind meist auch erheblich im Allgemeinbefinden gestört.

Diagnose

Auf Röntgenaufnahmen lässt sich nicht nur eine Fraktur erkennen, sondern auch unruhige Knochenveränderungen, die aus der Grunderkrankung resultieren (Abb. 2.114). Bei Osteomyelitis und Knochentumoren sind begrenzte osteolytische Prozesse zu erkennen. Eine Unterscheidung beider Erkrankungen ist im Anfangsstadium oft nicht möglich. Die Abklärung kann im Zweifelsfall durch Knochenbiopsieentnahmen erfolgen. Liegt eine Osteodystrophie vor, sind am gesamten Skelett Demineralisierungserscheinungen zu finden.

Therapie & Prognose

Pathologische Frakturen machen in der Regel eine Euthanasie des Kaninchens erforderlich. Allenfalls in Fällen alimentärer Osteodystrophie kann eine Frakturversorgung versucht werden, wenn gleichzeitig eine radikale Fütterungsumstellung mit ausreichender Kalziumzufuhr erfolgt.

Osteodystrophie

Durch chronische Nephropathien oder Fehlernährung verursachte Störung des Mineralstoffwechsels.

Ätiologie & Pathogenese

- **Sekundäre renale Osteodystrophien** entstehen im Rahmen chronischer Niereninsuffizienzen (S. 147), die bei Kaninchen meist durch Infektionen mit *Encephalitozoon cuniculi* hervorgerufen werden (S. 172, ⑫). In den Nieren wird aktives Vitamin D3 gebildet, das für die Resorptionsvorgänge von Kalzium aus dem Darm eine wichtige Rolle spielt. Bei Funktionsverlust der Niere fehlt Vitamin D3 und das Tier gelangt in eine Kalziummangelsituation.
- **Sekundäre alimentäre Osteodystrophien** werden durch Kalziummangel und Phosphorüberschuss in der Nahrung hervorgerufen. Es sind v.a. Kaninchen betroffen, die fast ausschließlich Mischfutter erhalten, die mineralstoffsupplementierten Pellets jedoch liegen lassen. Zusätzliche Frischfuttermittel sind meist kalziumarm (z.B. Salat, Gurke, Möhre, Apfel) oder weisen ein ungünstiges Kalzium-Phosphor-Verhältnis auf (z.B. Banane, Tomate).

Unabhängig davon, ob ein Kalziumdefizit durch insuffiziente Ernährung oder infolge einer Nierenerkrankung entsteht, versucht der Körper den Mangel im Blut auszugleichen. Um den Kalziumblutspiegel zu regulieren, wird vermehrt Parathormon aus den Nebenschilddrüsen sezerniert (Hyperparathyreoidismus) und es kommt zum Abbau von Kalzium aus dem Knochen. Die Knochensubstanz wird durch weniger stabiles Fasergewebe ersetzt.

Diagnose

Im Röntgenbild wird eine generalisierte Demineralisierung des Skeletts sichtbar (Abb. 2.14, S. 203). Eine Unterscheidung der beiden Osteodystrophieformen wird anhand der Anamnese, der klinischen Untersuchung und Blutproben möglich:
- Bei renaler Osteodystrophie sind, neben einer Verschiebung des Kalzium-Phosphor-Verhältnisses und erhöhten Nierenwerten, Elektrolytverschiebungen (Hyperkaliämie, Hyponatriämie) sowie renale Anämien festzustellen. Als Anzeichen einer Sekundärinfektion können eine Leukozytose und eine Erhöhung der Leberwerte zu diagnostizieren sein.
- Bei alimentärer Osteodystrophie fällt eine Hypokalzämie bei Normo- oder Hyperphosphatämie auf. Die Alkalische Phosphatase ist meist erhöht.

Therapie

Kaninchen mit renaler Osteodystrophie sollten in jedem Fall euthanasiert werden (S. 20). Bei alimentärer Osteodystrophie muss eine sofortige Futterumstellung erfolgen. Die Tiere erhalten ein pelletiertes Alleinfutter sowie reichlich kalziumhaltiges Frischfutter (Kohlrabi- und Blumenkohlblätter, Kräuter, Broccoli). Auch „Grünrollis" auf Luzernebasis eignen sich zur Kalziumsubstitution.
In den ersten Tagen kann zudem Kalzium in Form von Kalziumglukonat [70] (1 × tägl. 50 mg/kg s.c.) zugeführt werden.

Osteomyelitis

Meist infolge offener Frakturen entstehende bakterielle Infektionen des Knochens.

Ätiologie

Osteomyelitiden entstehen nach Traumata (offene Frakturen, Keimeinschleppung bei der Frakturversorgung) oder im Rahmen von Allgemeininfektionen (z.B. Kaninchenschnupfen, S. 17), bei denen sich Erreger im Knochen absiedeln können.

Klinik

Die Kaninchen weisen deutliche Lahmheiten auf und es bestehen Palpationsschmerz und Schwellungen. Das Allgemeinbefinden kann unterschiedlich stark gestört sein.

Diagnose

Die Leukozytenzahlen sind meist drastisch erhöht. Röntgenologisch ist eine unruhige, osteolytische Knochenstruktur nachzuweisen.

Therapie

Die Tiere werden sofort mit Antibiotika behandelt, die ausreichende Wirkstoffspiegel im Knochen erzielen (z.B. Enrofloxacin [8], Marbofloxacin [11]) und außerdem mit Analgetika (z.B. Carprofen [91], Meloxicam [92]) versorgt. Tritt innerhalb eines Tages keine deutliche Besserung des Zustands ein (v.a. zu kontrollieren an der Leukozytenzahl), muss bei posttraumatischen Infektionen die Wundhöhle erneut eröffnet werden, um Proben für eine mikrobiologische Untersuchung entnehmen und das Antibiotikum gezielt wechseln zu können.

Knochentumor

Sehr selten an Gliedmaßen und Wirbelsäule vorkommende Neoplasien; meist bei älteren Kaninchen.

Klinik

Es entstehen z.T. hochgradige Lahmheiten; das Allgemeinbefinden des Tieres kann erheblich gestört sein. Ist die Wirbelsäule betroffen, weisen die Kaninchen eine Schwäche der Hintergliedmaßen und einen schwankenden Gang auf, letztlich tritt eine Lähmung ein. Die Muskulatur der Hinterextremitäten ist deutlich atrophiert.

Diagnose

Je nach Stadium der Erkrankung lässt sich an der betroffenen Gliedmaße Palpationsschmerz, Schwellung oder eine deutliche Zubildung erkennen. Röntgenologisch sind zu Beginn des Prozesses oftmals nur dezente Aufhellungen der Knochenstruktur zu erkennen. Im weiteren Verlauf können wolkige Veränderungen und Auftreibungen sichtbar werden. Im Zweifelsfall kann die Diagnose durch Knochenbiopsien unterstützt werden. An Wirbelkörpern lassen sich röntgenologisch osteolytische Herde bzw. Zubildungen erkennen (Abb. 2.98, S. 181).

Therapie
Eine Behandlung ist nicht möglich; betroffene Tiere sind zu euthanasieren (S. 20).

2.14 Fell- und Hautveränderungen

Das Leitsymptom kann mit verschiedenen Veränderungen einhergehen:

Fell:
- Fellverlust (lokal, diffus)
- Verfilzungen
- Verfärbungen

Haut:
- Rötung
- Schuppenbildung
- Krustenbildung
- Verletzungen
- Juckreiz

2.14.1 Tierartliche Besonderheiten

Alopezien sind ein häufiger Grund für die Vorstellung von Kaninchen in der tierärztlichen Praxis. Die meisten Fellverluste sind als pathologisch anzusehen; es sollte jedoch bedacht werden, dass es auch physiologische Ursachen gibt.

Kaninchen wechseln üblicherweise zweimal jährlich ihr Fell. Ein **saisonaler Fellwechsel** kann mitunter so stark ausgeprägt sein, dass besorgte Besitzer ihre Kaninchen mit Verdacht auf eine Hauterkrankung beim Tierarzt vorstellen. Besonders in Phasen mit wechselhaften Temperaturen kann der physiologische Haarwechsel deutlich verlängert sein und sich über mehrere Monate hinziehen. Die Tiere weisen dann am gesamten Körper lose Fellbüschel auf. Ansonsten liegen keine Veränderungen vor. Als wichtigste Differenzialdiagnose muss eine Dermatomykose ausgeschlossen werden.

Es ist sinnvoll stark haarende Kaninchen regelmäßig zu bürsten. Sie nehmen beim Putzen sonst übermäßig Haare auf, was die Bezoarbildung im Magen fördern kann. Dies gilt insbesondere für Angora-, Cashmere- und Fuchskaninchen. Um der Entstehung von Haarballen vorzubeugen können außerdem Malzpasten für Katzen verabreicht werden.

Am Ende der **Trächtigkeit**, meist erst kurz vor der nahenden Geburt, reißen sich Häsinnen Fell aus, um es für den Nestbau zu verwenden. Da viele Trächtigkeiten „Unfälle" darstellen, sind die Besitzer über den Zustand ihres Tieres häufig nicht informiert. Es kann daher vorkommen, dass solche Kaninchen dem Tierarzt vorgestellt werden.

2.14.2 Therapiegrundsätze

- Es sollte immer eine gezielte Behandlung auf eine gesicherte Diagnose erfolgen.
- Vorsicht ist geboten beim Einsatz von Glukokortikoiden. Durch ihre immunsuppressive Wirkung kann ein Krankheitsgeschehen erheblich verstärkt werden. Kortikosteroide sollten daher erst nach erfolgter/eingeleiteter Diagnostik verwendet werden. Sie werden nur kurzzeitig bei massivem Juckreiz verabreicht. Gleichzeitig muss eine ätiologische Therapie (Antibiotikum, Antimykotikum, Antiparasitikum) begonnen werden!
- Eine Behandlung führt bei parasitären Erkrankungen nur dann zum Erfolg, wenn alle Partnertiere in die Therapie einbezogen werden. Andernfalls ist mit ständigen Reinfektionen zu rechnen.
- Einige Parasiten leben nicht ständig auf ihrem Wirtstier. Sie halten sich in dessen Umgebung auf und legen dort ihre Eier ab. Eine Therapie führt nur dann zu dauerhaftem Erfolg, wenn alle Aufenthaltsorte des Kaninchens mit behandelt werden.
- Eine lokale Behandlung von Hauterkrankungen bei Kaninchen ist in der Regel wenig sinnvoll. Einerseits wird das umgebende Fell langfristig verunreinigt, andererseits werden solche Präparate in der Regel schnell abgeleckt. Dies führt dazu, dass ohnehin bereits entzündete Hautareale durch das Belecken weiter gereizt werden. Außerdem gelangen die Wirkstoffe in den empfindlichen Gastrointestinaltrakt des Kaninchens und können dort die physiologische Mikroflora stören. Es dürfen daher nur Salben eingesetzt werden, die bei oraler Aufnahme keine Nebenwirkungen haben oder das Tier muss während der Behandlung einen Halskragen tragen.

2.14.3 Wichtige Ursachen

Die Ursachen für **Alopezien** sind vielfältig. Neben infektiösen Erkrankungen mit Parasiten, Dermatophyten oder Bakterien kommen auch häufig Alopezien vor, die die Tiere sich selbst beibringen. Hier sind v.a. Trächtigkeiten, Scheinträchtigkeiten, Rangordnungskämpfe und Fellfressen bei Rohfasermangel zu nennen.

Juckreiz ist besonders bei einem Befall mit Ektoparasiten zu beobachten. Bei der häufigsten Parasitose des Kaninchens, der Cheyletiellose, fehlt er jedoch in der Regel. Auch andere infektiöse Erkrankungen wie Dermatomykosen oder bakterielle Dermatitiden können, müssen aber nicht mit Juckreiz einhergehen.

2.14.3.1 Übersicht

Tab. 2.20 Wichtige Ursachen für Fellverluste und Hautveränderungen

Erkrankung	Bedeutung	siehe Seite	siehe auch Leitsymptom, Bemerkungen
Trächtigkeit/Scheinträchtigkeit	++	S. 206/214	❽
Saisonaler Fellwechsel	++	S. 206	
Zahn-/Kiefererkrankungen	++	S. 231	❷, ❹, ⓯
Nekrotisierende Dermatitis	(+)	S. 215	
Cheyletiellose	+++	S. 215	häufigste Ektoparasitose
Ohrräude	++	S. 216	⓬
Befall mit *Ornithonyssus bacoti*	+	S. 218	bei Kontakt mit Nagern
Demodikose	(+)	S. 217	
Dermatomykosen	++	S. 220	*Microsporum* u. *Trichophyton spp.*
Bakterielle Dermatitis	++	S. 221	v.a. durch Staphylokokken
Spirochätose	+	S. 221	❼
Flohbefall	+	S. 219	v.a. Hunde- und Katzenflöhe
Läusebefall	(+)	S. 219	
Spritzennekrosen	+	S. 223	
Bissverletzungen	+	S. 222	
Rohfasermangel	+	S. 214	
Allergie	+	S. 224	❶

2.14.3.2 Diagnostischer Leitfaden: **Fell- und Hautveränderungen**

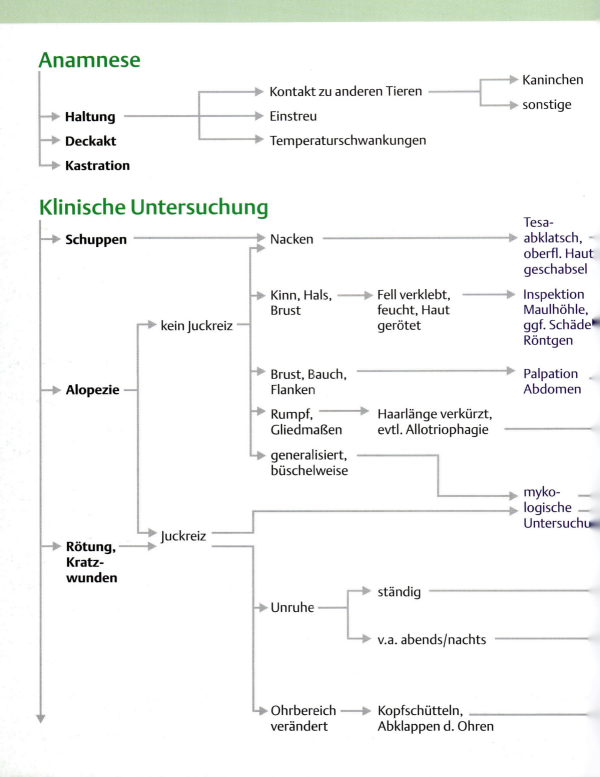

2.14 Fell- und Hautveränderungen

		Cheyletiellose →	ggf. mykolog./ bakteriolog. US zum Ausschluss von Sekundär- infektionen →	S. 215
		Zahn-/Kiefer- erkrankung		S. 231
→ Früchte		Trächtigkeit		S. 206
→ keine Früchte		Scheinträchtigkeit		S. 214
		Rohfasermangel		S. 214
→ o. b. B.		saisonaler Fellwechsel		S. 206
→ Pilz- wachstum		Dermatomykose →	ggf. bakte- riolog. US zum Ausschluss von Sekundär- infektionen →	S. 220
→ o. b. B.		Allergie		S. 224
→ evtl. Parasiten auf Tier sichtbar	US mit Lupe, Tesaabklatsch	Flohbefall		S. 219
		Läusebefall		S. 219
	Tesaabklatsch abends! (durch Besitzer)	Befall mit *Ornithonyssus bacoti*		S. 218
→ blätterteigartige Beläge im Gehörgang	mikroskop. US	Ohrräude	ggf. bakte- riolog. US	S. 216
→ Gehörgang gerötet, feucht, evtl. Eiter	bakteriolog. US	bakterielle Otitis		S. 175

Fortsetzung: Fell- und Hautveränderungen

- **Ödem, Bläschen lokal**
  - kein Juckreiz
    - Kopf u. Anogenitalbereich → ggf. mykolog. US
    - vorberichtlich Partnertier, Kampf
    - vorberichtlich Injektion
- **Krusten, Schorf lokal**
  - Juckreiz
    - unkastriert, Symptome v.a. im Frühjahr → parasitolog., mykolog. US
- **schmierig-krustige Veränderungen**
  - evtl. Juckreiz
    - v.a. Kopf, Zwischenschulterbereich → tiefes Geschabsel
    - → bakteriolog. US

14 Fortsetzung

o. b. B. →	Spirochätose →	ggf. bakteriolog. US zum Ausschluss von Sekundärinfektionen →	S. 221
	Bissverletzungen →	ggf. bakteriolog. US →	S. 222
	Spritzennekrose →		S. 223
o. b. B. → evtl. Biopsie →	nekrotisierende Dermatitis →	ggf. bakteriolog. US →	S. 215
	Demodikose →	ggf. bakteriolog. US zum Ausschluss von Sekundärinfektionen →	S. 217
	bakterielle Dermatitis →	ggf. parasitolog./mykolog. US zur Suche nach der Primärerkrankung →	S. 221

Hauterkrankungen haben nicht immer ein spezifisches, pathognomonisches Erscheinungsbild, so dass unter Umständen eine breit angelegte Diagnostik durchgeführt werden muss (s. Kap. 3). Dies ist auch deshalb wichtig, da Hautveränderungen oft sekundäre Infektionen nach sich ziehen, so dass mehrere Ursachen für das Krankheitsbild verantwortlich sein können.

Besonderes Augenmerk bei der Anamnese

Haltungsbedingungen: Es ist von erheblichem Interesse, ob das Kaninchen Kontakt zu anderen Tieren hat. So können einerseits mögliche Infektionswege aufgezeigt werden (z. B. *O. bacoti*-Befall bei Kontakt zu Nagern, S. 218), andererseits müssen solche Tiere, je nach Art der Erkrankung, ebenfalls in die Behandlung einbezogen werden.

Manche Milbenarten oder auch Flöhe (S. 219) können von anderen Haustieren auf das Kaninchen übergehen. Gleiches gilt für Dermatophyten (S. 220), die nicht wirtsspezifisch sind. Krustöse Hautveränderungen können auf Bisse (S. 222) von Partnertieren zurückzuführen sein. Durch sterile Deckakte ist die Auslösung von Scheinträchtigkeiten (S. 214) möglich. Neu zugekaufte oder in Pflege genommene Kaninchen können Parasitosen oder eine Spirochätose (S. 221) übertragen haben.

Auch Informationen bezüglich einer Innen- oder Außenhaltung sind wichtig. Plötzliche Temperaturschwankungen (auch in der Wohnung, z. B. durch Beginn der Heizperiode) können einen Fellwechsel (S. 206) initiieren. In Außenhaltung besteht die Möglichkeit des Kontaktes zu wild lebenden Nagern oder Kaninchen, die Erkrankungen übertragen können (z. B. *O. bacoti*, S. 218).

Bei Verdacht auf allergische Geschehen ist die Art des Einstreumaterials von Interesse, da Kontaktallergien (S. 224) möglich sind.

Fütterung: Bezüglich der Rationszusammensetzung muss besonders darauf geachtet werden, ob das Tier ausreichend Heu, Stroh oder strukturiertes Frischfutter bekommt. Rohfasermangel (S. 214) kann zu Fellfressen führen.

Futteraufnahmeverhalten: Besonders bei nässenden Veränderungen im Halsbereich sollte hinterfragt werden, ob das Kaninchen ein verändertes Fressverhalten zeigt. Bei Zahnerkrankungen (S. 231) kommt es oft zu verstärktem Speichelfluss (s. Abb. 2.115).

Juckreiz: Besteht bei allergischen Reaktionen (S. 224), bei nekrotisierender Dermatitis (S. 215) und bei einigen infektiösen Erkrankungen. Er ist immer bei der Ohrräude (S. 216) sowie bei Floh- (S. 219) und Läusebefall (S. 219) zu beobachten. Bei einem Befall mit *Ornithonyssus bacoti* (S. 218) fällt auf, dass die Tiere sich vorwiegend nachts kratzen. Die Demodikose, Dermatomykosen (S. 220) und bakterielle Hautinfektionen (S. 221) gehen nicht immer mit Juckreiz einher. Bei der Cheyletiellose (S. 215), der häufigsten parasitären Hauterkrankung des Kaninchens, wird selbst bei massivem Befall meist kein Juckreiz beobachtet.

Vorbehandlung: Sowohl bereits erfolgte Maßnahmen in Bezug auf das derzeitige Krankheitsgeschehen, als auch die Behandlung vorangegangener Erkrankungen sind zu hinterfragen. Je nach vorangegangener Diagnostik und Therapie können möglicherweise bestimmte Erkrankungen ausgeschlossen werden. Bei manchen Tieren entwickeln sich erst einige Wochen nach Injektionen Spritzennekrosen (S. 223), die als Bissverletzungen oder infektiöse Hauterkrankungen fehlgedeutet werden können.

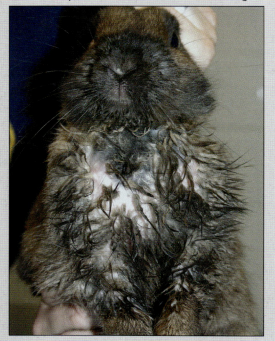

Abb. 2.115 Speichelverklebtes Fell bei Zahnerkrankung.

Besonderes Augenmerk bei der klinischen Untersuchung

Bei einer detaillierten Untersuchung der Haut und des Haarkleids ist die gesamte Körperoberfläche, einschließlich der Haut-Schleimhaut-Übergänge (Lippen, Nase, Anus, Vulva, Präputium) zu betrachten. Dabei wird auf Rötungen, Schuppen, Krusten und Schwellungen geachtet. Manche Erkrankungen lassen sich bereits durch eine sorgfältige Adspektion recht sicher diagnostizieren.

Wo sind die Fellverluste lokalisiert?

Bei der Cheyletiellose (S. 215) wird ein Haarausfall in erster Linie im Nackenbereich und zwischen den Schulterblättern sichtbar. Im Rahmen der Kaninchensyphilis (S. 221) lassen sich Veränderungen an der Nase, den Lippen, den Augenwinkeln und der Anogenitalregion erkennen. Am Ende der Trächtigkeit oder während der Scheinträchtigkeit (S. 214) wird Fell von Wamme, Vorderbrust und seitlicher Brustwand ausgerupft. Bei Rohfasermangel (S. 214) fressen die Kaninchen ihr eigenes Fell. Es kommt zu generalisierter Ausdünnung des Haarkleides. Das Fell einzeln gehaltener Kaninchen ist dabei im Kopfbereich völlig unversehrt. Befall mit Läusen und Flöhen (S. 219) kann durch ausgeprägten Juckreiz am gesamten Körper zu Fellverlusten führen. Bei Ohrräude (S. 216) entstehen kahle Stellen an den Ohren und am Kopf. Bei ausgeprägter Infektion können die Veränderungen sich jedoch auch auf weitere Körperregionen ausdehnen. Feuchtes Fell und Haarverluste an Kinn, Hals und Vorderbrust können Anzeichen für eine Zahnerkrankung (S. 231) sein (Abb. 2.115). In einem solchen Fall schließt sich eine gründliche Untersuchung von Maulhöhle und Zähnen an.

Ist die Haut der kahlen Stellen verändert?

Die Cheyletiellose (S. 215) geht fast immer mit der Bildung deutlicher weißer Schuppen einher. Bei Ohrräude (S. 216) finden sich typische blätterteigartige Beläge im Gehörgang und der Ohrmuschel. Krustenbildung am Kopf und in der vorderen Körperhälfte weist auf Juckreiz hin (die Tiere fügen sich mit den Krallen der Hinterläufe Verletzungen zu). Dieser kann durch Läuse, Flöhe (S. 219) oder einen Befall mit Ornithonyssus bacoti (S. 218) ausgelöst werden. Dermatomykosen (S. 220) führen häufig zu leichten Rötungen der meist trockenen und dezent schuppigen Haut. Krustöse Veränderungen an den Haut-Schleimhaut-Übergängen von Kopf und Anogenitalregion sprechen für eine Kaninchensyphilis (S. 221).

Besteht Juckreiz?

Bei einem Befall mit Läusen (S. 219), Flöhen (S. 219) und der Milbe Ornithonyssus bacoti (S. 218) ist stets Juckreiz vorhanden. Gleiches gilt für allergische Hautveränderungen (S. 224) und die nekrotisierende Dermatitis (S. 215). Bei der Demodikose (S. 220) sowie auch bei Dermatomykosen (S. 220) und bakteriellen Infektionen (S. 221) kann Juckreiz bestehen, die Erkrankungen können aber auch ohne dieses Symptom verlaufen. Die Cheyletiellose (S. 215), die häufigste Ektoparasitose bei Kaninchen, verläuft selbst bei massivem Befall mit ausgeprägter Schuppenbildung in der Regel ohne Juckreiz.

Diagnosesicherung durch weiterführende Untersuchungen

Mykologische, bakteriologische bzw. parasitologische Untersuchungen müssen eingeleitet werden, wenn sich anhand des klinischen Bildes keine eindeutige Diagnose erstellen lässt (s. Kap. 3).

Mykologische Untersuchungen sollten v.a. bei umschriebenem Haarausfall oder diffuser Alopezie (Ausdünnung des Fells) mit trockener, leicht geröteter Haut eingeleitet werden.

Werden größere weiße Schuppen gefunden (v.a. im Nackenbereich), empfiehlt sich zunächst die mikroskopische Untersuchung eines **Tesafilm-Abklatschpräparates** oder **oberflächlichen Hautgeschabsels** zum Nachweis von Cheyletiellen (S. 215).

Geht aus dem Vorbericht hervor, dass das Kaninchen besonders abends und nachts unruhig ist und heftigen Juckreiz hat, besteht der Verdacht auf einen Befall mit Ornithonyssus bacoti (S. 218). Da sich die Parasiten meist nur nachts auf dem Wirtstier befinden, sollte der Besitzer zu Hause Tesafilm-Abklatschpräparate entnehmen und in die Praxis bringen. Zudem sollten Einstreu und Einrichtungsgegenstände des Käfigs gründlich nach Parasiten abgesucht werden.

Bestehen krustöse oder schmierige Hautveränderungen, ist eine **mikrobiologische Untersuchung** einzuleiten.

Krustöse Hautveränderungen finden sich auch bei der Demodikose (S. 217), die bei Kaninchen aber nur sehr selten vorkommt. Zum Nachweis der Milben müssen **tiefe Hautgeschabsel** mikroskopisch untersucht werden.

Kann durch keines der genannten Verfahren eine Diagnose gestellt werden, werden Hautbiopsien unter Lokalanästhesie entnommen. Eine **histologische Untersuchung** schließt sich an.

2.14.3.3 Erkrankungen

Scheinträchtigkeit

Selbst zugefügte Alopezie im Rahmen von Nestbauverhalten; durch hormonelle Dysregulation können Veränderungen in Gesäuge und Gebärmutter entstehen.

Ätiologie & Pathogenese

Kaninchen haben keinen vollständigen Brunstzyklus; die Ovulation wird normalerweise durch den Deckakt ausgelöst. Jedoch können bei Heimtieren auch verschiedenste andere neurohormonelle Reize eine Ovulationsinduktion bedingen, so dass eine Scheinträchtigkeit initiiert wird.

Klinik

Im Verlauf einer Scheinträchtigkeit reißen sich Häsinnen Fell im Bereich von Wamme, Vorderbrust und Bauch für den Nestbau aus (Abb. 2.116).

Besonders dominante scheinträchtige Kaninchen verwenden zum Nestbau gelegentlich auch das Fell der Partnertiere, so dass diese aufgrund von Alopezie in der Praxis vorgestellt werden!

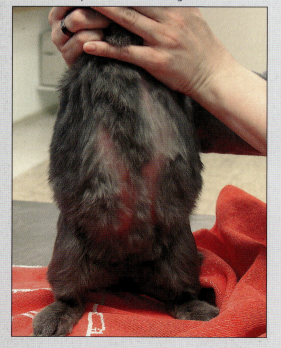

Abb. 2.116 Alopezie bei Scheinträchtigkeit.

Während der Pseudogravidität ändert sich oft auch das Verhalten des Kaninchens. Es wird aggressiv gegenüber Besitzer und Partnertieren. Die Futteraufnahme kann deutlich reduziert sein. Bei manchen Tieren kommt es zur Milchanbildung.

Diagnose

Eine Diagnose lässt sich anhand der Anamnese und der klinischen Untersuchung stellen. Die Haut der kahlen Areale ist in der Regel völlig unauffällig, sie kann kurz nach dem Ausreißen des Fells etwas gerötet sein. Bei derart „gerupften" Kaninchen ist oft auch eine Anbildung des Gesäuges festzustellen (❽).

Therapie

Eine Behandlung der Alopezie ist weder möglich noch nötig. Bei Lactatio falsa kann Cabergolin 65 verabreicht werden. Kaninchen mit ständig wiederkehrenden Scheinträchtigkeiten sollten über kurz oder lang kastriert werden (S. 125). Es sind vor allem solche hypersexuell aktive Häsinnen, die im Alter an Adenokarzinomen des Uterus (S. 133) oder des Gesäuges (S. 121) erkranken.

Rohfasermangel

Durch Fütterungsmängel hervorgerufenes Fellfressen.

Ätiologie & Pathogenese

Ein Rohfasermangel entsteht v.a., wenn Kaninchen kein oder kaum Heu erhalten und auch die übrige Ration nur in geringem Umfang strukturierte Rohfaser enthält. Besonders oft sind Tiere betroffen, die fast ausschließlich Mischfuttermittel mit geringem Anteil an Pellets bekommen. Dieser Rohfasermangel bewirkt, dass die Tiere beginnen, Fell zu fressen. Auch Käfiginventar, Möbel, Tapeten usw. werden dann verstärkt angenagt, um den Rohfaserbedarf zu decken.

Klinik

Bei einzeln gehaltenen Kaninchen ist oftmals nur das Fell des Kopfes intakt. Werden mehrere Tiere zusammen gehalten, benagen sich die Tiere auch gegenseitig im Kopfbereich. Die Haut ist intakt. Neben Fellveränderungen sind bei den Tieren oft Durchfälle zu diagnostizieren, da es bei Rohfasermangel auch zu Instabilitäten der Darmflora kommt. Die Zähne sind oft überlang, da keine ausreichende Kauaktivität gewährleistet wird.

Diagnose

Die Diagnose ergibt sich v.a. durch eine sorgfältige Fütterungsanamnese sowie durch das klinische Bild.

Therapie

Die Fütterung solcher Kaninchen muss dringend den Bedürfnissen angepasst werden; v.a. ist in ausreichender Menge qualitativ hochwertiges Heu anzubieten, daneben strukturiertes Grünfutter in Form von Gras, Kräutern und Löwenzahn. Es sollte ein Rohfasergehalt der Ration von etwa 16% angestrebt werden.

Nekrotisierende Dermatitis

Vermutlich hormonell bedingte, mit starkem Juckreiz einhergehende Hautentzündung.

Ätiologie

Nekrotisierende Dermatitiden werden sowohl bei Rammlern als auch bei Häsinnen beobachtet, die nicht kastriert sind. Solche Veränderungen sind besonders bei sexuell aktiven Tieren ausgeprägt. Jahreszeitlich variierende Intensitäten können beobachtet werden: besonders intensive Symptome treten meist im Frühjahr auf, schwächen dagegen im Herbst und Winter etwas ab oder verschwinden ganz. Eine hormonelle Genese wird vermutet.

Klinik

Die Tiere haben Juckreiz und belecken sich heftig. In den betroffenen Arealen entstehen zunächst Rötungen, die Haut wird dann blass und es bilden sich Krusten (Abb. 2.118). Die Veränderungen sind meist am Rücken und den Flanken lokalisiert.

Diagnose

Zunächst sollten alle Erkrankungen ausgeschlossen werden, die mit Juckreiz einhergehen, insbesondere Parasitosen (s.u.) und Dermatomykosen (S. 220). Auch Tupferproben können entnommen werden, um eine bakterielle Genese auszuschließen. Histologische Untersuchungen von Hautbioptaten können letztlich die Diagnose sichern.

Therapie

Eine medikamentelle Behandlung der Veränderungen bringt keinen Erfolg. Glukokortikoide lindern den Juckreiz nicht. Ein Halskragen verhindert zwar ein weiteres Belecken und führt dadurch auch zum Abheilen der Läsionen; nach Entfernen des Leckschutzes beginnt die Symptomatik jedoch erneut. Nach eigenen Erfahrungen bringt nur eine Kastration (S. 125) des Kaninchens Erfolg.

Cheyletiellose

Häufigste Ektoparasitose des Kaninchens.

Ätiologie & Pathogenese

Die Raubmilbe *Cheyletiella parasitovorax* parasitiert in den obersten Hautschichten und ernährt sich von Hautschuppen. Kaninchen infizieren sich durch direkten Kontakt mit erkrankten Tieren, können selbst aber durchaus lange Zeit symptomlos bleiben. Klinische Anzeichen treten häufig erst bei supprimiertem Immunsystem auf, z.B. bei älteren Tieren, beim Vorliegen anderer Erkrankungen oder bei Stress.

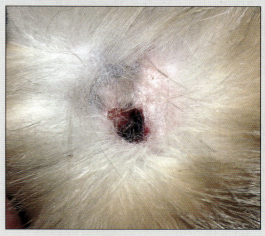

Abb. 2.117 Nekrotisierende Dermatitis.

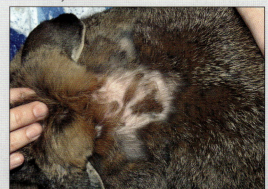

Abb. 2.118 Alopezie im Nacken und zwischen den Schultern bei Cheyletiellose.

Klinik

Die Symptomatik beginnt mit Haarausfall im Nacken und Zwischenschulterbereich (Abb. 2.118). Auch die Region des Schwanzansatzes ist oft beteiligt. Es kommt weiterhin zur Bildung deutlicher weißer Schuppen. Die Veränderungen können sich auch auf andere Körperregionen ausbreiten. In fortgeschrittenen Stadien lassen sich im Fell dicke Schuppenbeläge nachweisen (Abb. 2.119). Juckreiz besteht in der Regel nicht.

Diagnose

Die Diagnose ergibt sich meist schon durch das charakteristische klinische Bild.

Haarausfall und die Bildung großer weißer Schuppen im Nacken- und Zwischenschulterbereich sind pathognomonisch für die Cheyletiellose.

Im Zweifelsfall können oberflächliche Hautgeschabsel oder Tesafilmabklatschpräparate der Haut mikroskopisch untersucht werden (Abb. 2.120).

Therapie

Die Therapie erfolgt mit Ivermectin [19] oder Selamectin [24], wobei immer alle Partnertiere in die Behandlung einbezogen werden müssen, andernfalls kommt es zu ständigen wechselseitigen Reinfektionen.

> **Therapie der Cheyletiellose:**
> - Ivermectin [19] (Ivomec®), 0,3–0,5(–1) mg/kg s.c., 2–3 x im Abstand von 7–10 Tagen
> - Selamectin [24] (Stronghold®), 15 mg/kg

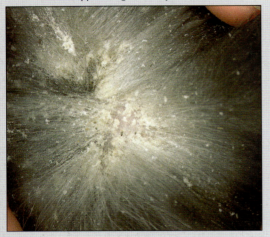

Abb. 2.119 Schuppenbeläge bei Cheyletiellose.

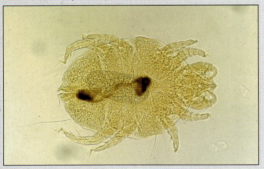

Abb. 2.120 *Cheyletiella parasitovorax.*

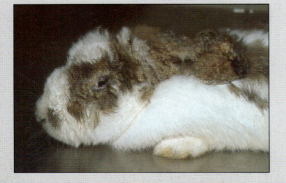

Abb. 2.121 Blätterteigartige Beläge bei Ohrräude.

Ohrräude

Bei Heimtieren selten vorkommende Parasitose; in Zuchtbeständen weit verbreitet.

Ätiologie & Pathogenese

Eine Infektion mit dem Erreger der Ohrräude, *Psoroptes cuniculi*, erfolgt durch direkten Kontakt. Die Milbe parasitiert vorwiegend am Ohrgrund und in den Falten der Ohrmuschel. Von dort breiten sich die Milben im gesamten Gehörgang aus, können aber auch den Kopf, Hals, Schulterbereich und, bedingt durch häufiges Putzen und Kratzen, die Extremitäten befallen.

Klinik

Erkrankte Kaninchen haben heftigen Juckreiz, kratzen sich an den Ohren und klappen diese ab. Im Ohr entstehen geschichtete Krusten und Borken; diese Beläge haben ein blätterteigähnliches Aussehen (Abb. 2.121). Durch bakterielle Sekundärinfektion (häufig Staphylokokken) kommt es zu feuchten, eitrigen Entzündungen, die auf das Mittel- und Innenohr übergreifen können. Kopfschiefhaltung mit Manegebewegungen und Ataxien können die

Folge sein (⑫). In den Gehörgängen entstehen flächige Epithelläsionen, die äußerst schmerzhaft sind. Die Kaninchen fressen meist schlecht und magern ab. Bei massivem Befall kann es, besonders durch ständiges Putzen, zu einer Ausbreitung der Milben in andere Körperregionen kommen.

Diagnose

Die Diagnose ergibt sich in der Regel bereits durch das klassische klinische Bild. Die Milben sind mit Hilfe eines Otoskops im Gehörgang nachzuweisen. Die Lichtquelle sollte dabei erst nach Einführen in den Gehörgang eingeschaltet werden, da die Milben aufgrund der Lichtreize sonst flüchten und sich verstecken. Ist der gesamte Gehörgang mit entzündlichem Material angefüllt, können die Parasiten in einem Ausstrich mikroskopisch dargestellt werden (Abb. 2.122).

Therapie

Vor Beginn einer medikamentellen Therapie sind die Ohren zunächst vorsichtig, aber möglichst gründlich zu reinigen. Besonders wirksam gegen die Parasiten sind Ivermectin [19] und Selamectin [24]. Ivermectin kann auch lokal in den Gehörgang geträufelt werden; eine Wiederholung ist ein- bis zweimal im Abstand von etwa einer Woche vorzunehmen. Selamectin findet Einsatz im Spot on-Verfahren. In schwerwiegenden Fällen wird die Behandlung nach 3–4 Wochen wiederholt. Liegen eitrige Veränderungen vor, sollte eine mikrobiologische Untersuchung des Ohrinhalts eingeleitet werden. Die Tiere sind dann zusätzlich mit einem Antibiotikum zu versorgen. Dieses wird sowohl systemisch als auch lokal verabreicht. Zur lokalen Applikation eignen sich Augentropfen, die möglichst den gleichen oder einen ähnlichen Wirkstoff enthalten wie das systemisch angewendete Präparat. Während der Behandlung müssen die Ohren auch weiterhin regelmäßig gereinigt werden. Die Ohrmuscheln können zur besseren Abheilung und Ablösung der Krusten mit einer Wund- und Heilsalbe [85] (z.B. Bepanthen®) eingecremt werden. Käfige und Stallungen sollten gründlich gereinigt werden. Alle Partnertiere müssen, auch wenn sie keine klinischen Symptome aufweisen, in die Therapie einbezogen werden.

> **Therapie der Ohrräude:**
> - gründliche und regelmäßige Ohrreinigung
> - Ivermectin [19] (Ivomec®), 0,3–0,5(–1) mg/kg s.c., lokal, 2–3 x im Abstand von 1 Woche
> - Selamectin [24] (Stronghold®), 15 mg/kg als Spot-on, ggf. Wiederholung nach 3 Wochen
> - ggf. systemische und lokale Antibiose

Demodikose

Selten vorkommende Parasitose; klinische Erkrankungen besonders bei Immunsuppression.

Ätiologie & Pathogenese

Die Haarbalgmilbe *Demodex cuniculi* parasitiert tief in den Haarbälgen, wo auch ihre gesamte Entwicklung abläuft. Eine Übertragung erfolgt durch direkten Kontakt von Tier zu Tier.

Klinik

Ein Milbenbefall verursacht Alopezie und krustöse Hautveränderungen, die vorwiegend im Kopf- und Zwischenschulterbereich lokalisiert sind. Juckreiz ist nicht in allen Fällen zu beobachten.

Diagnose

Die Milben werden mikroskopisch in tiefen Hautgeschabseln nachgewiesen (Abb. 2.123). Liegen weitreichende Hautläsionen vor, sollte zusätzlich

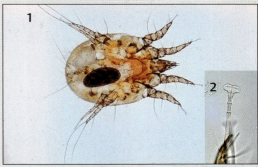

Abb. 2.122 *Psoroptes cuniculi* (**1**), Vergrößerung der charakteristischen Haftscheibe (**2**).

Abb. 2.123 *Demodex sp.*

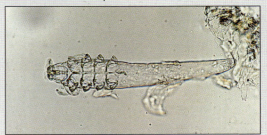

eine mikrobiologische Untersuchung durchgeführt werden, um Sekundärerreger diagnostizieren und gezielt behandeln zu können.

▪ Therapie

Die Therapie erfolgt zunächst mit Ivermectin [19] oder Selamectin [24]. Führt dies nicht zum Erfolg, werden die Kaninchen einmal wöchentlich mit Amitraz [15] (Ectodex®) gewaschen.

> **Therapie der Demodikose:**
> - Ivermectin [19] (Ivomec®), 0,3–0,5(–1) mg/kg mehrmals im Abstand von 1 Woche
> - Selamectin [24] (Stronghold®), 15 mg/kg Spot-on, mehrmals im Abstand von 2 Wochen
> - Amitraz [15] (Ectodex®), 0,05 %ig, Waschbehandlung mehrmals im Abstand von 1 Woche
> - ggf. Antibiotikum

Ornithonyssus bacoti-Befall

Mit starkem Juckreiz einhergehende Parasitose; eher bei Nagetieren vorkommend.

▪ Ätiologie & Pathogenese

Die Milben parasitieren vorwiegend auf wild lebenden Nagern, kommen aber auch in kommerziellen Hamster-, Mäuse- und Rattenzuchten häufig vor. Eine Infektion von Kaninchen entsteht entweder, wenn die Tiere in enger Nachbarschaft mit befallenen Kleinnagern gehalten werden oder wenn sie in Außenhaltung Kontakt zu wild lebenden Nagern haben.

Die Milben suchen in der Regel nachts ihr Wirtstier auf um Blut zu saugen; die übrige Zeit halten sie sich in der Umgebung versteckt. Dort werden auch die Eier abgelegt.

▪ Klinik

Befallene Kaninchen sind v.a. in den Abendstunden und der Nacht unruhig. Tiere, die normalerweise nachts ihren Unterschlupf aufsuchen, meiden diesen. Die Kaninchen kratzen sich heftig und verursachen krustöse Hautveränderungen. Bei Massenbefall können, besonders bei Jungtieren, Anämien ausgelöst werden.

▪ Diagnose

Ein Nachweis der Milben am Tier gelingt nur selten. Durch sorgfältige Anamneseerhebung kann jedoch eine Verdachtsdiagnose gestellt werden. Die Besitzer sollten dazu angehalten werden in den Abendstunden Tesafilmabklatschpräparate anzufertigen. Die Milben können als bräunlich-rote (nach Blutsaugen) oder weißlich-graue (nüchtern) kleine Punkte in der Einstreu oder an der Unterseite von Einrichtungsgegenständen gefunden werden (Abb. 2.124).

▪ Therapie

Die Behandlung eines solchen Milbenbefalls ist meist langwierig und benötigt mehrere Wochen. Die Kaninchen sowie im Haushalt vorhandene Nager erhalten in regelmäßigen Abständen Ivermectin [19] oder Selamectin [24]. Die Einstreu ist im Abstand von wenigen Tagen ständig komplett auszutauschen. Käfiginventar wird desinfiziert oder vernichtet. Holzinventar kann für etwa zwei Stunden bei 50 °C im Backofen „hitzesterilisiert" werden. Holzkäfige müssen mit Flohsprays behandelt werden (danach ausreichende Lüftungszeiten einhalten!). Empfehlenswert sind besonders Sprays mit mikroverkapseltem Wirkstoff (z. B. Kadox®), da sie für Säuger wenig toxisch sind. Dürfen sich die Tiere frei in der Wohnung bewegen, ist eine komplette Umgebungsbehandlung (wie bei Flohbefall) durchzuführen. Leben die Kaninchen in Außenhaltung, muss entweder ein Kontakt mit Wildnagern vermieden werden oder die Tiere erhalten in regelmäßigen Abständen (alle 3–4 Wochen) Selamectin.

> **Therapie des *Ornithonyssus bacoti*-Befalls:**
> - Ivermectin [19] (Ivomec®), 0,3–0,5(–1) mg/kg mehrmals im Abstand von 1 Woche
> - Selamectin [24] (Stronghold®), 15 mg/kg Spot-on, mehrmals im Abstand von 3 Wochen
> - regelmäßige Reinigung von Käfig und Inventar
> - Umgebungsbehandlung

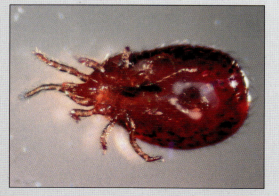

Abb. 2.124 *Ornithonyssus sp.*

Flohbefall

Seltene Parasitose; mit Juckreiz einhergehend.

Ätiologie & Pathogenese

In der Regel handelt es sich bei Heimtierkaninchen um Infektionen mit Hunde- oder Katzenflöhen (*Ctenocephalides canis, Ct. felis*). Ein Befall mit dem Kaninchenfloh, *Spilopsyllus cuniculi*, ist dagegen die absolute Ausnahme und nur zu erwarten, wenn die Tiere Kontakt zu Wildkaninchen haben. Während der Kaninchenfloh meist keine große Bedrohung darstellt, da eine Eireifung und -ablage nur nach Blutsaugen bei trächtigen Häsinnen erfolgen kann, können Katzen- und Hundeflöhe sich in der Wohnung massiv vermehren, weil in der Regel auch das ursprüngliche Wirtstier zur Verfügung steht.

Klinik

Befallene Kaninchen werden unruhig, kratzen sich häufig und es entstehen Krusten und haarlose Stellen. In schweren Fällen kommt es zu Abmagerung, Anämie und sekundärer bakterieller Dermatitis. Flöhe können außerdem Myxomatose (S. 71) übertragen, wobei wiederum v.a. dem Kaninchenfloh große Bedeutung zukommt.

Diagnose

Die Diagnose eines Befalls kann makroskopisch über den Nachweis von Flöhen und Flohkot erfolgen.

Therapie

Kontaktinsektizide wie Propoxur [23] (Bolfo®) oder Phoxim [21] (Sebacil®) zeigen, besonders bei Hunde- und Katzenflöhen, meist keine zufrieden stellende Wirkung. Deutlich besser geeignet sind Selamectin [24] (Stronghold®) und Imidacloprid [18] (Advantage®). Auch Lufenuron [30] (Program®) ist bei Kaninchen problemlos einsetzbar. Gleichzeitig muss eine Flohbehandlung bei anderen vorhandenen Haustieren durchgeführt werden. Der Käfig sollte mehrfach komplett entleert und gründlich gereinigt werden; auch die Wohnung muss in die Behandlung einbezogen werden.

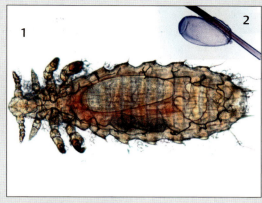

Abb. 2.125 *Polyplax sp.* (**1**) und Nisse (**2**).

Therapie des Flohbefalls:
- Selamectin [24] (Stronghold®), 15 mg/kg 2 x im Abstand von 3–4 Wochen
- Imidacloprid [18] (Advantage®), 20 mg/kg 2 x im Abstand von 3–4 Wochen
- Lufenuron [30] (Program®), 50 mg/kg (kann gleichzeitig mit Advantage® oder Stronghold® gegeben werden)

Läusebefall

Sehr selten vorkommende Parasitose, die mit deutlichem Juckreiz einhergeht.

Ätiologie

Die Erkrankung wird durch die Kaninchenlaus *Haemodipsus ventricosus* hervorgerufen. Sie parasitiert bevorzugt im Rücken- und Flankenbereich. Bei engem Kontakt zu Ratten oder Mäusen ist auch ein Befall mit *Polyplax serrata* oder *Polyplax spinulosa* möglich.

Klinik

Durch starken Juckreiz werden die Kaninchen unruhig und fügen sich durch Kratzen kahle Stellen mit Krusten zu. Bei starkem Befall fressen die Tiere schlecht, magern ab und werden anämisch. In den Hautläsionen setzen sich bakterielle Sekundärinfektionen fest.

Diagnose

Ein Nachweis der Läuse kann bereits mit bloßem Auge erfolgen. Durch Tesafilm-Abklatschpräparate können die an den Haaren befestigten Läuseeier (Nissen) mikroskopisch dargestellt werden (Abb. 2.125).

Therapie

Die Kaninchen werden zunächst mit einem Flohpuder (z. B. Bolfo® [23]) behandelt, um zumindest einen Teil der adulten Parasiten sofort zu eliminieren. Es wird eine Behandlung mit Ivermectin [19] oder Selamectin [24] angeschlossen, damit auch die aus den Nissen noch schlüpfenden Läuse sicher beseitigt werden können. Alle Partnertiere sind in die Behandlung einzubeziehen; Käfig und Inventar müssen gründlich gereinigt werden.

> **Therapie des Läusebefalls:**
> - Initialbehandlung mit Flohpuder, danach
> - Ivermectin [19] (Ivomec®), 0,3–0,5 mg/kg s.c., 2–3 x im Abstand von 1 Woche
> - Selamectin [24] (Stronghold®), 1 xig 15 mg/kg als Spot-on

Dermatomykose

Infektiöse Erkrankungen mit mäßiger Kontagiosität; verschiedenste Ausprägungen; Juckreiz möglich.

Ätiologie & Pathogenese

Hautpilzerkrankungen werden bei Kaninchen vorwiegend durch *Trichophyton spp.* und *Microsporum spp.* hervorgerufen. Eine klinische Erkrankung wird durch immunsupprimierende Faktoren wie z. B. Stress gefördert. Die Infektion mit Pilzsporen erfolgt vorwiegend durch direkten Kontakt, wobei auch eine Übertragung vom Kaninchen auf den Menschen oder vom Besitzer auf das Haustier möglich ist. Nicht jede Infektion führt zu klinischen Symptomen; Kaninchen können auch symptomlose Sporenträger sein, so dass bei Erkrankungen des Besitzers in jedem Fall eine mykologische Untersuchung des Kaninchens eingeleitet werden sollte.

Klinik

Die Symptome einer Pilzinfektion variieren sehr stark. Oft lassen sich anfangs umschriebene, rundliche, haarlose Stellen feststellen, die vorzugsweise am Nasenrücken, im Ohrbereich oder an den Gliedmaßen (v.a. den Pfoten) lokalisiert sind. Hautrötungen können hinzutreten. Juckreiz ist nur selten zu beobachten. Er tritt besonders bei der Trichophytie auf, wo es durch heftiges Kratzen und Benagen zu tiefen Hautläsionen mit bakteriellen Sekundärinfektionen kommen kann. Neben umschriebenen Hautveränderungen kann eine Dermatomykose auch zu diffusem Haarausfall führen, so dass das gesamte Fell ausgedünnt wird. Auch weitreichende Verfilzungen können auftreten (Abb. 2.126). Die Haut ist oft sehr trocken und leicht gerötet. Gelegentlich sind Verfärbungen der Haare zu beobachten, so wächst beispielsweise bei grauen oder schwarzen Kaninchen stellenweise braunes Fell nach.

Diagnose

Die Diagnose erfolgt nach Entnahme von Haaren und Hautgeschabseln aus den Randbezirken der veränderten Stellen, entweder mikroskopisch oder durch Anlegen einer Pilzkultur.

Nur wenige Microsporum-Arten fluoreszieren unter UV-Licht, so dass eine Diagnosesicherung mit der Wood´schen Lampe nicht ausreichend ist.

Liegen schmierige, tief greifende Hautläsionen vor, sollte eine zusätzliche mikrobiologische Untersuchung eingeleitet werden, um bakterielle Sekundärinfektionen (meist mit Staphylokokken) gezielt behandeln zu können.

Therapie

Die Behandlung der Mykose kann bei lokal begrenzten Veränderungen mit einer mykotischen Salbe (z. B. Canesten® [26]) oder durch eine Waschbehandlung mit Enilconazol [27] (Imaverol®) versucht werden. Die betroffenen Areale sollten vorher im Randbereich geschoren werden. Liegen multiple oder großflächige Veränderungen vor, sollte in jedem Fall eine systemische Behandlung erfolgen. Früher wurden zu diesem Zweck Wirkstoffe wie Griseofulvin [28] oder Ketoconazol [29] eingesetzt, die z.T. zu erheblichen Nebenwirkungen führten. Stattdessen kann heute Lufenuron [30] (Program®) verwendet werden, das von den Tieren problemlos vertragen wird und eine therapeutisch

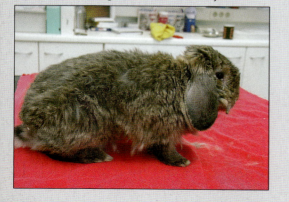

Abb. 2.126 Verfilzung des Fells bei Dermatomykose.

exzellente Wirkung zeigt. Das Präparat wird dreimal im Abstand von 14 Tagen oral verabreicht. Partnertiere werden ggf. in die Behandlung einbezogen.

> **Therapie der Dermatomykose:**
> Lokale Behandlung
> - antimykotische Salben (z. B. Canesten® [26]), 1 x tägl. bis zur Abheilung
> - Waschbehandlung mit Enilconazol [27] (Imaverol®), 0,05 %ig alle 3–4 d bis zur Abheilung
>
> Systemische Behandlung
> - Lufenuron [30] (Program®), 100 mg/kg p.o. 3 x im Abstand von 14 d
>
> Ggf. Antibiotikum

Bakterielle Dermatitis

Durch sekundäre Infektionen hervorgerufene Entzündung der Haut.

Ätiologie & Pathogenese

Bakterielle Entzündungen der Haut entstehen in der Regel sekundär bei Räude (S. 217), Dermatomykosen, Allergien (S. 224) oder nach Bissverletzungen (S. 222). Meist sind *Staphylococcus spp.* beteiligt.

Klinik

Es besteht oft deutlicher Juckreiz, die Haut ist feucht gerötet oder weist schmierig-krustige Veränderungen auf. Das Allgemeinbefinden der Tiere ist, abhängig vom Ausmaß der Veränderungen, z.T. erheblich gestört.

Diagnose

Die mikrobiologische Untersuchung von Tupferproben dient der Diagnosesicherung. Gegebenenfalls müssen parasitologische und mykologische Untersuchungen durchgeführt werden, um die Primärerkrankung ermitteln zu können.

Therapie

Die Kaninchen werden systemisch mit einem Antibiotikum behandelt. Enrofloxacin [8] ist zwar gut hautgängig, zeigt aber nicht immer eine ausreichende Wirksamkeit gegen Staphylokokken. Ggf. muss nach Antibiogramm behandelt werden. Eine lokale Therapie mit antibiotischen Salben ist wenig sinnvoll, da sie sofort von den Tieren abgeleckt werden.

Um ein weiteres Benagen zu verhindern, kann es erforderlich sein, den Tieren einen Halskragen aufzusetzen. Zur Linderung des Juckreizes können kurzzeitig wirkende Kortikosteroide eingesetzt werden. Gleichzeitig muss jedoch mit einer antibiotischen, ggf. auch antimykotischen bzw. antiparasitären Therapie begonnen werden!

> **Therapie der bakteriellen Dermatitis:**
> - systemisch Antibiose bis zur vollständigen Abheilung
> - ggf. Halskragen
> - ggf. Antimykotikum/Antiparasitikum
> - evtl. Kortisonpräparat

Spirochätose (Kaninchensyphilis)

Bakterielle Infektion mit hoher Kontagiosität.

Ätiologie

Die Spirochätose wird durch *Treponema cuniculi* hervorgerufen. Die Infektion erfolgt in erster Linie durch den Deckakt, die Inkubationszeit kann bis zu mehreren Monaten betragen.

Klinik

Anfangs entsteht umschriebener Haarausfall an Nase, Maul und Augenwinkeln sowie der Anogenitalregion (S. 111, [7]). Dort treten zunächst Rötungen der Haut auf, gefolgt von Ödemen und Bläschenbildung. Aus diesen entwickeln sich Ulzera und Krusten, die z.T. bizarre Formen annehmen (Abb. 2.127). Juckreiz liegt in der Regel nicht vor, kann durch bakterielle Sekundärinfektionen jedoch hinzutreten.

Diagnose

Die Diagnose ergibt sich durch das typische klinische Bild. Eine Erregeridentifikation ist nur mit Hil-

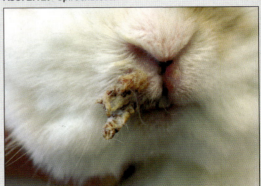

Abb. 2.127 Spirochätose.

fe der Dunkelfeldmikroskopie von Geschabseln möglich; auch eine Färbung von Proben nach Giemsa wird empfohlen. In der Praxis spielt der Erregernachweis jedoch kaum eine Rolle.

Therapie

Die Spirochätose ist eine der wenigen Indikationen für den Einsatz von Penicillin-Präparaten bei Kaninchen. Es sollten vorzugsweise Medikamente mit breitem Wirkungsspektrum (Amoxicillin [3], Ampicillin [2]) verwendet werden.

Es ist zu beachten, dass Depot-Präparate, die bei Hund und Katze nur alle 48 Stunden appliziert werden müssen, bei Kaninchen täglich zu verabreichen sind!

Penicillinabkömmlinge dürfen nur parenteral angewendet werden. In der Regel ist eine Behandlung über 5–6 Tage ausreichend. Während dieser Zeit ist die Verdauung der Tiere sorgfältig zu kontrollieren; es empfiehlt sich die parallele Gabe eines Probiotikums [37].

Orale Applikation führt zu einem Absterben der grampositiven Darmflora des Kaninchens! Lebensbedrohlicher Durchfall kann die Folge sein.

Therapie der Spirochätose:
- Ampicillin [2], 1 x tägl. 10 mg/kg KGW s.c.
- Amoxicillin [3], 1 x tägl. 15 mg/kg KGW s.c.

Bissverletzungen

Meist durch Artgenossen beigefügte Verletzungen.

Ätiologie

Rangordnungskämpfe zwischen Kaninchen führen nicht selten zu erheblichen Bissverletzungen. Auch Beißereien zwischen Kaninchen und Meerschweinchen kommen häufiger vor. Besonders oft gibt es Streitigkeiten zwischen Rammlern (kastriert oder unkastriert), deren gemeinsame Haltung nur in wenigen Ausnahmen friedlich verläuft.

Klinik

Im günstigsten Fall kommt es nur zu lokalen Fellverlusten, meist lassen sich aber gleichzeitig verkrustete Hautläsionen nachweisen. Bei tieferen Einbissen besteht die Gefahr der Abszessbildung, wobei sich der Eiter entlang der Muskelfaszien ständig weiter ausbreitet.

Diagnose

Die Diagnose ergibt sich durch die Anamnese und das klinische Bild. Ist bekannt, dass Kämpfe stattgefunden haben oder sind bereits offensichtliche Verletzungen erkennbar, sollte die gesamte Köroberfläche sorgfältig untersucht werden, um auch in die Tiefe ziehende Läsionen finden und entsprechend behandeln zu können. Subkutane Schwellungen und Umfangsvermehrungen sind zu punktieren.

Therapie

Bei oberflächlichen, bereits abgetrockneten Verletzungen ist eine Behandlung meist nicht erforderlich. Werden tiefere Läsionen vorgefunden, sollten die Tiere immer mit einem Antibiotikum versorgt werden, um spätere Komplikationen zu vermeiden. Bestehen Abszesse, müssen die Kaninchen in Allgemeinanästhesie chirurgisch versorgt werden. Dabei ist die Abszesskapsel möglichst vollständig zu entfernen. Die Wundhöhle wird anschließend offen belassen, um regelmäßige Spülungen zu ermöglichen. Von einem kompletten Wundverschluss ist abzuraten, da in der Regel Reste infizierten Materials zurückbleiben, besonders wenn die Abszesskapsel von schwartig veränderten Faszienanteilen gebildet wird. In solchen Fällen können wiederholte Wundrevisionen mit Entfernung fibrinösen und nekrotischen Materials erforderlich werden. Als Spüllösungen für die Wundbehandlung eignen sich verdünnte Jodlösungen [88], Akridinfarbstoffe [86] oder Wasserstoffperoxid [89]. Die Tiere sollten außerdem über einen Zeitraum von mindestens 14 Tagen systemisch mit einem Antibiotikum behandelt werden.

Eine Veränderung der Haltungsbedingungen, ggf. ein Trennen der Partnertiere, ist außerdem unumgänglich.

Prophylaxe

Um das Risiko von Beißereien zu minimieren, können einige Punkte beachtet werden:
- Rammler sollten nicht zusammen gehalten werden. Selbst wenn die Tiere miteinander aufwachsen, kommt es in der Regel mit Erreichen der Geschlechtsreife zu Rangordnungskämpfen, die sogar tödlich enden können. Bestehen bereits entsprechende Streitigkeiten, ändert auch eine Kastration nichts mehr an der bestehenden Situation. Auch bereits kastrierte Rammler lassen sich oft nicht vergesellschaften. Eine

gewisse Möglichkeit besteht darin, Rammler deutlich vor dem Erreichen der Geschlechtsreife, im Alter von etwa 8–10 Wochen, zu kastrieren. Selbst dann gibt es aber keine Garantie, dass auf Dauer ein friedliches Zusammenleben möglich ist.

- Sollen Kaninchen miteinander vergesellschaftet werden, dürfen sie keinesfalls sofort zusammen in einen Käfig gesetzt werden. Dies gilt sowohl für geschlechtsreife Tiere, als auch für Jungtiere, die als Neuankömmling zu einem bereits geschlechtsreifen Kaninchen hinzukommen. Jungtiere bis zum Alter von etwa 10 Wochen können in der Regel problemlos miteinander vergesellschaftet werden.
- Eine gemeinschaftliche Haltung von Kaninchen und Meerschweinchen ist zu vermeiden. Da die Tiere ein vollständig unterschiedliches Kommunikationsverhalten besitzen, kommt es oft zu Missverständnissen und Beißereien, aus denen beide Tierarten mit Verletzungen hervorgehen können.

Praxistipp
Vergesellschaftung von Kaninchen:
Sollen Kaninchen vergesellschaftet werden, müssen sie zunächst in getrennten Käfigen untergebracht werden, die so eng zusammen stehen, dass die Tiere sich sehen können. Die Kaninchen erhalten zunächst wechselseitig Auslauf, damit sie sich durch das Käfiggitter beschnuppern können. Zeigen die Tiere dabei keinerlei Aggressionen, erhalten sie gemeinsamen Freilauf. Dieser sollte erstmals auf neutralem Boden stattfinden, also in einem Raum, den keines der Tiere als sein Revier beansprucht. Kommt es dabei nicht zu Streitereien, kann als Auslaufgebiet das gewohnte Zimmer verwendet werden, wobei die Tiere freien Zugang zu ihren Käfigen haben sollten. Halten die Kaninchen sich schließlich friedlich gemeinsam im selben Käfig auf, ist die Zusammenführung geglückt.
Beim ersten gemeinsamen Freilauf kann es zu recht bedrohlich wirkenden Verfolgungsjagden kommen, bei denen die Tiere sich gegenseitig auch einzelne Fellbüschel ausreißen. Dies kann ignoriert werden, solange die Tiere immer wieder sofort voneinander ablassen. Ein Eingreifen wird erforderlich, wenn die Kaninchen gezielt aufeinander losgehen oder ein Tier vom anderen in die Enge getrieben und gebissen wird. Die Kaninchen sind dann sofort zu trennen. Der nächste Versuch sollte frühestens nach einigen Tagen erfolgen. Mitunter kann es mehrere Monate dauern, bis die Tiere sich akzeptieren.

Spritzennekrosen
Durch reizende Medikamente ausgelöste Nekrosen der Haut.

Ätiologie
Kaninchenhaut ist äußerst empfindlich. Nach Behandlung mit Injektionen entstehen nicht selten Hautnekrosen an den Injektionsstellen. Sie sind im Regelfall an der seitlichen Brustwand und im Flankenbereich lokalisiert.

Klinik
Klinische Symptome entstehen oft erst Wochen nach erfolgter Injektion. Die Veränderungen beginnen meist mit einer lokalen Verdickung der Haut und Haarausfall. Die Haut wird zunehmend hart und nekrotisch, demarkiert und es entsteht letztlich eine flächige Kruste, die sich an den Rändern langsam abzulösen beginnt (Abb. 2.128). Darunter kommt rosige „neue" Haut zum Vorschein. Die Tiere sind durch die Veränderung in der Regel nicht beeinträchtigt; Juckreiz besteht nicht.

Diagnose
Die Diagnose ergibt sich durch den Vorbericht (Vorerkrankung und deren Behandlung mit Injektionen) und das klinische Bild.

Therapie
Eine Behandlung ist nicht erforderlich. Die nekrotische Hautplatte löst sich ab, wenn der darunter liegende Defekt vollständig mit neuem Gewebe abgedeckt ist. Eventuell können die Wundränder unterstützend mit Wund- und Heilsalben [85] behandelt werden, um eine Abheilung zu beschleunigen.

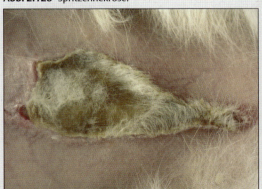

Abb. 2.128 Spritzennekrose.

Allergie

Durch Überempfindlichkeitsreaktionen ausgelöste Hautveränderungen.

Ätiologie

Allergische Hautreaktionen können bei Kaninchen durch Einstreumaterial ausgelöst werden. Inwieweit auch andere Allergene bei der Ausprägung einer solchen Symptomatik eine Rolle spielen, ist bisher nicht bekannt.

Klinik

Nicht selten werden Tiere vorgestellt, die kahle Stellen an den Pfoten, vorwiegend zwischen den Sohlenballen und Zehen, aufweisen. Die Haut ist mitunter deutlich gerötet, die Tiere belecken die Hautareale heftig.

Diagnose

Eine Verdachtsdiagnose kann nach Ausschluss einer Dermatomykose (v.a. Trichophytie) gestellt werden. In jedem Fall sollten auch mikrobiologische Untersuchungen der veränderten Hautareale eingeleitet werden, da bei allergischen Reaktionen oft bakterielle Sekundärinfektionen (v.a. mit Staphylokokken) vorkommen.

Therapie

Handelsübliche Kleintierstreu sollte versuchsweise gegen Strohpresspellets, Holzgranulat, Zeitungspapier, Heu, Stroh oder Hanfstreu ausgetauscht werden. Die Tiere können außerdem über einige Tage ein Prednisolon-Präparat [69] (1 × tägl. 1–2 mg/kg KGW) erhalten. Bei bakterieller Sekundärinfektion muss außerdem eine antibiotische Behandlung eingeleitet werden, die systemisch durchgeführt werden sollte.

2.14 Fell- und Hautveränderungen

2.15 Abmagerung

Die klinischen Anzeichen, die mit einer Abmagerung einhergehen, variieren erheblich in Abhängigkeit von der zugrunde liegenden Ursache. Auftreten können:
- Apathie, Schwäche
- Exsikkose
- ungepflegtes, struppiges Fell
- Durchfall
- umfangsvermehrtes Abdomen
- Katarakt
- Hypersalivation, speichelverklebtes Fell im Kinn- und Halsbereich

Gegebenenfalls ist der Kreislauf zu stabilisieren. Im Zweifel sollten Breitspektrumantibiotika verabreicht werden, um eine Behandlung der Grunderkrankung einzuleiten oder um das Tier vor Sekundärinfektionen zu schützen.

1. Flüssigkeitssubstitution (Vollelektrolytlösung) [82], 40–60 ml/kg i.v., s.c.
2. Glukosezufuhr [80], bis 500 mg/kg i.v., s.c.
3. Kreislaufstabilisierung
   - Etilefrin [45] (Effortil®), 0,5–1 mg/kg i.m., p.o.
   - Prednisolon [69] (z. B. Medrate solubile®), 5–10 mg/kg i.m., i.v.
4. Antibiotikum, z. B.
   - Enrofloxacin [8] (Baytril®), 1 x 10 mg/kg s.c., p.o.
   - Chloramphenicol [4] (Chloromycetin® Palmitat), 2 x tägl. 50 mg/kg p.o.

2.15.1 Tierartliche Besonderheiten

Der Ernährungszustand eines Kaninchens kann, ähnlich wie bei Hunden und Katzen, durch Palpation von Wirbelsäule und Rippen beurteilt werden. Ist das Tier in schlechtem Ernährungszustand, stehen die knöchernen Strukturen deutlich vor, besonders die Rückenmuskulatur wirkt stark eingefallen. Erst nach dem Abbau der „äußeren" Fettreserven kommt es bei Gewichtsverlusten auch zum Einschmelzen der intraabdominalen Fettdepots. Dies wird besonders auf Röntgenaufnahmen deutlich, da die Organstrukturen kaum noch differenzierbar sind, wenn das Fett als Kontrastgeber fehlt (Abb. 2.129).

Fehlen intraabdominale Fettdepots bei ausgewachsenen Kaninchen, liegt bereits eine ausgeprägte Kachexie vor.

2.15.2 Sofortmaßnahmen

Bei allen Erkrankungen, die zu Gewichtsverlusten führen, handelt es sich um progressiv fortschreitende Krankheitsgeschehen. Sofortmaßnahmen sind dann einzuleiten, wenn die Tiere hochgradige Apathie zeigen und davon ausgegangen werden muss, dass es bereits zu Stoffwechselentgleisungen gekommen ist. Im Vordergrund steht dabei besonders eine Substitution von Flüssigkeit und Glukose.

2.15.3 Wichtige Ursachen

Eine **Abmagerung bei erhaltener Futteraufnahme** kann auf verschiedene Erkrankungen zurückgehen. Raumfordernde Prozesse, wie Gebärmuttertumoren oder Flüssigkeitsansammlungen im Uterus, führen zu einer Einschränkung der Futteraufnahmekapazität. Erkrankte Tiere nehmen in der Regel ständig Futter auf, die tatsächliche Menge ist jedoch deutlich vermindert, ohne dass die Besitzer es bemerken. Chronische Enteritiden können eine verminderte Nährstoffausnutzung zur Folge haben. Bei Kaninchen in hohem Alter kommt es, wie auch bei anderen Tierarten, oft zu deutlicher Gewichtsreduktion, obwohl die Tiere gut fressen. Eine fehlerhafte Fütterung mit zu geringen Ener-

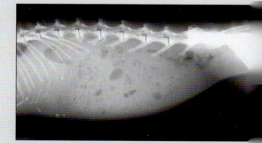

Abb. 2.129 Kachexie. Da die abdominalen Fettdepots geschmolzen sind, können die Organstrukturen nicht mehr differenziert werden.

giegehalten kann gelegentlich ebenfalls zur Abmagerung führen. Bei Diabetes-Erkrankungen nehmen die Tiere trotz gesteigerter Futteraufnahme ab; sie beginnen mitunter sogar ungeeignete Dinge wie Zeitungspapier zu fressen. Auch Stressfaktoren sind in Einzelfällen für eine Abmagerung verantwortlich.

Eine **Abmagerung bei verminderter Futteraufnahme** kann ebenfalls durch eine Vielzahl von Erkrankungen hervorgerufen werden. Jede Krankheit, die mit gestörtem Allgemeinbefinden und vermindertem Appetit einhergeht, kann zu Gewichtsverlusten führen, so dass einer gründlichen klinischen Allgemeinuntersuchung besondere Bedeutung zukommt. Zahnerkrankungen sind sicherlich die häufigste Ursache für eine Abmagerung, aber auch chronische Nephropathien und Herzerkrankungen spielen eine wichtige Rolle. Deutlich seltener sind dagegen chronische Infektionskrankheiten wie Leukose, Rodentiose und Tularämie zu beobachten.

2.15.3.1 Übersicht

Tab. 2.21 Wichtige Ursachen für Abmagerung bei erhaltener Futteraufnahme

Erkrankung	Bedeutung	siehe Seite	Bemerkungen, siehe auch Leitsymptom
Alterskachexie	+++	S. 238	ab 7-8 Jahren
Herzerkrankungen	+++	S. 234	❶, ❷, ❸
Hydrometra/Mukometra	++	S. 133	❻, ❾
Uterustumor	++	S. 133	❻, ❾
Diabetes mellitus	+	S. 237	❸, ⓫
Fütterungsbedingte Kachexie	+	S. 239	
Stressbedingte Kachexie	+	S. 238	
Parasitosen/chron. Enteritis	+	S. 237	❷, ❻

Tab. 2.22 Wichtige Ursachen für Abmagerung bei verminderter Futteraufnahme

Erkrankung	Bedeutung	siehe Seite	siehe auch Leitsymptom
Zahn-/Kiefererkrankung	+++	S. 231	❷, ❹, ⓮
Chronische Niereninsuffizienz	++	S. 236	❻, ⓫, ⓬
Herzerkrankung	++	S. 234	❶, ❷, ❸
Leukose	+	S. 239	❺
Tularämie	(+)	S. 240	
Rodentiose	(+)	S. 240	

2.15.3.2 Diagnostischer Leitfaden: **Abmagerung**

Anamnese und klinische Untersuchung

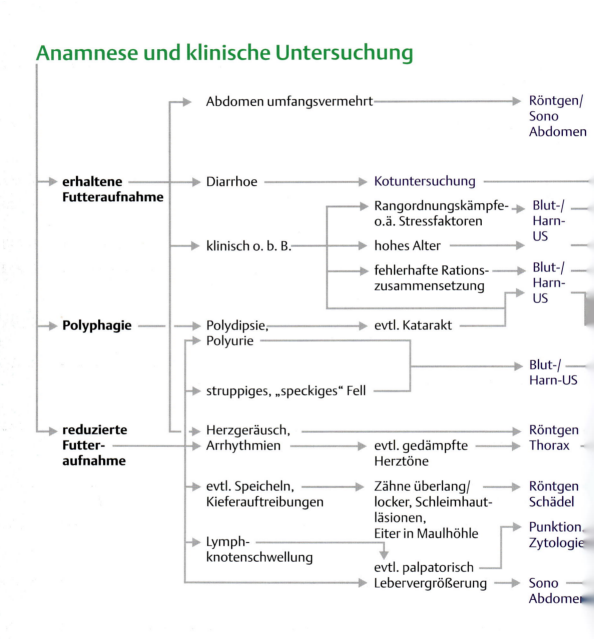

2.15 Abmagerung

→ flüssigkeitsgefüllte Metraschlingen		→ Hydro-, Muko-, Hämometra →	S.131 ff
→ rundl. Verschattung im mittleren bis kaudalen Abdomen		→ Uterustumor →	S. 133
→ Hefen/Bakterien/ Parasiten		→ chronische Enteritis →	S. 237, ❷
	o. b. B. →	stressbedingte Abmagerung →	S. 238
	o. b. B. →	altersbedingte Abmagerung →	S. 238
	o. b. B. →	fütterungsbedingte Abmagerung →	S. 239
	Glykosurie, Hyperglykämie →	Diabetes mellitus →	S. 237
→ Nierenwerte ↑, K ↑, Na ↓, evtl. Glukosurie etc.		→ chronische Niereninsuffizienz →	S. 236
→ Kardiomegalie, Hepatomegalie, Gefäßstauung	evtl. → EKG, Sono → Lungen- ödem	Herz- erkrankung →	S. 234
→ evtl. Zahnprobleme, Osteomyelitis Kiefer		→ Zahn-/Kiefererkrankung →	S. 231
→ unreifes, polymorphes Zellbild		→ Leukose →	S. 239
→ unregelmäßige Leberstruktur, evtl. mit echoreicheren Bezirken, evtl. Milz betroffen	evtl. Fieber- schübe →	Rodentiose →	Pathologie mit Erreger- isolierung → S. 240
		Tularämie →	S. 240
→ Lebergefäße dilatiert, Gewebe hyperechogen		→ Herzerkrankung? →	S. 234

Besonderes Augenmerk bei der Anamnese

Futteraufnahmeverhalten: Zunächst muss geklärt werden, ob das Kaninchen noch frisst oder ob die Futteraufnahme eingeschränkt ist. In diesem Zusammenhang ist es wichtig zu erfahren, ob bestimmte Futtermittel selektiert werden. So fressen die Tiere bei Zahnerkrankungen (S. 231) vorwiegend weiches Futter. Eine Polyphagie kann Hinweise auf eine diabetische Erkrankung (S. 237) geben. Informationen des Patientenbesitzers über das Fressverhalten seines Tieres sollten stets exakt hinterfragt und müssen kritisch betrachtet werden. Allzu oft werden die Kaninchen als klassische „Käfigtiere" nicht ausreichend beobachtet. Die Problematik ist umso größer, wenn mehrere Tiere in einem Käfig gehalten werden.

Auch sollte die exakte **Rationszusammensetzung** festgestellt werden. Sie kann Auskunft über fütterungsbedingte Gewichtsverluste (S. 239) geben sowie über Fütterungsfehler, die zu chronischen Durchfallerkrankungen (S. 237) führen.

Alter und Geschlecht: Raumfordernde Gebärmuttererkrankungen (S. 133) kommen vorzugsweise ab einem Alter von 4–5 Jahren vor. Mit einer senilen Kachexie (S. 238) ist frühestens ab einem Alter von etwa 7–8 Jahren zu rechnen. Chronische Niereninsuffizienzen (S. 236) werden überwiegend durch Infektionen mit *Encephalitozoon cuniculi* (S. 147) hervorgerufen und treten in diesen Fällen meist ab einem Alter von 4-5 Jahren auf.

Haltungsbedingungen: Infektionskrankheiten wie die Rodentiose (S. 240) oder die Tularämie (S. 240) werden fast ausschließlich durch Kontakt mit Wildkaninchen, frei lebenden Wildnagern oder Vögeln auf Kaninchen übertragen. Die Haltungsbedingungen können zudem Auskunft darüber geben, ob das Tier Stresssituationen (S. 238) ausgesetzt ist.

Allgemeinbefinden und Mobilität: Bei Patienten, die aufgrund einer Herzerkrankung (S. 234) Gewichtsverluste aufweisen, ist oftmals ein sich langsam reduzierender Bewegungsdrang zu verzeichnen. Besonders auffällig ist eine verminderte Mobilität bei Jungtieren. Bei chronischen Nephropathien (S. 236) weisen die Kaninchen in der Regel ein deutlich reduziertes Allgemeinbefinden auf, ebenso wie in fortgeschrittenen Fällen einer Leukose (S. 239). Kaninchen mit Zahnerkrankungen (S. 231) zeigen, solange noch regelmäßig eingeschränkte Mengen an Futter aufgenommen werden, meist ein gutes Allgemeinbefinden.

Hypersexuelles Verhalten kann Hinweise auf eine mögliche Gebärmuttererkrankung (S. 125 ff) liefern.

Besonderes Augenmerk bei der klinischen Untersuchung

Da prinzipiell alle Erkrankungen, die mit Inappetenz bzw. eingeschränkter Futteraufnahme einhergehen, auch zu Abmagerung führen, sollte bei diesem Leitsymptom stets eine ausführliche und gründliche klinische Untersuchung durchgeführt werden, die alle Organsysteme berücksichtigt.

Besteht eine Erkrankung der Zähne und des Kiefers?

Da Zahnerkrankungen (S. 231) eine wichtige ursächliche Rolle spielen können, muss gezielt nach Anzeichen solcher Erkrankungen gesucht werden.

Die **Maulhöhle** ist besonders sorgfältig zu inspizieren. Es wird nach Zahnfehlstellungen (Abkippen der Zähne, Stufengebiss), Spitzen- und Kantenbildung, Lockerung der Zähne, Vereiterungen und Schleimhautläsionen gesucht. **Eitriger Augen- und/oder Nasenausfluss** (oft einseitig im Rahmen einer Dacryocystitis, S. 56) kann ebenfalls einen Hinweis auf eine Zahnerkrankung liefern, auch wenn sich bei der Inspektion der Maulhöhle keine abweichenden Befunde ergeben.

Bei der **Palpation des Kiefers** wird auf knöcherne Auftreibungen (❹) geachtet, die Hinweise auf apikales Zahnwachstum geben.

Liegen Anzeichen für Verdauungsstörungen vor?

Bereits Kotverschmutzungen der Anogenitalregion können Anzeichen für Verdauungsstörungen sein. Auch lassen sich oft verstärkte Verdauungsgeräusche vernehmen (❷, ❼).

Es ist zu beachten, dass Verdauungsstörungen der Auslöser einer Abmagerung sein können, jedoch auch sekundär bei verändertem Fressverhalten auftreten.

Sind Veränderungen im Abdomen zu finden?

Ein umfangsvermehrtes Abdomen (❺, ❻) bei gleichzeitiger Abmagerung deutet auf raumfordernde Prozesse hin, die die Futteraufnahmekapazität einschränken. Durch sorgfältige Palpation können einerseits Größenzunahmen der Gebärmutter (S. 125 ff) oder anderer Organe erkannt werden, andererseits sind Gasansammlungen im Darmlumen sowie Darmwandverdickungen zu diagnostizieren, wie sie häufig bei chronischen Verdauungsstörungen (❷) zu finden sind. Bei chronischen Infektionserkrankungen wie Leukose (S. 239), der Tularämie (S. 240) und Rodentiose (S. 240) fällt bei der Abdomenpalpation unter Umständen eine Vergrößerung der Leber auf.

Bestehen Anzeichen einer Herzerkrankung?

Die Auskultation des Herzens muss besonders sorgfältig erfolgen. Bei kardial bedingten Gewichtsverlusten sind oftmals deutliche Herzgeräusche oder auch Arrhythmien wahrzunehmen.

Sind Augenveränderungen zu finden?

Es sollten in jedem Fall die **Augen** betrachtet werden, da bei Diabetes-Erkrankungen (S. 237) häufig Katarakte (❸) entstehen.

Diagnosesicherung durch weiterführende Untersuchungen

Können bei der klinischen Allgemeinuntersuchung keine auffälligen Befunde erhoben werden, sind im Falle einer erhaltenen bzw. gesteigerten Futteraufnahme zunächst **Harn- und Blutuntersuchungen** (s. Kap. 3) durchzuführen, um eine diabetische Erkrankung (S. 237) ausschließen zu können. Blutuntersuchungen dienen weiterhin der Diagnose von Leber- und Nierenerkrankungen (S. 249).
Liegen Zahnveränderungen vor oder ist aus der Anamnese ersichtlich, dass der Kauvorgang gestört zu sein scheint, sollten unbedingt **Röntgenaufnahmen des Schädels** in zwei Ebenen angefertigt werden. Auch Kaninchen, deren Zähne unauffällig erscheinen, können dennoch Zahn- oder Kiefererkrankungen (S. 231) haben, die erst röntgenologisch sichtbar werden.
Bei abdominalen Palpationsbefunden wird eine **Röntgen- oder Ultraschalluntersuchung des Abdomens** angeschlossen. Sie dient besonders der Diagnose von raumfordernden Gebärmuttererkrankungen (S. 125 f).
Röntgenaufnahmen des Thorax werden bei veränderten Auskultationsbefunden von Herz und/oder Lunge erforderlich. Ergeben sich auch hier abweichende Befunde, so werden weitere Untersuchungen wie **EKG** und **Echokardiografie** angeschlossen.
Geht aus der Anamnese hervor, dass das Kaninchen gelegentlich Durchfall (❷) hat oder ist die Anogenitalregion kotverklebt, sollten **Kotuntersuchungen** (s. Kap. 3) eingeleitet werden. Es empfiehlt sich zunächst die Betrachtung eines Nativpräparats, gefolgt von einer parasitologischen Untersuchung mittels Flotationsmethode. Erbringen diese Verfahren keine Befunde, kann eine mikrobiologische Kotuntersuchung Hinweise auf bakterielle Infektionserreger liefern.
Bei Lymphknoten- oder Leberveränderungen kann die **Punktion** des Organs mit anschließender **zytologischer Untersuchung** (s. Kap. 3) ein wertvolles Hilfsmittel darstellen.

2.15.3.3 Erkrankungen

Zahn- und Kiefererkrankungen

Häufigste Ursache für Gewichtsverluste bei verminderter Futteraufnahme; meist multifaktorielle Genese.

Ätiologie & Pathogenese

Alle Zähne des Kaninchens wachsen lebenslang und werden während des Kauvorgangs abgerieben. Sind Fehlstellungen vorhanden, erfolgt der Abrieb nur unvollständig und es entstehen Kanten und Spitzen (Abb. 2.17, S. 37), die die Schleimhäute von Backe und Zunge verletzen und in sie einwachsen können. Durch Fehlstellungen verändern sich zudem die Druckverhältnisse, denen die Zähne ausgesetzt sind. Es besteht die Gefahr, dass sie sich in den Alveolen lockern, so dass Keime eindringen und Infektionen verursachen können. Zudem wird ein apikales Zahnwachstum gefördert, so dass die Zähne den Kieferrand durchbrechen. Es entstehen letztlich Entzündungen des Kieferknochens mit Abszessbildung (S. 69, ❹).
Es gibt verschiedene **Ursachen** für Zahnfehlstellungen, die oftmals in Kombination auftreten:
- Bei vielen Kaninchen sind sie **genetisch** bedingt und führen dann oft schon in geringem Alter zu Erkrankungen. Besonders eine Brachygnathia superior (Abb. 2.130) sowie ein Treppengebiss lassen sich schon bei Jungtieren diagnostizieren.
- Bei älteren Kaninchen führt eine **Bindegewebsschwäche** zu Verschiebungen der Zähne, meist dahingehend, dass sie seitlich abkippen. Die Zähne des Oberkiefers neigen sich dabei in der Regel in Richtung der Backenschleimhaut, die des Unterkiefers zungenwärts.
- Zahnprobleme können jedoch auch durch **Kalziumdefizite in der Futterration** ausgelöst werden.

2.15 Abmagerung

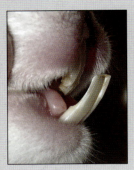

Abb. 2.130 Brachygnathia superior.

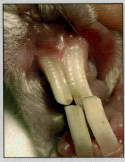

Abb. 2.131 Querrillenbildung an den Incisivi des Oberkiefers bei alimentärer Osteodystrophie.

Ursachen für Zahnerkrankungen:
- vererbte Anomalien von Zähnen und Kiefer
- altersbedingte Fehlstellungen
- Fütterungsfehler
  - Kalziummangel
  - Rohfasermangel
- Traumata
- Zahnverlust
- Erkrankungen, die zu Inappetenz führen

Es bildet sich eine sekundäre alimentäre Osteodystrophie (S. 203) aus, die schnell zu verminderter Zahnqualität führt. Die Zähne haben eine gräulich-braune Farbe und wirken zum Teil fast glasig. Sie verlieren ihre Festigkeit und splittern schnell. An den Incisivi wird eine Querrillenbildung sichtbar (Abb. 2.131). Solche Tiere erhalten als Hauptfutter meist kommerzielle Mischfuttermittel, aus denen die mineralstoffsubstituierten Pellets verschmäht werden. Angebotene Frischfuttermittel sind entweder kalziumarm (z. B. Salat, Gurke, Apfel, Möhre) oder haben ein besonders ungünstiges Kalzium-Phosphor-Verhältnis (z. B. Tomate, Banane).
- **Mangel an strukturierter Rohfaser** in der Futterration hat zur Folge, dass die Kauaktivität nicht ausreicht, um einen genügenden Zahnabrieb zu gewährleisten. Dies ist besonders bei Tieren der Fall, die kein oder kaum Heu erhalten (❷, ❹).
- Zahnfehlstellungen können auch **traumatisch** bedingt sein. Durch permanentes Einhängen der Incisivi und Rütteln am Käfiggitter entsteht ein Spangeneffekt, der Fehlstellungen der Schneidezähne zur Folge haben kann. Seltener werden die Alveolen der Incisivi durch Stürze geschädigt.
- Durch **Verlust einzelner Zähne** vermindert sich der Abrieb des entsprechenden Antagonisten. Dieses Phänomen spielt v.a. im Bereich der Schneidezähne eine Rolle. Der Verlust einzelner Backenzähne kann dagegen in der Regel ausgeglichen werden, da das Kiefergelenk des Kaninchens als Schlittengelenk ausgebildet ist und ausladende Mahlbewegungen zulässt.
- Nicht zuletzt können alle **Erkrankungen, die mit Inappetenz einhergehen,** zu vermindertem Zahnabrieb und damit zu Überwachstum führen.

Klinik

Erstes Anzeichen einer Zahnerkrankung ist oftmals leichter intermittierender Durchfall, da durch verändertes Kauverhalten die Nahrung nur unzureichend zermahlen wird (❷). Bezüglich des Fressverhaltens reagieren Kaninchen sehr unterschiedlich. Während sich bei manchen Tieren Probleme dadurch ankündigen, dass sie nach und nach einzelne Futtermittel (v.a. harte) verschmähen, stellen andere das Fressen von einem Tag auf den anderen völlig ein. Manche verweigern das Futter bereits wenn kleine Zahnkanten ausgebildet sind, andere fressen noch gut, obwohl bereits Zahnspitzen in die Backen- oder Zungenschleimhaut eingewachsen sind. Das Allgemeinbefinden ist zunächst noch völlig unbeeinträchtigt. Bei Inappetenz entstehen jedoch sehr schnell Verdauungsstörungen, besonders Tympanien, die dann zu Bauchschmerzen (❺, ❻) und zu einer Verschlechterung des Zustandes führen.

Diagnose

Bei jeder Inappetenz muss die Maulhöhle gründlich inspiziert werden. Dazu ist es in der Regel erforderlich, das Maul mit Maul- und Wangenspreizer zu öffnen. Es wird auf Fehlstellungen, Überlänge sowie Kanten- und Spitzenbildung der Zähne geachtet. Jeder Zahn wird auf Lockerungen überprüft. Es ist weiterhin auf Verletzungen und Entzündungen der Schleimhäute sowie auf Eiteransammlungen zu achten.

Sind Zähne gelockert oder befindet sich Eiter in der Maulhöhle, müssen Röntgenaufnahmen des Schädels in zwei Ebenen angefertigt werden!

Nur so können entzündliche Erkrankungen des Kiefers und Zahngranulome erkannt werden (Abb. 2.132, Abb. 2.133).

Therapie

Die Zahnkorrektur erfolgt in der Regel am unsedierten Kaninchen. Eine Narkose kann aber bei sehr panischen Tieren erforderlich sein oder bei Patienten, die besonders fest auf den Maulspreizer beißen und sich dadurch Verletzungen zuziehen. Lange Spitzen oder überlange Zähne werden mit einer Korrekturzange gekürzt, Kanten mit einer

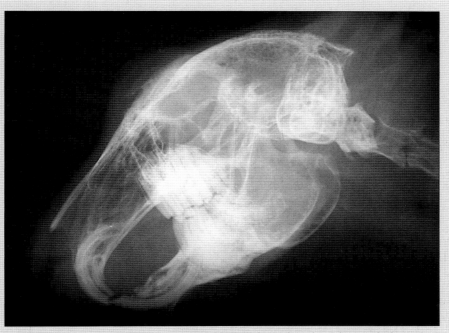

Abb. 2.132 Apikales Wachstum und Granulombildung an den Backenzähnen des Unterkiefers.

Abb. 2.133 Apikales Wachstum und Granulombildung an allen Backenzähnen. Die Molaren des Oberkiefers wachsen nach kranial. Die Incisivi stehen aufeinander (Zangengebiss).

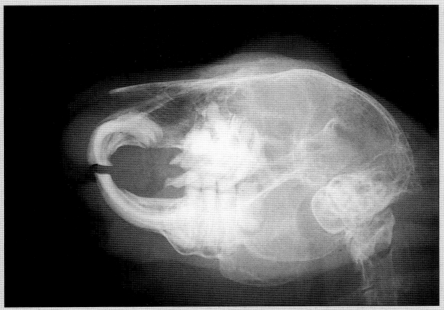

Raspel geglättet (Abb. 2.134a). Das Kürzen der Incisivi sollte möglichst mit einer Trennscheibe erfolgen (Abb. 2.134b). Zangen – auch die eigens für diesen Zweck konzipierten – führen häufig zum Splittern der Zähne, besonders wenn die Zahnqualität herabgesetzt ist.

Lockere Zähne und Zähne mit Granulomen müssen in Allgemeinanästhesie extrahiert werden, damit sich aus ihnen keine Kieferabszesse entwickeln (④). Bestehen Anzeichen einer Osteomyelitis (S. 69), ist das Tier außerdem systemisch mit einem Antibiotikum und einem Analgetikum zu versorgen. Dies gilt auch, wenn bei der Untersuchung der Maulhöhle infizierte Schleimhautverletzungen sichtbar werden. Diese können zusätzlich mit einem desinfizierenden Mundspray (z. B. Frubilurgyl® 83, Hexoral® 87) lokal behandelt werden (S. 69, ④).

Prognose
Bei Kaninchen, die einmal mit Zahnproblemen vorstellig wurden, ist damit zu rechnen, dass diese wiederkehren. Die Besitzer sind darüber aufzuklären, dass regelmäßige Kontrolluntersuchungen sinnvoll sind und das Fressverhalten der Tiere besonders sorgfältig beobachtet werden muss.

Prophylaxe
Durch vermehrte Fütterung von Futter mit hohem Rohfaseranteil (z. B. Heu, Gräser, Löwenzahn, Kräuter, Möhrengrün) können die Intervalle zwischen Zahnkorrekturen oft verlängert werden. Bei Kaninchen mit osteodystrophischen Zahnveränderungen muss der Kalziumanteil der Ration erhöht werden (z. B. durch Kohlrabiblätter, Kräuter, Broccoli, Luzerneprodukte, pelletiertes Kaninchenfutter, S. 203). Dabei ist gleichzeitig auf ausreichende Flüssigkeitszufuhr zu achten, um einer Entstehung von Konkrementen in den Harnwegen vorzubeugen (⑩).

Herzerkrankungen
Relativ häufig vorkommende, kongenital, alters- oder infektiös bedingte Erkrankungen.

Ätiologie
Bei Kaninchen können besonders oft Insuffizienzen der Atrioventrikularklappen und dilatative Kardiomyopathien diagnostiziert werden. Die genauen Ursachen für diese Veränderungen sind bisher unklar. Da Erkrankungsfälle gelegentlich bei Jungtieren diagnostiziert werden, ist davon auszugehen, dass es sich bei diesen Tieren um kongeni-

Abb. 2.134
a Zahnbesteck zur Korrektur von Backenzähnen: Wangenspreizer (**1**), Maulspreizer (**2**), Zahnraspeln (**3**) und Korrekturzange (**4**).
b Mikromotor mit Trennscheibe zur Korrektur von Schneidezähnen.

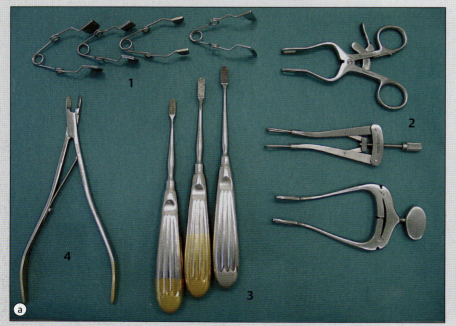
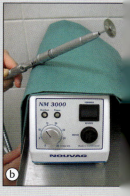

tale Veränderungen handelt. Auch bei älteren Kaninchen werden häufig Herzinsuffizienzen beobachtet, die vermutlich, wie auch bei anderen Tierarten, auf eine „Materialermüdung" zurückzuführen sind. Es wird außerdem vermutet, dass im Rahmen von Infektionen (z. B. Kaninchenschnupfen, S. 17) Erreger die Herzklappen besiedeln können. Entzündliche, später narbige Veränderungen sind die Folge, so dass es zu Schlussdefekten kommt.

Klinik

Die Symptome einer Herzerkrankung sind meist unspezifisch. Bei erhaltener oder reduzierter Futteraufnahme magern die Kaninchen ab. Die Kondition kann reduziert sein. Erkrankte Jungtiere fallen besonders dadurch auf, dass sie im Gegensatz zu gleichaltrigen Artgenossen weniger bewegungsfreudig sind (kein ausgelassenes Umhertoben und Hakenschlagen).

Anfallsgeschehen durch tachykarde Arrhythmien werden relativ häufig beobachtet.

Zur Klinik der durch Herzerkrankungen ausgelösten Anfälle siehe S. 187. „Herzhusten" kommt gelegentlich vor, ist aber nicht als klassisches Symptom einer kardialen Erkrankung des Kaninchens zu erwarten. Dyspnoe, Ataxien und Paresen sind als Anzeichen einer dekompensierten Herzinsuffizienz zu bewerten (❶, ❷).

Diagnose

Um eine gezielte Therapie durchführen zu können, ist eine gründliche kardiologische Untersuchung Voraussetzung. Bei der Auskultation lassen sich oftmals schon Herzgeräusche wahrnehmen, die Anlass für weiterführende Untersuchungen sein sollten. Die Herztöne können beim Kaninchen durch die Atmung überlagert und dann schlecht beurteilbar sein. Durch leichten Druck auf die Nase oder den Kehlkopf lässt sich die Atmung jedoch kurzzeitig stoppen, so dass eine Beurteilung der Herzaktivität erleichtert wird. Neben Herzgeräuschen lassen sich bei der Auskultation bereits Arrhythmien erkennen sowie eine Dämpfung der Herztöne bei Thoraxergüssen oder feuchte Atemgeräusche bei einem Lungenödem. Eine sich anschließende röntgenologische Untersuchung muss stets in zwei Ebenen durchgeführt werden. Die Vorderbeine müssen dabei so weit vorgezogen werden, dass sie die Thoraxstrukturen nicht überlagern. Auf den Aufnahmen werden dann die Größe des Herzens, die Abgrenzbarkeit des Herzschattens, der Füllungszustand der Gefäße (v. a. der V. cava caudalis) sowie die Lungenstruktur beurteilt.

Oft findet sich röntgenologisch ein vergrößerter Herzschatten; die Herzkontur ist meist nicht klar begrenzt. Weitere Befunde können Stauungserscheinungen der Gefäße und eine Hepatomegalie (als Anzeichen einer Leberstauung) sein (Abb. 2.135).

Eine exakte Diagnose der Herzerkrankung wird dann in der Regel durch die Echokardiografie gestellt. EKG-Untersuchungen sind besonders bei Tieren mit schleichenden Gewichtsverlusten anzuraten, da solche Patienten oftmals unter tachykarden Arrhythmien leiden; die Ultraschalluntersuchung dieser Tiere bringt oft keine gravierenden Befunde.

Therapie

Ein therapeutisches Eingreifen ist unbedingt bei allen Herzerkrankungen erforderlich, die bereits zu einer klinischen Symptomatik führen, z. B. zu Abmagerung, verminderter Kondition oder Anfallsgeschehen. Bestehen noch keine klinischen Anzeichen, ist anhand der Ergebnisse der kardiologischen Untersuchung abzuwägen, ob eine Behandlung bereits sinnvoll erscheint. Bei diesen Überlegungen ist zu bedenken, dass Herzerkrankungen nicht geheilt, sondern die Herztätigkeit durch Medikamente lediglich unterstützt werden kann, so dass ein schnelleres Fortschreiten der Veränderungen unterbunden und dadurch der Zustand des Patienten stabil gehalten werden kann. Ein frühzeitiges Eingreifen erscheint daher sinnvoll.

Bei Beginn jeder Behandlung muss der Patientenbesitzer darüber aufgeklärt werden, dass es sich um eine lebenslange Therapie handelt, die nicht

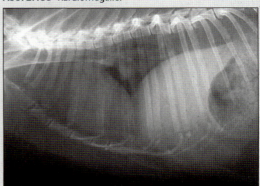

Abb. 2.135 Kardiomegalie.

unterbrochen werden darf. Auch werden regelmäßige Kontrollen (zumindest einmal jährlich) erforderlich, um die Medikation ggf. veränderten Verhältnissen anpassen zu können.

Wird bei Kaninchen eine dilatative Kardiomyopathie (Verkürzungsfraktion < 35 %) diagnostiziert, so ist eine Digitalisierung des Patienten vorzunehmen. Dabei hat sich der Einsatz des flüssigen Humanpräparats Lenoxin® liquidum [43] bewährt, da es exakter zu dosieren ist als Medikamente in Tablettenform. Tabletten müssen zudem vor der Anwendung zerkleinert und aufgelöst werden, was für den Besitzer einen Mehraufwand bedeutet.

Auch bei tachykarden Arrhythmien, die zu Anfallsgeschehen führen, ist eine Digitalisierung angezeigt.

Bei Insuffizienzen der Atrioventrikularklappen kommen ACE-Hemmer zum Einsatz. Es hat sich bewährt, diese Präparate zunächst über 3–4 Tage in halber Dosierung einzusetzen, da sie eine deutliche blutdrucksenkende Wirkung besitzen, was sich bei ohnehin bereits matten Tieren weiter nachteilig auswirken kann.

Bei Patienten mit Lungenödem oder Thoraxerguss werden Diuretika eingesetzt. Der alleinige Einsatz von Furosemid bringt bei Herzerkrankungen des Kaninchens jedoch meist keine zufrieden stellenden Erfolge. Gleichzeitig erfolgt daher, je nach Herzveränderung, die Gabe eines ACE-Hemmers bzw. Digitalispräparats. Haben diese Medikamente ausreichende Wirkspiegel im Blut erreicht, kann das Diuretikum oftmals abgesetzt oder zumindest deutlich niedriger dosiert werden. Voraussetzung beim Einsatz von Furosemid ist eine ausreichende Flüssigkeitszufuhr bei den oft inappetenten Tieren, um eine Exsikkose zu verhindern.

Kann keine vollständige kardiologische Untersuchung durchgeführt werden, sollten niemals auf Verdacht hin Digitalispräparate appliziert werden. In solchen Fällen ist dem Einsatz von ACE-Hemmern der Vorzug zu geben.

Bei Kaninchen einsetzbare Herzmedikamente:
- Diuretika
  - Furosemid [46], 1–2 x tägl. 1–5 mg/kg s.c., p.o.
- ACE-Hemmer
  - Enalapril [44], 1 x tägl. 0,5–1 mg/kg p.o.
  - Ramipril [51], 1 x tägl. 0,125 mg/kg p.o.
  - Imidaprilhydrochlorid [47], 1 x tägl. 0,125–0,25 mg/kg p.o.
- Herzglykoside
  - Metildigoxin [49], 1 x tägl. 0,005–0,01 mg/kg p.o.
  - Digoxin [43], 1 x tägl. 0,005–0,01 mg/kg p.o.

Chronische Niereninsuffizienz

Infektiös, tumorös oder durch Konkremente bedingte Erkrankung.

Ätiologie

Die Erkrankung wird meistens durch Infektionen mit *Encephalitozoon cuniculi* hervorgerufen, die zu einer chronischen interstitiellen Nephritis führen. Als weitere Ursachen sind beidseitige Nephrolithiasis sowie andere chronische bakterielle Nephritiden zu nennen. In sehr seltenen Fällen werden chronische Niereninsuffizienzen auch durch tumoröse Entartung der Nieren verursacht (Leukose, S. 239).

Während Encephalitozoon-Nephropathien meist erst ab einem Alter von 4–5 Jahren beobachtet werden, treten die anderen Veränderungen altersunabhängig auf.

Klinik

Die erkrankten Kaninchen weisen in der Regel ein reduziertes Allgemeinbefinden auf, fressen schlecht und magern ab. Das Fell wirkt struppig, stumpf und ungepflegt. Meist lassen sich Exsikkosen unterschiedlichen Grades nachweisen. Polyurie und Polydipsie ([11]) können vorkommen, sind jedoch nicht als pathognomonische Symptome anzusehen. Tiere mit Nephrolithiasis haben gelegentlich kolikartige Bauchschmerzen, wenn sich Konkremente aus dem Nierenbecken lösen und in den Ureter gelangen ([6]). Die Nieren können palpatorisch schmerzhaft sein, ebenso wie bei bakterieller Nephritis. Spontanfrakturen durch sekundäre renale Osteodystrophie (S. 203) sind möglich.

Diagnose

Wichtigstes diagnostisches Hilfsmittel ist die Blutuntersuchung, die eine Erhöhung der Nierenwerte ergibt. Bei fortgeschrittener Insuffizienz lassen sich zudem renale Anämien und Elektrolytverschiebungen nachweisen.

Eine Harnuntersuchung kann ebenfalls wertvolle Hinweise liefern. Der Urin erkrankter Tiere ist, bedingt durch reduzierte Kalziumresorption aus dem Darm, oft makroskopisch klar. Er kann Blutanteile, Epithelien und Leukozyten enthalten.

Durch röntgenologische und/oder sonografische Untersuchung des Abdomens können die Nierenstruktur beurteilt und Differentialdiagnosen ausgeschlossen werden. Auch die Knochenstruktur sollte anhand von Röntgenaufnahmen beurteilt werden. Serologische Untersuchungen auf Antikörper gegen *Encephalitozoon cuniculi* helfen bei der Abklärung der Ursache, ebenso wie mikrobiologische Harnuntersuchungen.

Therapie

Therapieversuche bei chronischer Niereninsuffizienz sind immer als fraglich anzusehen. Bestehen Blutbildveränderungen im Sinne einer Anämie sowie Störungen des Knochenstoffwechsels, sollten die Tiere in jedem Fall euthanasiert werden. In anderen Fällen kann eine Infusionsbehandlung versucht werden, die allerdings meist nur eine vorübergehende Stabilisierung des Zustandes bringt. Zur Therapie und Prophylaxe siehe S. 147, ❿.

Chronische Enteritis

Häufig vorkommende, aber nur selten zu Abmagerung führende Erkrankung.

Ätiologie & Pathogenese

Chronische Entzündungen des Verdauungstrakts können einerseits zu einer Schädigung der Darmschleimhaut, andererseits zu einer Störung der physiologischen Mikroflora führen. Beide Faktoren haben eine verminderte Absorption von Nährstoffen zur Folge. Ursächlich kommen v.a. Zahnerkrankungen und Fütterungsfehler, aber gelegentlich auch bakterielle Infektionen und Parasitosen in Frage (❷).

Zahnerkrankungen (Kantenbildung, Stufengebiss) führen dazu, dass die Tiere ihr Futter nur unzureichend kauen. Dies hat Fehlgärungsprozesse im Magen-Darm-Kanal zur Folge, so dass die physiologische Darmflora geschädigt wird und sich pathogene Bakterien und Hefepilze vermehren können. Den gleichen Effekt haben Fütterungsfehler (S. 38), wobei besonders plötzliche Futterumstellungen sowie ein übermäßiger Gehalt an Kohlenhydraten (Getreide und Getreideprodukte: Körner, Haferflocken, Brot, Knabberstangen) zu Änderungen des Darmmilieus führen. Als Parasitosen, die zu chronischen Darmerkrankungen führen, sind vorrangig die Kokzidiose (S. 41) und der Oxyurenbefall (S. 42) (*Passalurus ambiguus*) zu nennen.

Klinik

Die Tiere leiden unter (meist intermittierenden) Durchfällen und haben eine kotverschmierte Anogenitalregion. Evtl. sind durch Fehlgärungen hervorgerufene, vermehrte Gasansammlungen im Darm vorhanden (Abb. 2.49 ff, S. 94); die Darmwände können palpatorisch verdickt sein (❻). Auskultatorisch sind oft verstärkte Verdauungsgeräusche wahrzunehmen.

Diagnose

Der wichtigste Schritt zur Behebung einer chronischen Enteritis ist eine gründliche Diagnostik, die neben Kotuntersuchungen (nativ, parasitologisch, mikrobiologisch) auch eine besonders sorgfältige Untersuchung des Zahnapparats und eine detaillierte Fütterungsanamnese beinhaltet (❷).

Therapie

Die Behandlung chronischer Darmerkrankungen ist meist langwierig. Es gilt nicht nur, die primäre Ursache auszuschalten, sondern auch, die geschädigte Darmflora wieder aufzubauen. Physiologische Mikroorganismen müssen über Kotsuspensionen (S. 45) oder kommerzielle Probiotika ³⁷ zugeführt werden. Außerdem ist die Fütterung zu optimieren (❷).

Diabetes mellitus

Durch Störungen der Insulinsekretion hervorgerufene Erkrankung.

Ätiologie & Pathogenese

Der Diabetes mellitus des Kaninchens ähnelt dem insulin-unabhängigen Diabetes des Menschen. Bei reduzierter, erhaltener oder gesteigerter Insulinproduktion liegen Störungen des Sekretionsmechanismus vor, so dass ein relativer Insulinmangel entsteht.

Klinik

Beim Diabetes mellitus ist in der Regel die Futteraufnahme nicht nur erhalten, sondern es besteht eine Polyphagie. Die Tiere haben Heißhunger und fressen alles was ihnen angeboten wird, auch Futtermittel, die sie früher verschmäht haben. Oft wird sogar Einstreumaterial oder im Käfig ausgelegtes Zeitungspapier gefressen, um den ständigen Hunger zu stillen. Dennoch nehmen die Kaninchen kontinuierlich ab. Daneben sind Polydipsie, Polyurie und Katarakte zu beobachten (⓫, ❸). Kommt es in fortgeschrittenem Stadium zu Stoffwechselentgleisungen, zeigen die Tiere Apathie, Inappetenz und Exsikkose (⑯).

Diagnose

Bei der Harnuntersuchung fällt eine deutliche Glukosurie auf. Blutuntersuchungen ergeben wiederholt Glukosewerte über 400–500 mg/dl. Gleichzeitig müssen die Leber- und Nierenwerte der Patienten überprüft werden, da es im Verlauf einer diabetischen Erkrankung zu Hepato- und Nephropathien kommen kann.

Stressbedingte Hyperglykämien, bei denen Blutzuckerwerte von bis zu 400 mg/dl erreicht werden können, dürfen nicht mit einer Diabetes-Erkrankung verwechselt werden!

Therapie & Prognose

Vor Beginn einer Therapie muss die Diagnose durch wiederholte Blutzuckeruntersuchungen abgesichert werden. Die Behandlung ist nur möglich, wenn der Tierhalter täglich das Insulin verabreichen kann.

Die Prognose für das Tier ist als günstig zu beurteilen, sofern das Allgemeinbefinden noch stabil ist. Durch konsequente Insulinsubstitution kann das Überleben der Patienten meist für einige Jahre gesichert werden. Die Prognose ist umso ungünstiger, je länger die Erkrankung besteht. Durch Leberzellverfettung, Nephropathien und eine ketotische Stoffwechsellage verschlechtert sich der Allgemeinzustand zunehmend und ein therapeutisches Eingreifen ist immer weniger Erfolg versprechend.

Zur Insulintherapie und Fütterung diabetischer Kaninchen siehe ⓫ (S. 157).

Altersbedingte Gewichtsabnahmen

Bei Tieren ab einem Alter von etwa 8 Jahren häufiger zu beobachten.

Ätiologie & Pathogenese

Trotz guter Futteraufnahme kommt es durch einen reduzierten Gesamtstoffwechsel, verminderte hormonelle Stimulation und beeinträchtigte Regenerationsprozesse zu einer generalisierten Atrophie, die sowohl die Muskulatur als auch das Skelett und die inneren Organe betrifft.

Klinik

Die Tiere weisen neben einer Gewichtsreduktion meist eine generalisierte Muskelatrophie auf. Alterskatarakte (S. 63) sind möglich. Die Mobilität ist oft eingeschränkt.

Diagnose

Die Diagnose ergibt sich aus der Altersanamnese und der klinischen Allgemeinuntersuchung, bei der keine auffälligen Befunde erhoben werden können. Blutuntersuchungen (s. Kap. 3) dienen in erster Linie dem Ausschluss von Leber- und Nierenerkrankungen (S. 83f., S. 137f.).

Therapie

Die Tiere sollten vermehrt Auslauf erhalten, um einer schneller fortschreitenden Muskelatrophie entgegenzuwirken. Auch die Futterration muss an die veränderten Verhältnisse angepasst werden. Futtermittel mit niedrigem Energiegehalt (z. B. Gurke, Tomate, Salate) sind gegen solche mit höherer Energiedichte (z. B. Apfel, Birne) auszutauschen. Pelletiertes Futter speziell für „Senioren" ist mittlerweile im Handel erhältlich und auf die Bedürfnisse des alternden Kaninchens recht gut abgestimmt.

Stressbedingte Gewichtsabnahmen

Durch verschiedenste, meist haltungsbedingte Faktoren verursacht.

Ätiologie

Stressfaktoren, die eine Abmagerung nach sich ziehen, können unterschiedlichster Art sein. Bei Gruppenhaltung von Kaninchen kann es beispielsweise vorkommen, dass rangniedrige Tiere gejagt und vom Futter ferngehalten werden. Bei der Außenhaltung in schlecht isolierten Stallungen entsteht im Winter Kältestress, der Gewichtsverluste nach sich zieht. Manche Häsinnen zeigen gehäuft Scheinträchtigkeiten (S. 121) mit Milchanbildung und ausgeprägtem Nestbauverhalten. In solchen Phasen fressen die Tiere oft sehr schlecht, haben aber einen hohen Energieverbrauch. Treten diese Situationen gehäuft auf, können sie erhebliche Gewichtsverluste zur Folge haben. Häsinnen, die mehrfach hintereinander geworfen haben, sind ebenfalls häufig abgemagert, besonders wenn sie während der Trächtigkeit und Laktation nicht adäquat gefüttert wurden.

Klinik

Mit Ausnahme der Abmagerung sind meist keine auffallenden klinischen Symptome zu diagnostizieren. Wird der Stress des Tieres durch Rangordnungskämpfe ausgelöst, finden sich möglicherweise Bissverletzungen. Schütteres Fell an Wamme, Flanken und seitlicher Brustwand deutet auf ausgeprägte Scheinträchtigkeiten (S. 214) mit Nestbauverhalten hin.

Diagnose

Eine Diagnose kann durch detailliertes Hinterfragen der Haltungsbedingungen und gezielten Ausschluss anderer Erkrankungen (klinische Untersuchung, Blutuntersuchung) erfolgen.

Therapie

Alle Stress induzierenden Faktoren müssen abgestellt und die Haltungsbedingungen optimiert werden.
Sind Rangordnungsprobleme der Auslöser, muss das Kaninchen – zusammen mit einem Partnertier, das keinen Anlass zu Streitigkeiten gibt – separiert werden. Hypersexuelle Häsinnen sollten kastriert werden (S. 125). Tiere, die aufgrund gehäufter Trächtigkeiten abgemagert sind, sind umgehend aus der Zucht zu nehmen.

Fütterungsbedingte Kachexie

Sehr selten; nur bei extrem schlechtem Fütterungsregime.

Ätiologie

Ernährungsfehler, die zur Gewichtsreduktion führen, sind in der Heimtierhaltung die Ausnahme. Kaninchen werden eher zu reichhaltig versorgt und neigen zu Adipositas.
Zu einer energetischen Unterversorgung kann es kommen, wenn die Tiere ausschließlich mit Heu minderwertiger Qualität gefüttert werden, lediglich ergänzt durch wenig gehaltvolles Frischfutter (z. B. Gurke, Tomate, Eisbergsalat).

Klinik & Diagnose

Tiere mit schlechtem Ernährungszustand weisen in der Regel auch eine Reduktion des Allgemeinbefindens auf. Sie sind weniger agil und schlafen vermehrt.
Die Probleme können anhand einer Fütterungsanamnese leicht erkannt und behoben werden. Andere Ursachen sollten in jedem Fall durch gründliche klinische Untersuchung sowie Blutuntersuchungen (s. Kap. 3) ausgeschlossen werden.

Therapie

Neben hochwertigem Heu muss den Kaninchen ein vielfältiges Angebot an Frischfutter angeboten werden: strukturiertes Grünfutter (z. B. Gras, Löwenzahn, Kräuter), Gemüse (z. B. Möhren, Broccoli, Chicorée, Paprika, Gurke, Tomate), Obst (z. B. Apfel, Birne, Banane), Salate (z. B. Endivie, Feldsalat, Ruccola, Radiccio). „Kraftfutter" ist bei ausgewogener Ernährung mit Frischfutter eigentlich nicht erforderlich, sollte bei sehr mageren Tieren jedoch zugefüttert werden. Hierbei sind pelletierte Futter Mischfuttermitteln vorzuziehen (s. Tab. 1.1, S. 3 und ❷).

Leukose

Virusinduzierte Erkrankung; selten vorkommend.

Ätiologie

Die Erkrankung wird vermutlich durch Retroviren hervorgerufen. Der Infektionsmodus ist noch nicht geklärt.

Klinik

Leukosen nehmen einen chronisch schleichenden Verlauf. Die Symptome sind zunächst meist unspezifisch. Die Tiere fressen schlecht und verlieren an Gewicht. Generalisierte Schwellungen der Körperlymphknoten können hinzutreten. Ebenso kann eine Vergrößerung von Leber, Milz und Darmlymphknoten sowie anderer innerer Organe (Nieren, Ovarien) gefunden werden (❻).

Diagnose

Zur Diagnosesicherung können oberflächliche Lymphknoten punktiert und die Punktate zytologisch untersucht werden. Auch Feinnadelbiopsien der Leber können wichtige Informationen liefern. Vergrößerungen und Strukturveränderungen der Organe sind mittels Ultraschall darzustellen. Bei leukämischen Verlaufsformen kann durch gefärbte Blutausstriche ein abweichendes Zellbild diagnostiziert werden.

Therapie

Eine Therapie der Leukose ist nicht möglich. Betroffene Kaninchen sollten euthanasiert werden (S. 20).

Pseudotuberkulose (Rodentiose, Nagerpest)

Bakterielle Infektionserkrankung; häufig bei Wildkaninchen, selten bei Heimtieren.

Ätiologie & Pathogenese

Die Pseudotuberkulose wird durch *Yersinia pseudotuberculosis* hervorgerufen. Die Erkrankung kann von frei lebenden Kleinnagern oder Vögeln auf Kaninchen übertragen werden, wobei auch eine Infektion mit kontaminiertem Wasser oder Futter möglich ist.

Yersinia pseudotuberculosis ist humanpathogen!

Klinik & Diagnose

Der klinische Verlauf ist äußerst unspezifisch; die Kaninchen magern fortschreitend ab und sterben an allgemeiner Entkräftung.
Die klinische Untersuchung verläuft oft ohne besonderen Befund. Die Leber kann allerdings palpatorisch vergrößert sein. Sonografisch sind echoreiche rundliche Bezirke verschiedener Größe nachweisbar. Ähnliche Veränderungen können sich auch in den Nieren und der Milz finden. Die Tiere haben unter Umständen rezidivierende Fieberschübe mit deutlichen Leukozytosen. Die Leberwerte sind, aufgrund des chronischen Verlaufs, unauffällig oder nur moderat erhöht. Eine eindeutige Diagnose lässt sich meist nur durch die pathologische Untersuchung stellen. Bei der Sektion sind verkäsend-verkalkende Herde in den verschiedenen Organen nachweisbar.

Therapie

Therapeutisch wird zwar eine Langzeitbehandlung mit Chloramphenicol [4] oder Tetrazyklinen [12], [14] empfohlen, bei begründetem Verdacht auf Rodentiose sollte jedoch eine Euthanasie (S. 20) des Tieres erwogen werden, da der Erreger auch humanpathogen ist (vor allem, wenn Kleinkinder oder immunsupprimierte Menschen Kontakt zum Tier haben). Zudem sind die Erreger in den abgekapselten Herden durch Antibiotika schlecht zu erreichen.

Therapie der Rodentiose:
- Sinn eines Therapieversuchs fraglich, da humanpathogen!
- Antibiotika
  - Chloramphenicol [4], 2 x tägl. 50 mg/kg p.o., s.c.
  - Oxytetrazyklin [12], 1 x tägl. 10–20 mg/kg s.c.
  - Tetrazyklin [14], 2 x tägl. 10–20 mg/kg s.c., p.o.

Tularämie

Bakterielle Infektion; bei Heimtierkaninchen selten vorkommend.

Ätiologie & Pathogenese

Die Tularämie wird durch Kontakt zu frei lebenden Kleinnagern sowie durch stechende Insekten übertragen. Der Erreger ist *Francisella tularensis*.

Francisella tularensis ist humanpathogen!

Klinik

Neben akuten Verlaufsformen, bei denen die Kaninchen unter septikämischen Erscheinungen verenden, kommen auch chronische Verläufe vor, die lediglich durch fortschreitende Abmagerung gekennzeichnet sind. Klinisch können evtl. Schwellungen von Leber und Milz auffallen.

Diagnose

Eine Diagnosesicherung ist nur durch pathologische Untersuchung und Erregerisolation möglich.

Therapie

Therapeutisch werden Tetrazykline [12], [14] oder Chloramphenicol [4] empfohlen. Allerdings ist *Francisella tularensis* auch humanpathogen, so dass bei Verdacht einer Infektion die Euthanasie (S. 20) des Tieres erwogen werden sollte (vor allem, wenn Kleinkinder oder immunsupprimierte Menschen Kontakt zum Tier haben).

Therapie der Tularämie:
- Sinn eines Therapieversuches fraglich, da humanpathogen!
- Antibiotika
  - Chloramphenicol [4], 2 x tägl. 50 mg/kg p.o., s.c.
  - Oxytetrazyklin [12], 1 x tägl. 10–20 mg/kg s.c.
  - Tetrazyklin [14], 2 x tägl. 10–20 mg/kg s.c., p.o.

2.16 Unspezifische Symptomatik

Die häufigsten unspezifischen Symptome sind Apathie und Inappetenz.

Maßnahmen nach erster Eingrenzung der Ursache:
1. Flüssigkeitssubstitution, 40–60 ml/kg i.v., s.c.
2. Vitaminsubstitution: besonders B-Vitamine
3. Analgetikum
   - Carprofen [91] (Rimadyl®), 5 mg/kg s.c.
   - Meloxicam [92] (Metacam®), 0,15 mg/kg s.c., p.o.
   - Metamizol [93] (Novalgin®), 10–20 mg/kg s.c.
4. Antibiotikum
   - Enrofloxacin [8] (Baytril®), 1 x tägl. 10 mg/kg s.c., p.o.
   - Chloramphenicol [4] (Chloromycetin® Palmitat), 2 x tägl. 50 mg/kg p.o.
   - Sulfadoxin/Trimethoprim [13] (Cotrim K-ratiopharm®), 2 x tägl. 40/8 mg/kg p.o.
5. Zwangsernährung

2.16.1 Allgemeines

Unspezifische Krankheitssymptome kommen bei Kaninchen häufig vor. Es sind oft die einzigen Anzeichen, die dem Besitzer eines Tieres auffallen. In solchen Fällen ist eine detaillierte klinische Untersuchung besonders wichtig, um weitere, spezifischere Veränderungen finden zu können. Es gibt jedoch auch Fälle, in denen auch die Allgemeinuntersuchung keine ausreichenden und charakteristischen Befunde liefert.
Das folgende Kapitel soll daher einen Überblick über Erkrankungen geben, die vielfach mit unspezifischer Symptomatik einhergehen.

2.16.2 Therapiegrundsätze

Sobald wie möglich sollte eine allgemein unterstützende Behandlung durchgeführt werden. Allerdings muss zuvor die Ursache des Problems weiter eingegrenzt werden.
Infusionen dienen der Substitution von Flüssigkeit, Elektrolyten und Nährstoffen und damit auch einer Stabilisierung der Kreislauffunktion. Da bei Inappetenz schnell Verdauungsstörungen auftreten und damit die Vitaminsynthese im Darm reduziert ist, sollten zudem Vitamine substituiert werden. Die Applikation von Analgetika ist meist indiziert, weil Schmerzzustände eine häufige Ursache für Inappetenz sind. Da es bei Kaninchen im Rahmen von Infektionen schnell zu Septikämien kommen kann, ist außerdem die Gabe eines Antibiotikums sinnvoll. Zuvor ist jedoch zu überlegen, ob eine Probenentnahme für bakteriologische Untersuchungen erforderlich sein könnte. In jedem Fall ist umgehend eine Zwangsfütterung einzuleiten.

Die **Zwangsfütterung** ist eine der wichtigsten Maßnahmen bei Inappetenz. Gesunde Kaninchen nehmen ständig Nahrung auf. Bereits nach wenigen Stunden ohne Futteraufnahme kommt es zu Störungen der Verdauungsfunktion. Zudem werden Energiedefizite durch eine Einschmelzung von Fettreserven ausgeglichen. Die bei dieser Lipolyse entstehenden Fettsäuren überschwemmen die Leber und führen zu deren metabolischen Verfettung. Zudem fallen Ketonkörper an, die eine zusätzliche toxische Leberverfettung hervorrufen. Es kommt schließlich zum Funktionsverlust des Organs und damit zum Tod des Tieres.
Inappetente Kaninchen müssen daher in regelmäßigen Abständen (etwa alle 2–3 Stunden) zwangsgefüttert werden (Abb. 2.136). Die Nahrung muss verschiedene Anforderungen erfüllen:
- Der Energiegehalt muss ausreichend hoch sein, um zu schnelle Gewichtsverluste und einen überstürzten Abbau der Fettreserven zu vermeiden.
- Der Rohfasergehalt der Gesamtration sollte 14 % nicht unterschreiten, um Verdauungsstörungen vorzubeugen.
- Der Nahrungsbrei muss ausreichende Mengen an Wasser enthalten, damit auch der Flüssigkeitsbedarf der Tiere gedeckt werden kann.

Der Nahrungsbrei kann zudem mit B-Vitaminen ergänzt werden. Auch die Zugabe von Probiotika (Bird Bene-Bac® [37], Naturjoghurt mit lebenden

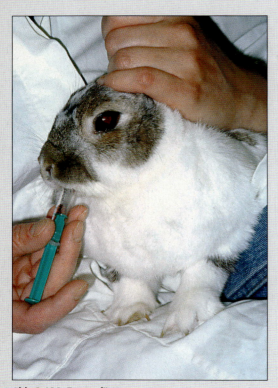

Abb. 2.136 Zwangsfütterung.

- Selbst hergestellte Breimischungen [108] sollten als Hauptbestandteil zermahlene oder aufgelöste Futterpellets enthalten. Zusätzlich kann Babybrei (Obst, Gemüse) aus dem Gläschen (HIPP®, Alete®) untergemischt werden, was v.a. dazu dient, die Akzeptanz zu erhöhen.

Praxistipp
Zur Zwangsfütterung eignen sich schmale 1 ml Spritzen am besten, da sie leichter ins Maul eingeführt werden können. Der enge Konus wird abgeschnitten, damit größere Fasern nicht in der Spritze hängen bleiben. Eine weitere gute Möglichkeit ist die Verwendung von Metacam®-Dosierungsspritzen. Diese haben einen weiteren Konus als herkömmliche Spritzen. Das relativ enge Verbindungsloch vom Konus zum „Spritzenkörper" kann mit einer Schere aufgebohrt werden, damit auch gröbere Nahrungsbestandteile hindurchgelangen können.

Kulturen) ist sinnvoll, da mit ihnen die Darmflora stabilisiert werden kann.

Die alleinige Fütterung von Babybrei im Gläschen ist in keinem Fall ausreichend, um den Bedarf eines inappetenten Kaninchens zu decken!

Es gibt verschiedene Möglichkeiten der Zwangsernährung:
- Critical Care® [107] ist ein Fertigprodukt zur Zwangsfütterung von folivoren Kleinsäugern. Es muss lediglich mit Wasser angerührt werden.
- Instant-Diäten für Hunde und Katzen [109] können als Grundlage verwendet werden, sie enthalten jedoch nur marginale Rohfasergehalte und müssen daher durch zermahlene Pellets ergänzt werden. Die üblichen Futterpellets lassen sich relativ schlecht verarbeiten. Wesentlich besser geeignet sind die runden Pellets der Fa. Vitakraft (Vita Spezial®), die für verschiedene Altersstufen (Junior, Regular, Senior) verfügbar sind. Die Kugeln müssen lediglich in Wasser eingeweicht werden und können dann problemlos weiter „verarbeitet" werden.

2.16.3 Wichtige Ursachen

Prinzipiell kann fast jede Infektionskrankheit sowie jede Erkrankung, die mit Schmerzen einhergeht, zu unspezifischen Symptomen wie Inappetenz und Apathie führen.

Akute Infektionen der Nieren führen oft innerhalb weniger Stunden zu einer hochgradigen Störung des Allgemeinbefindens, ohne dass bei der klinischen Untersuchung auffällige Organbefunde erhoben werden können. Auch Hepatopathien gehen meist mit ähnlich unspezifischer Symptomatik einher. Besonders häufig sind fettleibige Kaninchen betroffen, die im Vorfeld ein reduziertes Futteraufnahmeverhalten gezeigt haben. Endometriale Hyperplasien führen immer wieder zu Schmerzzuständen und daraus resultierender Inappetenz, ohne dass palpatorisch gravierende Veränderungen des Uterus auffallen. Herzerkrankungen gehen fast immer mit unspezifischer Symptomatik einher. Meist handelt es sich um einen eher schleichenden Krankheitsverlauf. Es kann aber auch, z.B. bedingt durch Wetterumschwünge, zu akuten Verlaufsformen kommen. Obstipationen können sich auf äußerst kurze Darmabschnitte beschränken und sind dann bei der klinischen Untersuchung nicht leicht zu diagnostizieren. Von ihnen ausgehend besteht schnell die Gefahr einer Enterotoxämie mit akuter Verschlechterung des Allgemeinbefindens. Stoffwech-

Tab. 2.23 Auswahl wichtiger Erkrankungen, die häufig unspezifische Symptome verursachen (ohne Anspruch auf Vollständigkeit!)

Erkrankung	Leitsymptom	siehe Seite	Bemerkung
Akute Niereninsuffizienz	⑥, ⑩, ⑫	S. 146	
Hepatopathie	⑤, ⑫, ⑮	S. 83 f	v.a. bei Adipositas
Gebärmuttererkrankung	⑥, ⑨, ⑩, ⑮	S. 125 f	v.a. endometriale Hyperplasie
Herzerkrankung	①, ⑫, ⑬, ⑮	S. 234	
Obstipation, Enterotoxämie	⑥	S. 95	
Hitzschlag	①, ⑫	S. 22	
Septikämie	①, ⑫	S. 22	oft von Darm oder Respirationstrakt ausgehend
Hypokalzämie	⑫	S. 183	
Trächtigkeitstoxikose	⑫	S. 184	meist kurz vor Geburtstermin

selentgleisungen wie Hypokalzämien oder Trächtigkeitstoxikosen führen primär zu Inappetenz und Apathie. Erst später treten zusätzliche Symptome wie z. B. Krämpfe auf. Gleiches gilt auch für den Hitzschlag und die Septikämie.

2.16.4 Anamnese

Die Anamnese ist bei unspezifischer Symptomatik besonders wichtig, um erste Anhaltspunkte auf die Art des Krankheitsgeschehens zu bekommen.

● **Dauer der Symptome, vorangegangene Erkrankungen/Symptome**
Es ist wichtig zu erfahren, seit wann die unspezifische Symptomatik besteht. In der Regel müssen dabei gezielte Fragen gestellt werden. Die Anamnese vieler Besitzer lässt zunächst vermuten, dass es sich um ein hochakutes Krankheitsgeschehen handelt. In vielen Fällen ist jedoch zu ermitteln, dass das Tier bereits seit mehreren Tagen weniger mobil war oder weniger gefressen hat. Auch Symptome, die dem Besitzer nicht erwähnenswert erscheinen, können wichtige Anhaltspunkte liefern. So kann beispielsweise eine Septikämie aus einer Vereiterung der Nasenhöhlen hervorgehen; als einziges Symptom geht möglicherweise gelegentliches Niesen voraus. Auch ein Durchfall (❷), der bereits mehrere Tage zurückliegt, kann Hinweis für eine bestehende Magen-Darm-Problematik sein.

● **Haltungsbedingungen**
Hierbei ist besonders im Sommer von Interesse, ob das Kaninchen höheren Temperaturen ausgesetzt war: Käfigstandort am Sonnenfenster, Dachgeschosswohnung, Balkon, auf dem sich die Hitze staut, Außengehege ohne Schatten etc. (Hitzschlag, S. 22).

● **Fütterung**
Das Fütterungsregime sollte besonders bei laktierenden bzw. trächtigen Häsinnen erfragt werden. Plötzliche Apathie und Inappetenz sind in der Regel fütterungsbedingt und gehen mit Hypoglykämie und Hypokalzämie (S. 18) einher.

2.16.5 Klinische Untersuchung

Bei unspezifischer Symptomatik muss eine sehr gründliche klinische Untersuchung erfolgen, um eventuelle andere Leitsymptome festzustellen. Bei einer Reihe von Erkrankungen lassen sich so weitere Hinweise auf ihren Ursprung finden.
Ein mangelhafter Ernährungszustand (⑮) und struppiges Fell weisen auf eine chronische Erkrankung hin. Tiere mit chronischer Niereninsuffizienz

(S. 147) zeigen oft ein „speckiges" Fell. Adipöse Tiere können hingegen im Rahmen einer Fettlebererkrankung (S. 83) Apathie zeigen (Abb. 2.137).
Die Rektaltemperatur kann im Rahmen infektiöser Erkrankungen, aber auch durch einen Hitzschlag (S. 22), erhöht sein. Bei einer Septikämie (S. 22) ist sie eventuell erniedrigt.
Besteht Inappetenz, so ist in jedem Fall eine sorgfältige Inspektion der Maulhöhle auf Zahn- oder Kiefererkrankungen (S. 231) erforderlich.
Weiterhin ist eine Auskultation des Herzens durchzuführen, da Herzerkrankungen (S. 234) nicht selten mit unspezifischer Symptomatik einhergehen. Haben die Tiere Arrhythmien, so zeigen sich diese unter Umständen nur anfallsweise, was zu falsch negativen Befunden führen kann.
Bei der Palpation des Abdomens sollten alle Organe einzeln beurteilt werden, um etwaige Schmerzhaftigkeiten und Umfangsvermehrungen erkennen zu können.
Erkrankungen wie Obstipationen (S. 95) und Gebärmuttererkrankungen (S. 125 f) müssen jedoch nicht mit palpierbaren Umfangsvermehrungen einhergehen, so dass sie bei mangelndem Palpationsbefund nicht ausgeschlossen werden dürfen.
Ist die Leber kaudal des Rippenbogens zu palpieren, ist dies als Zeichen einer Hepatopathie (S. 83 f) zu werten.
Eventuell kann eine Schmerzhaftigkeit der Nieren im Rahmen einer Nephritis (S. 97) festgestellt werden.
Im Rahmen von Gebärmuttererkrankungen (S. 125 f) kann die Anogenitalregion durch blutigen oder schleimigen Vaginalausfluss verschmiert sein, oder der Harn ist makroskopisch durch Beimengungen verändert.

Setzen die Tiere klaren Harn ab, ist dies ein Hinweis auf eine chronische Niereninsuffizienz (S. 147).
Die in den Sommermonaten häufiger vorkommende Myiasis (S. 109) kann bei der Adspektion übersehen werden, wenn sich die Maden unter dem verklebten Fell befinden. Wird eine Myiasis festgestellt, muss immer nach der Primärerkrankung (z.B. Zystitis, S. 145, Enteritis, S. 28 f) geforscht werden, die das Abwehrvermögen der Tiere beeinträchtigt hat.

2.16.6 Weiterführende Untersuchungen

Können bei der klinischen Untersuchung keine Befunde erhoben werden, die eine Verdachtsdiagnose zulassen, ist als weiteres diagnostisches Hilfsmittel zunächst eine **Blutuntersuchung** anzuraten. Es empfiehlt sich, ein (kleines) Blutbild zu erstellen. Leukozytosen geben Hinweise auf ein Infektionsgeschehen. Ein Blutzucker-Schnelltest ist sinnvoll, um ggf. eine Behandlung mit Glukoseinfusionen einleiten zu können (Hypoglykämie, S. 183). Weiterhin sollten in jedem Fall die Nieren- und Leberwerte bestimmt werden, wobei besonders die ALT und die GLDH Auskunft über den Zustand der Leber geben. Bei trächtigen oder laktierenden Häsinnen werden zudem die Werte für Kalzium und anorganisches Phosphat gemessen (Hypokalzämie, S. 183, Trächtigkeitstoxikose, S. 184).
Aufbauend auf den Ergebnissen der Blutuntersuchung können verschiedene weitere diagnostische Maßnahmen sinnvoll sein.
Eine **Sonografie** dient der Beurteilung von Leber- oder Nierenstruktur (Hepatopathien, S. 83 f, Nephropathien, S. 146 f). Auch die Beschaffenheit der Gebärmutter kann beurteilt werden.
Auf **Röntgenaufnahmen** des Abdomens können obstipierte Darmabschnitte (S. 95) sichtbar werden. Röntgenbilder des Thorax liefern erste Hinweise auf eine Herzerkrankung (S. 234).
Kotuntersuchungen im Nativausstrich (alternativ Rektumtupfer) geben oft Hinweise auf Verdauungsstörungen (❷). Bereits ein Nachweis von Hefen im Kot ist Anzeichen für eine Instabilität der physiologischen Darmflora (Darmmykose, S. 39).

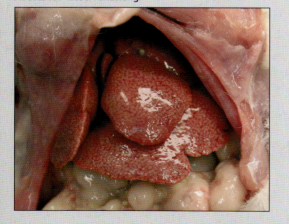

Abb. 2.137 Leberverfettung.

2.17 Schock

Die auslösenden Faktoren für ein Schockgeschehen sind äußerst variabel und nicht immer sofort zu diagnostizieren. Unabhängig von der Ursache müssen stets lebenssichernde Sofortmaßnahmen eingeleitet werden. Häufige Ursachen für Schock bei Kaninchen sind Septikämien, Hypovolämie, Schmerzzustände und Traumata.

Typische Schocksymptome sind:
- Brust-Bauch- oder Seitenlage
- Apathie bis Somnolenz
- flache, frequente Atmung
- flacher Puls
- blasse oder zyanotische Schleimhäute
- Untertemperatur

2.17.1 Sofortmaßnahmen

Folgende Sofortmaßnahmen sind durchzuführen:
1. Sauerstoffzufuhr
2. Blutungen stoppen
3. Flüssigkeitssubstitution
   - Vollelektrolytlösung [82], 40–60 ml/kg i.v., i.p.
4. Kreislaufstabilisierung
   - Etilefrin [45] (Effortil®), 0,5–1 mg/kg i.m., p.o.
   - Prednisolon [69] (Solu-Decortin®), 10 mg/kg i.v., i.m.
5. Antibiotikum (Breitspektrum) bei Traumata, Hitzschlag, Verdacht auf Septikämie
   - Enrofloxacin [8] (Baytril®), 10 mg/kg s.c.
   - Marbofloxacin [11] (Marbocyl®), 4 mg/kg s.c., i.v.
6. Analgetikum nach Traumata oder anderen schmerzhaften Zuständen
   - Carprofen [91] (Rimadyl®), 5 mg/kg s.c.
   - Meloxicam [92] (Metacam®), 0,15 mg/kg s.c.
7. Tier in ruhigen, abgedunkelten Raum verbringen
8. Wärmezufuhr, Temperaturkontrolle

2.17.2 Therapiegrundsätze

Schockzustände führen immer zu einer Minderdurchblutung der Gewebe mit Hypoxie. Daher muss sofort eine **Sauerstoffzufuhr** gesichert werden.

Zur **Flüssigkeitssubstitution** sollten körperwarme Infusionslösungen verwendet werden. Die Zufuhr kann auf verschiedenen Wegen erfolgen.

Subkutane Infusionen sind ungeeignet, da eine ausreichende Flüssigkeitsresorption bei der insuffizienten Kreislaufsituation nicht gewährleistet ist.

Intravenöse Infusionen sind bei Kaninchen recht gut anzulegen. Als Zugang wird die V. cephalica genutzt, alternativ die V. saphena. Allerdings sind Venenkatheter (Braunülen) am Hinterbein des Kaninchens nur schlecht zu befestigen. Bei größeren Kaninchenrassen kann eine Butterfly-Kanüle oder eine Braunüle in die Ohrvene eingeführt werden.

Zudem kann eine intraperitoneale Flüssigkeitszufuhr erfolgen, da eine relativ schnelle Resorption aus dem Abdomen erfolgt. Eine Braunüle wird im Bereich des linken kaudalen Abdomens durch die Bauchwand geschoben (die rechte Seite wird fast vollständig durch den Blinddarm ausgefüllt), die Führnadel unmittelbar nach dem Durchstechen entfernt. Die flexible Braunüle kann dann problemlos weiter vorgeschoben werden.

Zur Flüssigkeitssubstitution stehen verschiedene Arten von **Infusionslösungen** zur Verfügung. Isotone Kochsalzlösung [81] ist, wegen ihrer einseitigen Formulierung, bei isotoner Dehydratation und Volumenmangel nur äußerst begrenzt einsetzbar. Sie wird besonders bei niereninsuffizienten Kaninchen mit Hyponatriämie und Hyperkaliämie verwendet. In anderen Fällen ist der Einsatz von Vollelektrolytlösungen [82] vorzuziehen: Ringer-Lösung enthält die wichtigsten im Serum vorkommenden Kationen, besitzt jedoch kein Puffersystem. Bei Ringer-Laktat-Lösung kommt es dagegen durch Abbau von Laktat zur Entstehung von Bikarbonat, so dass ein Puffersystem entsteht. Bei Kaninchen sind Puffermechanismen, wie sie von anderen Haustierarten bekannt sind, nur unvollständig oder gar nicht ausgebildet. So fehlt ihnen z.B. das Enzym Carboanhydrase, welches bei anderen Tierarten in der Niere für die Reabsorption von Bicarbonat und die Sekretion von Wasserstoffionen zuständig ist.

Infusionslösungen mit Puffersystem sind daher beim Kaninchen erste Wahl zum Volumenersatz!

Eine **Kreislaufstabilisierung** erfolgt einerseits durch Flüssigkeitszufuhr, andererseits kann das synthetische Sympathomimetikum Etilefrin [45] (Effortil®) eingesetzt werden. Es bewirkt eine Stimulierung des Herzens und, über eine Vasokonstriktion, eine Erhöhung des Blutdrucks. Glukokortikoideinsatz wird bei anaphylaktischem und Enterotoxinschock empfohlen, ist bei anderen Schockarten jedoch umstritten, da infektiöse Komplikationen gefördert werden können. Eine Applikation sollte daher immer unter antibiotischer Abschirmung erfolgen. Bei Schockzuständen müssen schnell wirkende Prednisolonpräparate [69], vorzugsweise wasserlösliche Prednisolonester (z. B. Solu-Decortin®, Medrate solubile®), eingesetzt werden.

Der Einsatz von **Antibiotika** ist in jedem Fall nach Traumata, bei septikämischen Zuständen und bei Hitzschlag angezeigt. Er empfiehlt sich jedoch auch bei Schockzuständen anderer Genese. Es sollten vorzugsweise Breitspektrumantibiotika, wie z. B. Enrofloxacin [8], eingesetzt werden. Beim septikämischen Schock kann Marbofloxacin intravenös appliziert werden.

Eine Applikation von **Analgetika** kann in vielen Fällen sinnvoll sein. Nicht nur im Anschluss an Unfälle/Traumata muss von schmerzhaften Zuständen ausgegangen werden. Es ist zu bedenken, dass Schmerzen durchaus auch der Auslöser für ein Schockgeschehen sein können. Beim Einsatz solcher Wirkstoffe muss allerdings berücksichtigt werden, dass eine Verstoffwechselung bei eingeschränkter Leber- oder Nierenfunktion verlangsamt wird.

Eine regelmäßige **Temperaturkontrolle** ist bei Tieren im Schockzustand stets erforderlich, da es schnell zu lebensbedrohlichen Hypothermien kommt. Eine **Wärmezufuhr** sollte vorzugsweise durch körperwarme Wärmflaschen oder wassergefüllte OP-Handschuhe erfolgen. Rotlichtlampen führen oft zu einem zu schnellen „Aufheizen", zumal das Tier nicht in der Lage ist, sich der Wärmequelle zu entziehen.

Besteht ein Schädeltrauma, wird eher eine milde Hypothermie (37–38 °C) angestrebt, um die Bildung von Hirnödemen zu vermeiden.

3 Weiterführende Untersuchungen

3.1 Blutuntersuchung

3.1.1 Blutentnahme

Als günstigste Blutentnahmestelle bei Kaninchen hat sich die V. saphena lateralis bewährt. Die V. cephalica ist in der Regel deutlich kleiner; die Ohrgefäße sind bei den meisten als Heimtieren gehaltenen Kaninchenrassen so fein, dass sie bei der Punktion zerstört werden. Zudem reicht der in ihnen vorhandene Blutdruck meist nicht aus, um ausreichende Probenmengen zu gewinnen.

Die **V. saphena lateralis** verläuft lateral über den Unterschenkel. Das Fell wird geschoren oder, nach Befeuchten mit Alkohol, gescheitelt. Ein Helfer nimmt das Kaninchen auf den Schoß, so dass es seinen Kopf unter dem Ellenbogen verstecken kann. Der Helfer umgreift das Hinterbein oberhalb des Kniegelenks, so dass es gestreckt und gleichzeitig die Vene gestaut wird (Abb. 3.1). Zur Punktion wird eine 0,70 × 30 mm Kanüle verwendet. Das Blut läuft frei in ein Probenröhrchen ab. Alternativ kann das Kaninchen auf dem Behandlungstisch in Seitenlage fixiert werden (Abb. 3.2). Bei dieser Methode sind jedoch deutlich stärkere Abwehrreaktionen zu erwarten. Die Punktion der V. saphena lateralis ist die praktikabelste Methode der Blutentnahme, da sie risikolos ist und ausreichende Probenmengen gewonnen werden können.

Zur Punktion der **V. cephalica antebrachii** wird das Kaninchen in Brust-Bauch-Lage fixiert. Der Helfer umgreift ein Vorderbein oberhalb des Ellenbogens, schiebt es nach vorne und staut gleichzeitig die Vene (Abb. 3.3). Die Punktion erfolgt, je nach Größe des Tieres, mit einer 0,55 × 25 mm oder einer 0,70 × 30 mm Kanüle.

Die **A. auricularis** verläuft zentral über die Ohrmuschel; die **Vv. auriculares** ziehen an den Rändern entlang (Abb. 3.4). Aus den Ohrgefäßen können meist nur bei größeren Kaninchenrassen ausreichende Blutmengen gewonnen werden. Sie eignen sich v.a. dann zur Punktion, wenn regelmäßige Blutkontrollen (z.B. Blutzuckerkontrollen) erforderlich sind, bei denen nur kleine Probenmengen benötigt werden. Vor der Punktion muss das Gefäß

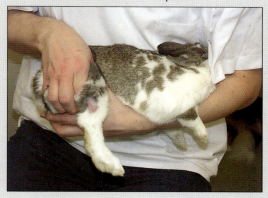

Abb. 3.1 Blutentnahme aus der V. saphena.

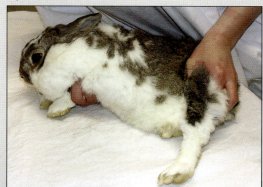

Abb. 3.2 Fixation in Seitenlage zur Blutentnahme aus der V. saphena.

3.1 Blutuntersuchung

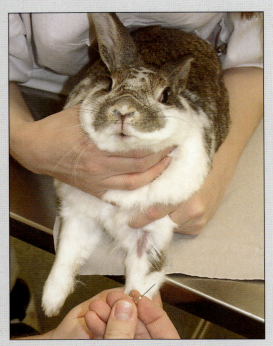

Abb. 3.3 Fixation zur Blutentnahme aus der V. cephalica.

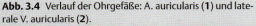

Abb. 3.4 Verlauf der Ohrgefäße: A. auricularis (**1**) und laterale V. auricularis (**2**).

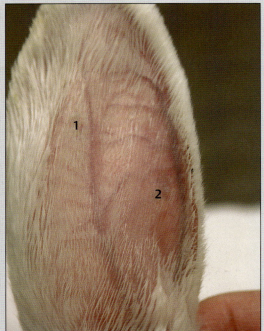

im Bereich des Ohrgrunds komprimiert werden. Es wird eine feine Kanüle (0,55 × 25 mm) verwendet. Die **V. jugularis** verläuft lateral am Hals. Die Punktionsstelle wird rasiert, um die Vene sichtbar zu machen. Das Kaninchen wird in Brust-Bauch-Lage verbracht und die Vorderbeine über die Tischkante nach unten gezogen. Kopf und Hals müssen gerade nach oben gestreckt werden. Nach Reinigung mit Alkohol erfolgt die Venenpunktion mit einer 0,70 × 30 mm Kanüle und aufgesetzter Spritze. Diese Blutentnahmetechnik sollte nur angewandt werden, wenn eine sehr gute Fixierung des Patienten sichergestellt werden kann, da die Kaninchen meist starke Abwehrreaktionen zeigen.

Zur Punktion der **V. cava cranialis** wird das Tier in Rückenlage verbracht, die Vorderbeine sind am Körper entlang nach kaudal zu strecken. Die Hinterbeine müssen zusätzlich fixiert werden. Kopf und Hals werden gestreckt. Eine 0,55 × 25 mm Kanüle mit aufgesetzter Spritze wird im 45° Winkel zum Körper zwischen erster Rippe und Manubrium sterni in den Thorax eingeführt. Die Nadel wird in Richtung des gegenüberliegenden Hinterbeins fast bis zur Medianlinie vorgeschoben und dann unter vorsichtiger Aspiration langsam zurückgezogen, bis Blut in die Spritze einfließt. Diese Entnahmetechnik birgt bei unsedierten Kaninchen ein hohes Verletzungsrisiko und wird auch vom Patientenbesitzer nicht gut akzeptiert. Daher sollten andere Entnahmestellen vorgezogen werden.

3.1.2 Hämatologie

Die meisten modernen hämatologischen Blutanalysegeräte sind in der Lage, Kaninchenblut auszuwerten. Bezüglich des Differentialblutbilds treten jedoch immer wieder, auch bei speziell ausgewiesener Software für Kaninchenblut, Probleme auf. Die **Neutrophilen Granulozyten** des Kaninchens besitzen im Zytoplasma eosinophile Granula und werden daher als Pseudoeosinophile bezeichnet (Abb. 3.5 a+b).

Die meisten Blutanalysegeräte sind nicht in der Lage, im Kaninchenblut Neutrophile von Eosinophilen Granulozyten zu unterscheiden, so dass fälschlicherweise höchstgradige Eosinophilien ausgewiesen werden.

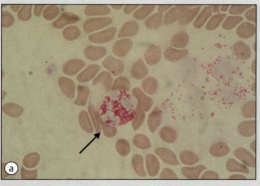 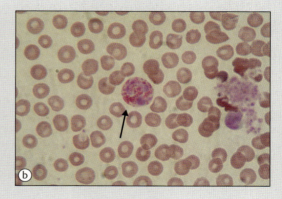

Abb. 3.5 a,b Neutrophiler Granulozyt (Pseudoeosinophiler).

Tab. 3.1 Hämatologische Richtwerte

Parameter	Einheit	Richtwert
Hämoglobin	g/dl	8,5–16
Hämatokrit	%	30–48
Erythrozyten	$10^6/\mu l$	4,5–7,8
Leukozyten	$10^3/\mu l$	2,6–9,9
Neutrophile Granulozyten	%	20–75
Basophile Granulozyten	%	0–4
Eosinophile Granulozyten	%	0–2
Lymphozyten	%	25–85
Monozyten	%	2–10
Thrombozyten	$10^3/\mu l$	130–900

Tab. 3.2 Veränderungen im Blutbild und mögliche Ursachen

Blutwert	Veränderung	
	Erhöhung	Erniedrigung
Leukozyten	Infektionskrankheit, endogene Intoxikation (Enterotoxämie, Urämie, Diabetes mellitus), Hämatome, Tumorerkrankung, Kortisonbehandlung, leukämische Leukose	chronische Infektion, Schock/Blutdruckabfall, iatrogen (Chloramphenicol [4], Griseofulvin [28])
Hämatokrit	Dehydratation, Kreislaufschock, chron. Lungenerkrankung, chron. Herzinsuffizienz	renale Anämie, Blutverluste, übermäßige Infusionen
Hämoglobin	Exsikkose, Kreislaufschock, chron. Pneumopathie, chron. Herzinsuffizienz	renale Anämie, Blutverluste
Erythrozyten	Bewertung wie bei Hb und Hkt	renale Anämie, Blutverluste
Thrombozyten	reaktiv nach Blutverlusten, OP	Bildungsstörung (z. B. Sepsis, Knochenmarkverdrängung bei Leukose), Verteilungsstörung (z. B. Herzinsuffizienz), DIC

Tab. 3.3 Veränderungen im Differentialblutbild und mögliche Ursachen

Blutwert	Veränderung	
	Erhöhung	Erniedrigung
Neutrophile Granulozyten	bakterielle Allgemeininfektion, lokale bakterielle Infektion (Abszesse, Pyometra), Urämie, Azidose, Tumorerkrankung, postoperativ, physiologisch bei Stress, Geburt	chronische Infektion, Septikämie, Endotoxinschock, iatrogen (Chloramphenicol [4], Griseofulvin [28])
Lymphozyten	evtl. bei chron. bakteriellen Infektionen	Stresszustände, Glukokortikoidtherapie
Eosinophile Granulozyten	Allergie, Parasitosen (nicht bei Encephalitozoonose)	Stress, Glukokortikoidtherapie
Monozyten	chronische Infektionen, neoplastische Gewebenekrose, Gewebeblutung, Glukokortikoidtherapie, Listeriose	
Basophile Granulozyten	evtl. bei Parasitosen, Allergien	

3.1.3 Blutchemische Parameter

3.1.3.1 Enzyme

Die **Glutamatdehydrogenase** (GLDH) kann bei Kaninchen als spezifischer Indikator für Lebererkrankungen angesehen werden. Das Enzym ist in den Mitochondrien lokalisiert. Eine Erhöhung des Wertes im Serum spricht daher für starke Leberschädigung.

Auch die **Alanin-Aminotransferase** (ALT) ist bei Kaninchen ein leberspezifisches Enzym. Sie ist sowohl bei akuten als auch bei chronischen Hepatopathien in erhöhter Menge im Blut nachweisbar.

Die **Aspartat-Aminotransferase** (AST) kommt v.a. in der Leber und in der Skelettmuskulatur, in geringeren Mengen auch in Niere, Herzmuskel und Pankreas vor. Sie ist daher nicht nur bei Lebererkrankungen, sondern auch bei Weichteiltraumata erhöht.

Die **Alkalische Phosphatase** ist zwar in der Leber (Gallengangsepithelien), aber auch in einer Vielzahl anderer Organe zu finden. Das Enzym kann bei Lebererkrankungen deutlich erhöht sein, spielt aber v.a. eine Rolle bei der Diagnose von Knochenerkrankungen. Die Gehalte im Serum sind beim Kaninchen stark altersabhängig, wobei Jungtiere deutlich höhere Werte aufweisen als ältere Kaninchen.

Die **Laktatdehydrogenase** (LDH) ist ein gewebeunspezifisches Enzym, das bei verschiedensten entzündlichen Prozessen ansteigt.

Die **Kreatinkinase** (CK) gilt als muskelspezifisches Enzym, kann aber auch in verschiedenen anderen Organen nachgewiesen werden.

3.1.3.2 Elektrolyte

Die Bestimmung von **Natrium** und **Kalium** spielt bei Kaninchen v.a. eine Rolle bei der Diagnose von Nierenerkrankungen. Sowohl bei akuter als auch bei chronischer Niereninsuffizienz können Veränderungen im Sinne einer Hyponatriämie und Hyperkaliämie bestehen.

Phosphor wird im Blut anhand des **anorganischen Serum-Phosphats** bestimmt. Eine Erhöhung des Wertes findet sich vorwiegend bei sekundärem Hyperparathyreoidismus, unabhängig davon, ob er renal oder alimentär bedingt ist. Dabei bestehen Hypo- oder Normokalzämien.

Der **Kalzium**gehalt des Blutes ist bei Kaninchen in hohem Maße von der Ernährung abhängig, da Kalzium nicht bedarfsorientiert resorbiert wird. Heimtierkaninchen erhalten durch vielseitige Fütterung in der Regel deutlich mehr Kalzium als Labortiere, deren Fütterung sich an tatsächlichen Bedarfswerten orientiert. Daher sind die Kalziumwerte der Heimtierkaninchen meist erheblich höher als die von Labortieren und es ergibt sich ein

Tab. 3.4 Blutchemische Richtwerte

Parameter	Einheit	Richtwert
Natrium	mmol/l	135–147
Kalium	mmol/l	4,5–5,0
Kalzium	mmol/l	2,4–4,2
anorganisches Phosphat	mmol/l	0,6–2,7
Glukose	mg/dl	110–286
Harnstoff	mg/dl	14–40
Kreatinin	mg/dl	0,8–1,8
GLDH	U/l	0,6–8,4
LDH	U/l	132–252
AST	U/l	5–32
ALT	U/l	25–60
AP	U/l	19–173
CK	U/l	140–372
GGT	U/l	0–7
Bilirubin	µmol/l	3,4–8,5
Gallensäuren	µmol/l	3–20
Cholesterin	mg/dl	35–53
Triglyceride	mmol/l	1,4–1,8
Gesamteiweiß	g/l	54–75
Albumin	g/l	27–46

deutlich erweitertes Kalzium-Phosphor-Verhältnis von 3–4 : 1.

3.1.3.3 Sonstige Blutwerte

Messungen der Serum-**Glukose** dienen bei Kaninchen vorwiegend der Diagnose einer Diabetes-Erkrankung.

Kaninchen neigen zu ausgeprägten Stresshyperglykämien. In Einzelfällen können Werte von 400 mg/dl und mehr erreicht werden, ohne dass eine Diabetes-Erkrankung vorliegt!

Werden derartige Werte gemessen, sollten Wiederholungsuntersuchungen durchgeführt werden. Keinesfalls darf nach einmaliger Messung eine Insulin-Therapie begonnen werden!

Die Glukose sollte bei Kaninchen nie in nüchternem Zustand bestimmt werden. Physiologischerweise entstehen bei diesen Tieren keine Nüchternphasen und Nahrungskarenz kann schnell zu Stoffwechselentgleisungen und Verdauungsstörungen führen.

Werden **Harnstoff** und **Kreatinin** bestimmt, ist Folgendes zu beachten: Bei Kaninchen mit Antikörpern gegen *Encephalitozoon cuniculi* können häufig Harnstoffwerte von bis zu 44 mg/dl und Kreatininwerte bis zu 2,0 mg/dl gemessen werden, ohne dass klinische Symptome oder weitergehende Auffälligkeiten der Blutwerte zu beobachten sind. Bei seronegativen Tieren werden 36 mg/dl für Harnstoff und 1,6 mg/dl für Kreatinin dagegen nur selten überschritten.

Erhöhte **Bilirubin**-Werte sind vorwiegend Folge von Gallengangsobstruktionen. Diese entstehen bei Kaninchen überwiegend im Rahmen einer Leberkokzidiose. Es können aber auch tumoröse Geschehen, besonders die Leukose, für solche Veränderungen verantwortlich sein.

3.1.4 Serologische Untersuchung

Serologische Untersuchungen werden bei Kaninchen überwiegend zum Nachweis von Antikörpern gegen *Encephalitozoon cuniculi* durchgeführt. Es ist jedoch zu beachten, dass etwa die Hälfte aller als Heimtiere gehaltenen Kaninchen seropositive Befunde aufweist.

Der Antikörpernachweis darf daher in keinem Fall das einzige Hilfsmittel zur Diagnostik der Encephalitozoonose sein. Er dient lediglich zur Diagnosesicherung nach Ausschluss anderer möglicher Differentialdiagnosen.

Tab. 3.5 Häufige Ursachen für Veränderungen blutchemischer Parameter

Blutwert	Veränderung Erhöhung	Erniedrigung
Natrium	unzureichende Wasseraufnahme	Durchfall, akute/chron. Niereninsuffizienz
Kalium	akutes/chron. Nierenversagen, postrenale Urämie, Hypoxie, Gewebezerstörungen (Trauma, OP, Tumor)	Durchfallerkrankungen
Kalzium	Ca-Überangebot im Futter, Vitamin-D-Hypervitaminose (Urolithiasis), Organverkalkung	Ca-Unterversorgung mit dem Futter (Eklampsie), sek. Hyperparathyreoidismus
anorganisches Phosphat	Renaler/alimentärer sek. Hyperparathyreoidismus	
Glukose	Stress, Diabetes mellitus, evtl. Pankreatitis, iatrogen (Glukoseinfusion, Kortison)	längere Inappetenz, Schock
Harnstoff	extrarenal (Hungern, Glukokortikoide, Dehydratation, Schock, Herzinsuffizienz), renal (akute/chron. Nephritis, Niereninsuffizienz, Nierentumor, Trauma), postrenal (Verschluss/Ruptur der ableitenden Harnwege)	
Kreatinin	prärenal (Dehydratation, Schock, Herzinsuffizienz), renal (akute/chron. Nephritis, Niereninsuffizienz, Nierentumor, Trauma), postrenal (Verlegung/Ruptur der ableitenden Harnwege)	
GLDH	akute und chronische Hepatopathien, Herzinsuffizienz	
AST	Hepatopathien, Skelettmuskelerkrankungen	
ALT	akute und chronische Hepatopathien	
Alkalische Phosphatase	physiologisch (Wachstum, Gravidität), Knochenerkrankung (Osteodystrophie, Frakturen, Tumor, Osteomyelitis), Lebererkrankung (schwere akute Leberschädigung)	
Kreatinkinase (CK)	Muskeltrauma, Myositis, Kreislaufschock	
GGT	akute und chronische Hepatopathien, Herzinsuffizienz	
Bilirubin	Hepatopathien, Cholestase, Hämolyse	
Gallensäuren	Hepatopathie mit Cholestase	
Cholesterin	Diabetes mellitus, akute Pankreatitis, exsudative Enteropathie, chronische Niereninsuffizienz	
Triglyceride	Diabetes mellitus, akute Pankreatitis, exsudative Enteropathie, chronische Niereninsuffizienz	
Gesamteiweiß		chronische Darmerkrankungen, chronische Hepatopathien, Blutverlust nach außen
Albumin	Dehydratation	chronische Enteropathien, Niereninsuffizienz, Überinfusion

3.2 Harnuntersuchung

3.2.1 Harngewinnung

Spontanharn: Das Kaninchen wird, evtl. nach vorheriger Infusion, in einen Käfig oder eine Transportbox ohne Einstreu gesetzt. Der so gewonnene Urin kann sowohl problemlos mit einem Teststreifen als auch mikroskopisch untersucht werden. Er ist aufgrund der Kontamination jedoch nicht für eine mikrobiologische Untersuchung geeignet.

Blasenkompression: Das Ausdrücken der Blase erfolgt durch sanften, sich stetig erhöhenden Druck. Es muss zuvor sichergestellt werden, dass keine Abflussbehinderung (z. B. Harnröhrenstein) vorliegt. Zur Blasenkompression wird das Kaninchen aufrecht gehalten, wobei eine Hand den Brustkorb fixiert und die andere die Blase umgreift (Abb. 3.6). Eine weitere Methode, bei der die Tiere in der Regel weniger Abwehrbewegungen vollführen, besteht darin das Kaninchen auf dem Unterarm zu lagern. Mit der Hand wird von unten die Blase umfasst (Abb. 3.7). Durch Blasenkompression gewonnener Urin ist meist durch Hautkeime (v.a. Staphylokokken) kontaminiert und daher nur bedingt zur mikrobiologischen Untersuchung geeignet.

Katheterharn: Das Katheterisieren der Harnblase beim Kaninchen birgt verschiedene Probleme und Gefahren. Katerkatheter haben einen kleinen Durchmesser, sie sind aber recht starr und können die empfindliche Urethraschleimhaut leicht perforieren. Dünne Ernährungssonden sind deutlich flexibler und können bei Häsinnen gut als Katheter verwendet werden. Ihr Durchmesser übersteigt aber das Lumen der Harnröhre männlicher Tiere. Jedes Katheterisieren birgt zudem die Gefahr, dass Keime in die Blase eingeschleppt werden. Diese Methode der Uringewinnung sollte daher nur in Ausnahmefällen eingesetzt werden.

Zystozentese: Auf diese Weise gewonnener Urin eignet sich am besten für eine bakteriologische Untersuchung. Die Blasenpunktion ist bei Kaninchen leicht durchführbar, wenn die Blase ausreichend gefüllt ist. Durch die geringe Körpergröße der Tiere und die dünne Bauchwand kann das Organ in der Regel mit einer Hand umgriffen und gut fixiert werden. Ist die Blase nur mäßig gefüllt, sollte eine Punktion nur unter Ultraschallkontrolle durchgeführt werden. Es sind möglichst feine Kanülen zu verwenden, um das Trauma der Blasenwand gering zu halten. Zudem muss gewähr-

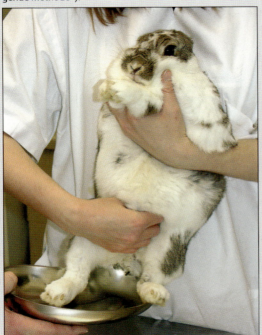

Abb. 3.6 Harngewinnung durch Blasenkompression („hängende Methode").

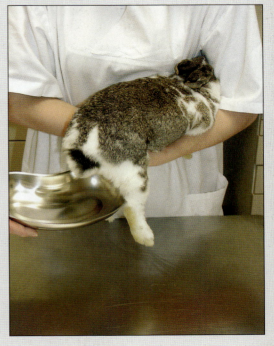

Abb. 3.7 Harngewinnung durch Blasenkompression („stützende Methode").

leistet sein, dass die Wand der Blase möglichst im rechten Winkel durchstochen wird. Ein schräges Anritzen kann zu erheblichen Verletzungen führen. Während der Punktion ist sicherzustellen, dass die Tiere keine Abwehrbewegungen ausführen können.

3.2.2 Harnanalyse

3.2.2.1 Makroskopische Untersuchung

Es erfolgt zunächst eine Beurteilung von Farbe, Konsistenz und Beimengungen, die bereits wichtige Hinweise auf die Art der Erkrankung liefern kann.

- Physiologischer Harn des Kaninchens ist, bedingt durch die Beimengung von Kalziumkristallen, immer trübe (Abb. 2.77, S. 137). Eine Ausnahme können Tiere bilden, die einen erhöhten Kalziumbedarf haben, wie Jungtiere im Wachstum sowie tragende oder laktierende Häsinnen. Bei anderen Tieren weist makroskopisch klarer Harn meist auf eine Nierenschädigung oder eine Kalziumunterversorgung hin.
- Urin gesunder Kaninchen besitzt eine dünnflüssige **Konsistenz**. Schleimige Beimengungen entstehen durch hohe Leukozytengehalte, Infektionen mit mukoiden *Escherichia coli*-Stämmen oder Vermischungen des Urins mit pathogenem Uterusinhalt.
- Die **Farbe** des Harns variiert erheblich und kann von gelblich über orange-rot bis bräunlich reichen. Diese Schwankungen werden meist durch Futterpigmente hervorgerufen. Ursprünglich gelber Urin kann durch Oxidationsprozesse nach dem Absetzen eine rotbraune Farbe erhalten.

3.2.2.2 Sensorische Untersuchung

Kaninchenurin weist einen artspezifisch intensiven Geruch auf. Bei Entzündungen der Harnblase können stechende oder jauchige Abweichungen auftreten.

3.2.2.3 Chemische Untersuchung

Physiologischer Urin besitzt einen **pH-Wert** von 8–9. Bei Zystitiden kann eine Absenkung in den neutralen oder sauren Bereich stattfinden.

Viele Kaninchen weisen eine geringgradige physiologische **Protein**urie auf. Die Ursache dafür ist bisher nicht geklärt. Darüber hinausgehende Eiweißausscheidungen werden bei Nierenschädigungen beobachtet.

Ein Nachweis von **Glukose** im Urin deutet entweder auf eine Diabetes-Erkrankung oder eine schwere Nierenschädigung hin. Auch bei ausgeprägten Stresshyperglykämien können jedoch in Einzelfällen niedrige Glukosegehalte im Harn vorgefunden werden.

Ketonkörper lassen sich bei Kaninchen erst bei schweren ketoazidotischen Stoffwechsellagen im Urin diagnostizieren.

Ein Nachweis von **Nitrit** deutet auf eine Harnwegsentzündung hin. Durch die Anwesenheit bestimmter pathogener Keime (z. B. *E. coli*) kann Nitrat zu Nitrit reduziert werden.

Bilirubinurien können gelegentlich bei Obstruktionen der Gallengänge (v.a. durch Leberkokzidiose) auftreten.

Ein Nachweis von **Urobilinogen** kann auf schwere Hepatopathien und hämolytische Prozesse hindeuten.

Werden **Erythrozyten** und **Hämoglobin** im Urin nachgewiesen, können diese sowohl aus den Harnorganen als auch aus den Geschlechtsorganen stammen!

Der **Leukozyten**nachweis mit Hilfe von Teststreifen ist für Kaninchenurin nicht geeignet. Es treten gehäuft falsch-positive Ergebnisse auf.

3.2.2.4 Physikalische Untersuchung

Die physikalische Untersuchung ist bei Kaninchen nur wenig aussagefähig, da die Werte großen Schwankungen unterliegen. Das spezifische Gewicht ist in hohem Maße von den im Urin enthaltenen Kalziumkristallen abhängig; diese variieren in Abhängigkeit von der Fütterung.

3.2.2.5 Mikroskopische Untersuchung

Im Gegensatz zu anderen Haustieren empfiehlt es sich beim Kaninchen auf ein Zentrifugieren des Urins zu verzichten.

Durch den hohen Anteil an **Kristallen** sind im Sediment andere Strukturen nur schwer zu erkennen. Bei der mikroskopischen Untersuchung von Kaninchenurin können besonders häufig Kalziumoxalat-monohydrat (Whewellit) (Abb. 3.8 a+b), amorphe Kalziumphosphatkristalle (Abb. 3.8 c) und Kalziumkarbonat gefunden werden. Gelegentlich sind außerdem Kalziumoxalatdihydrat (Whedellit) sowie in Einzelfällen Magnesiumammoniumphosphate (Tripelphosphat = Struvit) nachzuweisen.

Epithelzellen werden in größeren Mengen nur bei Erkrankungen der Harnwege vorgefunden. Vereinzelte Plattenepithelien können, bedingt durch ständig ablaufende Zellmauserung, auch im Urin gesunder Kaninchen auftreten.

Bakterien sind im Harn gesunder Tiere (bei steriler Urinentnahme) nicht nachzuweisen. Gleiches gilt für **Zylinder**, bei denen es sich um Ausgüsse der Nierenkanälchen handelt. Auch der Nachweis von **Leukozyten** deutet auf einen entzündlichen Prozess in den Harnwegen hin.

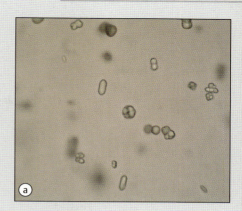

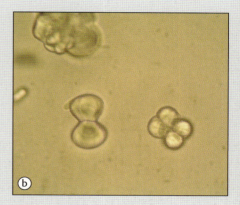

Tab. 3.6 Physiologischer Urin des Kaninchens

Parameter	physiologische Ausprägung
Farbe	gelblich-trüb; Färbungen bis orange, rötlich, bräunlich möglich
Konsistenz	flüssig
Beimengungen	hoher Gehalt an Kristallen
Geruch	artspezifisch aromatisch
pH-Wert	8–9
Protein	geringgradige physiologische Proteinurie möglich

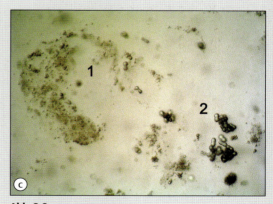

Abb. 3.8
a Kalziumoxalat-Monohydrat-Kristalle (ungefärbt, Harn nicht zentrifugiert, 500fache Vergrößerung).
b Kalziumoxalat-Monohydrat-Kristalle (ungefärbt, Harn nicht zentrifugiert, 1000fache Vergrößerung).
c Amorphe Kalzium-Phosphat-Kristalle (1) und Kalziumoxalat-Monohydrat (2) (ungefärbt, Harn nicht zentrifugiert, 500fache Vergrößerung).

3.3 Kotuntersuchung

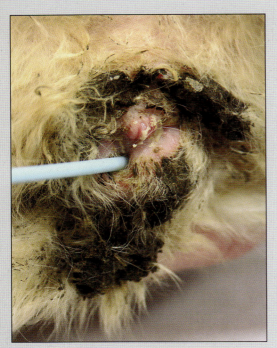

Abb. 3.9 Entnahme eines Rektumtupfers.

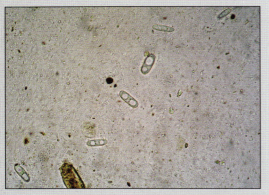

Abb. 3.10 Nativer Kotausstrich mit Hefen (*Saccharomyces guttulatus*).

Da Kaninchen häufig unter Verdauungsstörungen leiden, gehören Kotuntersuchungen zur täglichen Routinediagnostik.

Nativpräparat: Kot wird mit einigen Tropfen physiologischer Kochsalzlösung oder auch Leitungswasser aufgeweicht und dünn auf einen Objektträger gegeben. Nach Abdeckung mit einem Deckgläschen erfolgt die Betrachtung zunächst bei 100facher, dann bei 400facher Vergrößerung. Liegt keine Kotprobe vor, so kann ersatzweise ein feuchter Rektumtupfer auf einem Objektträger ausgestrichen werden (Abb. 3.9). Mit Hilfe eines Nativpräparates können Hefepilze (Abb. 3.10) sowie in der Regel auch Wurmeier und Kokzidienoozysten gut diagnostiziert werden. Die Aussagekraft eines ausgestrichenen Rektumtupfers ist als weniger gut einzustufen, da die gewonnenen Kotmengen meist nur gering sind.

Flotationsmethode: Sie dient, wie auch bei anderen Tierarten, der Anreicherung von Nematodeneiern und Kokzidienoozysten (Abb. 2.20 a+b, S. 41).

Tesafilm-Abklatschpräparate des Anus sind bei Verdacht auf einen Wurmbefall anzuraten. Oxyuren des Kaninchens (*Passalurus ambiguus*) legen ihre Eier an der Rektum- und Analschleimhaut ab. Sie sind daher, selbst bei massivem Befall, oft nicht im Kot zu finden. Die angefertigten Abklatsch-Präparate werden auf einen Objektträger geklebt und mikroskopisch untersucht (Abb. 2.21, 2.22; S. 42).

Mikrobiologische Untersuchung: Bakteriologische Untersuchungen sind besonders bei schwerem akutem sowie bei chronischem Durchfall anzuraten. Oft sind an solchen Krankheitsgeschehen Keime beteiligt (v.a. *E. coli*), die weit reichende Resistenzen aufweisen.

3.4 Röntgendiagnostik

3.4.1 Allgemeines

Häufige Indikationen für die Röntgenuntersuchung sind:
- Diagnose von Zahn- und Kiefererkrankungen
- Diagnose intraabdominaler Veränderungen (Absicherung und Zuordnung von Palpationsbefunden)
- Diagnose von Herz- und Lungenerkrankungen (Absicherung von Auskultationsbefunden)
- Diagnose von Skeletterkrankungen

Bei der Röntgenuntersuchung von Kleinsäugern besteht generell die Problematik, dass sich die Hände des Fixierenden sehr nahe am Zentralstrahl befinden. Es muss stets gesichert sein, dass ein ausreichender Schutz durch Abdeckung mit Bleihandschuhen oder Bleiplatten erfolgt! Diese werden nach korrekter Lagerung des Kaninchens positioniert.

3.4.2 Technische Voraussetzungen

Die **Röntgenanlage** muss über Leistungen verfügen, wie sie auch für Hunde und Katzen zu fordern sind. Der **Film-Fokus-Abstand** sollte etwa 80-100 cm betragen. Die Röntgenaufnahmen werden ohne **Raster** angefertigt. Ausnahmen bilden Kaninchen größerer Rassen ab einem Gewicht von etwa 5 kg.

Feinzeichnende **Röntgenfolien** (z. B. Mammografie-Folien) ermöglichen aufgrund der höheren Auflösung eine bessere Differenzierung einzelner Strukturen.

3.4.3 Lagerung und Durchführung

Voraussetzung für eine gute Beurteilbarkeit von Röntgenaufnahmen ist eine korrekte Lagerung der Tiere. Sowohl bei Aufnahmen des Thorax als auch des Abdomens müssen die Gliedmaßen so weit ausgezogen werden, dass sie die zu beurteilenden Strukturen nicht überlagern. Dies gilt gleichermaßen für die laterolaterale und die ventrodorsale Projektion (Abb. 3.11, Abb. 3.12).

Kaninchen müssen zum Anfertigen von Röntgenaufnahmen nicht sediert werden!

Mit Ruhe und Umsicht lässt sich jedes Tier in die geforderte Position verbringen. Eine Sedation birgt zudem erhebliche Gefahren, solange die Erkrankung des Tieres noch nicht diagnostiziert worden ist.

Auch Aufnahmen des Schädels lassen sich gut ohne Narkose anfertigen. Ruhige Kaninchen werden für laterolaterale Aufnahmen auf die Seite gelegt, der Kopf kann an den Ohren ausgerichtet werden (Abb. 3.13a). Bei weniger kooperativen Patienten wird der gesamte Körper angehoben und gedreht, bis der Kopf in der gewünschten Position angekommen ist (Abb. 3.13b). Die dorsoventrale Aufnahme entsteht dadurch, dass leichter Druck auf den Nackenbereich ausgeübt wird, wodurch das Kinn

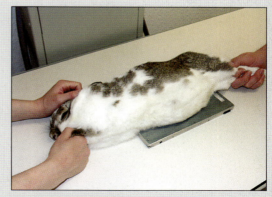

Abb. 3.11 Lagerung für laterolaterale Aufnahmen des Abdomens.

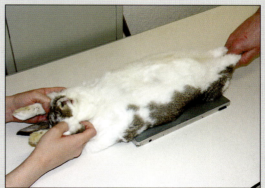

Abb. 3.12 Lagerung für ventrodorsale Aufnahmen des Abdomens.

3.4 Röntgendiagnostik

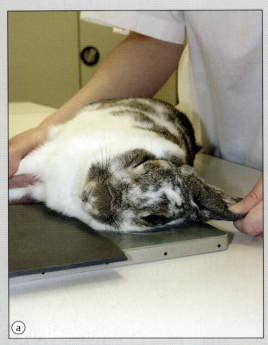
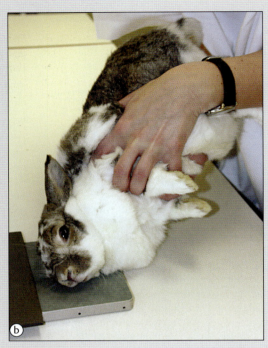

Abb. 3.13 a, b Lagerung für laterolaterale Aufnahmen des Schädels.

Abb. 3.14 a, b Lagerung für dorsoventrale Aufnahmen des Schädels.

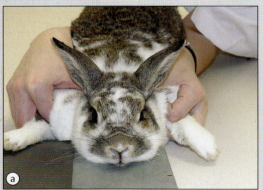
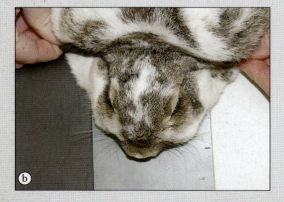

flach auf der Platte zu liegen kommt (Abb. 3.14 a). Ist eine zweite Hilfsperson vorhanden, kann der Kopf auch durch leichten Zug an den Ohren zusätzlich fixiert werden (Abb. 3.14 b).

3.4.4 Interpretation von Röntgenaufnahmen

3.4.4.1 Thorax

Kaninchen besitzen einen vergleichsweise kleinen Thorax. Eine zufrieden stellende Interpretation von Röntgenaufnahmen ist daher nur bei korrekter Lagerung möglich. Insbesondere die Vorderbeine müssen weit nach kranial ausgezogen werden, da sonst Oberarme und Ellenbogen sowie die Muskulatur der Gliedmaßen über den Brustkorb projiziert werden.

Bei gesunden Kaninchen sind folgende Thoraxbefunde zu erwarten:

■ Herz

Das Herz liegt auf laterolateralen Aufnahmen zwischen dem 3. und 6. Rippenpaar und weist eine

Ausdehnung von etwa 2,5 Interkostalräumen auf. Es besitzt eine stumpf-kegelförmige bis ovale Form; seine Längsachse ist leicht nach kranial geneigt (Abb. 3.15 a). Die Herzkontur ist deutlich abzugrenzen, es kann allerdings eine dezente präkardiale Verschattung bestehen.
Bei ventrodorsaler Projektion besitzt das Herz eine rundlich-ovale Form, die Herzspitze ist auf die linke Körperseite verlagert (Abb. 3.15 b).

▪ Trachea

Die Luftröhre verläuft auf korrekt gelagerten Aufnahmen gesunder Kaninchen im spitzen Winkel zur Wirbelsäule und zieht dann in Richtung der Bifurkation etwas nach ventral. Die Aufzweigung befindet sich etwa auf Höhe der 4. Rippe.

▪ Lunge und Gefäße

Der präkardiale Lungenbereich wirkt meist etwas verschattet, da die Spitzenlappen klein sind und das Kaninchen zudem ein weites kraniales Mediastinum besitzt. Die übrigen Lungenbereiche erscheinen gut belüftet und weisen eine feine Gefäßzeichnung auf.
Vena cava caudalis und Aorta sind meist gut darstellbar. Die V. cava caudalis verläuft zwerchfellwärts mit einer dezenten Verjüngung.

3.4.4.2 Abdomen

Da Kaninchen meist ausgeprägte intraabdominale Fettdepots besitzen, die als „Kontrastgeber" fungieren, lassen sich die Bauchhöhlenorgane in der Regel gut abgrenzen (Abb. 3.16–3.18). Ausnahmen können Jungtiere darstellen, deren Fettdepots noch nicht ausgebildet sind (Abb. 3.19 a+b) sowie kachektische Patienten, deren Fettreserven eingeschmolzen wurden.

▪ Leber

Die Leber sollte röntgenologisch eine homogene Struktur aufweisen. Wie auch bei Hund und Katze, darf sie nicht über den Rippenbogen hinausreichen.

Abweichende Befunde:
- Lebergrenze reicht weit über Rippenbogen hinaus: Hepatomegalie → Stauungsleber, Fettleber, tumoröse Veränderung, Infektion (Kokzidiose, Leukose, Rodentiose, Pseudotuberkulose)
- inhomogenes Erscheinungsbild: tumoröse Veränderung, Kokzidiose

▪ Magen-Darm-Trakt

Bei gesunden Kaninchen mit normalem Fressverhalten ist der gesamte Magen-Darm-Trakt gut gefüllt. Der Inhalt stellt sich gleichmäßig inhomogen dar und ist mit kleinen Gaseinschlüssen durchsetzt. Im Enddarmbereich lassen sich oft die runden Kotkugeln erkennen.

Abweichende Befunde:
- größere Gasansammlungen: Fehlgärungsprozesse mit Tympanie
- Magen gefüllt, Darm gashaltig: Das Kaninchen frisst nicht mehr. Der Darm hat sich entleert, der

Abb. 3.15
a Röntgenaufnahme Thorax, o.b.B., laterolateraler Strahlengang. **1** = V. cava caudalis, **2** = Aorta, **3** = Trachea, **4** = Bifurkation.
b Röntgenaufnahme Thorax, o.b.B., ventrodorsaler Strahlengang.

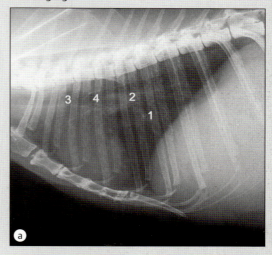

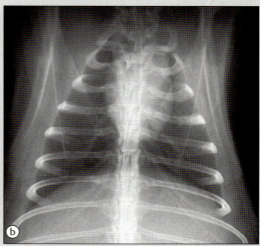

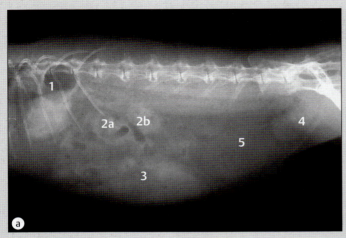
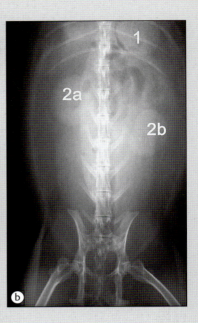

Abb. 3.16
a Röntgenaufnahme Abdomen, o.b.B., laterolateraler Strahlengang.
   1 = Magen, **2a** = rechte Niere, **2b** = linke Niere, **3** = Blinddarm, **4** = Blase, **5** = intraabdominales Fett.
b Röntgenaufnahme Abdomen, o.b.B., ventrodorsaler Strahlengang.
   1 = Magen, **2a** = rechte Niere, **2b** = linke Niere.

Futterbrei im Magen kann jedoch nicht in den Darm überführt werden, da kein neues Futter aufgenommen wird.
- Inhalt von Magen/Darm völlig homogen, dazwischen große Gasansammlungen: verflüssigter Inhalt durch Fehlgärungen → Tympanie
- röntgendichtere Bezirke/Verschattungen im Darmlumen: eingedickter Darminhalt → Obstipation
- großes gashaltiges Gebilde im mittleren bis kaudalen Abdomen: Blinddarmtympanie

■ Nieren

Die Nieren haben eine bohnenartige Form und eine glatte Oberfläche. Die rechte Niere liegt kranial der linken. Die Organe sind bei Kaninchen in größere Fettdepots eingelagert und können auf laterolateralen Aufnahmen weit in die Bauchhöhle „hinunterbaumeln".

Abweichende Befunde:
- unregelmäßige Oberfläche: chronische Nephropathie, Niereninsuffizienz
- vergrößert: Tumor, Leukose
- knochendichte Verschattung im Zentrum: Nephrolithiasis

■ Harnblase

Die Blase kann bei Kaninchen in ihrer Form und Röntgendichte erheblich differieren. Durch hohe Gehalte an Kalziumkristallen wird auch bei gesunden Kaninchen gelegentlich eine erhöhte Röntgendichte hervorgerufen. Sie ist jedoch nur dann von Bedeutung, wenn Harnabsatzstörungen bestehen. Auch Dilatationen der Harnblase sind oft zu diagnostizieren, ohne dass Auswirkungen auf den Harnabsatz zu beobachten sind.

Abweichende Befunde:
- rundliche röntgendichte Struktur im Blasenlumen: Blasenstein
- diffuse röntgendichte Verschattung der Blase und Dilatation: Blasengries

■ Uterus

Die Gebärmutter ist bei gesunden Kaninchen röntgenologisch nicht darstellbar. Eine Ausnahme bilden gelegentlich adipöse Tiere, bei denen sich auch eine physiologische Metra darstellen lässt, wenn sie von einem stark verschwarteten Ligamentum latum uteri begrenzt ist.
In jedem Fall, in dem der Uterus darzustellen ist, sollte eine sonografische Untersuchung angeschlossen werden, um pathologische Veränderungen ausschließen zu können.

3.4 Röntgendiagnostik

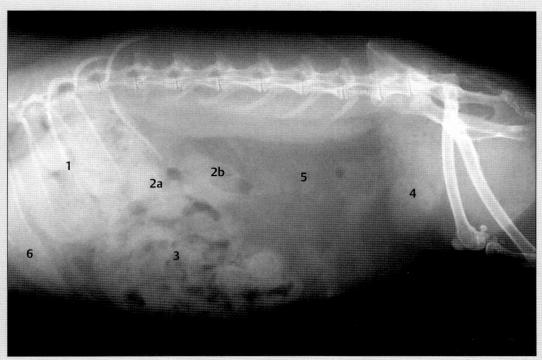

Abb. 3.17 Röntgenaufnahme Abdomen, o.b.B., laterolateraler Strahlengang. **1** = Magen, **2a** = rechte Niere, **2b** = linke Niere, **3** = Blinddarm, **4** = Blase, **5** = intraabdominales Fett, **6** = Leber.

Abb. 3.18 Röntgenaufnahme Abdomen, o.b.B., laterolateraler Strahlengang. **1** = Magen, **2a** = rechte Niere, **2b** = linke Niere, **3** = Blinddarm, **4** = Blase.

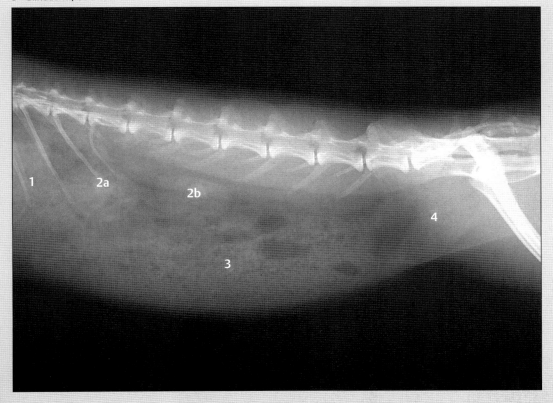

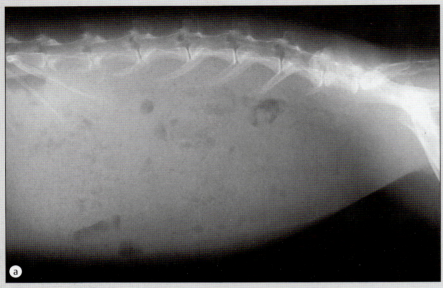

Abb. 3.19
a Jungtier, Röntgenaufnahme Abdomen, o.b.B., laterolateraler Strahlengang.
b Jungtier, Röntgenaufnahme Abdomen, o.b.B., ventrodorsaler Strahlengang.

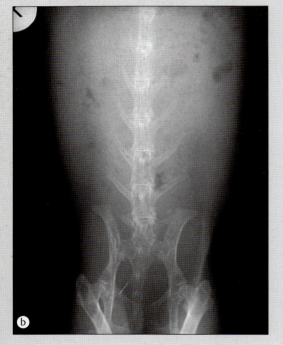

- weite Schlingen mit homogenem Inhalt: Flüssigkeitsansammlungen im Uterus → Pyo-, Hydro-, Muko-, Hämometra

3.4.4.3 Schädel

Die korrekte Beurteilung von Schädelaufnahmen erfordert etwas Übung. Sie sind nicht immer leicht zu interpretieren, besonders wenn nur dezente Abweichungen vom Normalbefund vorliegen. Für die Praxis empfiehlt es sich daher, zunächst korrekt gelagerte Aufnahmen eines (zahn)gesunden, möglichst jüngeren Kaninchens anzufertigen. Diese können dann stets als „Vergleichsobjekt" herangezogen werden.
Folgende Befunde sind als physiologisch anzusehen:

Laterolaterale Aufnahme (Abb. 3.20 a)
- Die Incisivi von Ober- und Unterkiefer ragen sichelförmig aus dem Kieferknochen heraus. Die oberen Schneidezähne stehen vor den unteren. Die Stiftzähne weisen nur einen geringen

Abweichende Befunde:
- Metra darstellbar: Verdacht auf endometriale Hyperplasie
- rundliche Verschattungen, evtl. Verkalkungsherde: Uterustumor

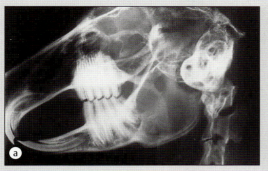
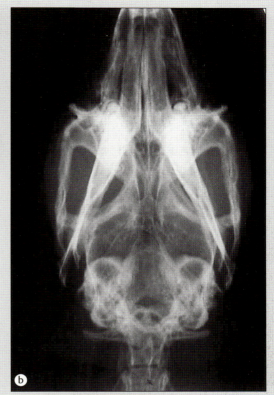

Abb. 3.20
a Röntgenaufnahme Schädel, o.b.B., laterolateraler Strahlengang.
b Röntgenaufnahme Schädel, o.b.B., dorsoventraler Strahlengang.

Abstand zu den vorderen Incisivi auf und sind kürzer als diese.
- Die Backenzähne des Oberkiefers stehen weitgehend parallel zueinander. P1, P2 und M1 des Unterkiefers stehen ebenfalls nahezu parallel; die apikalen Bereiche von M2 und M3 sind leicht nach kaudal geneigt.
- Alle Zähne weisen im „Wurzelbereich" eine deutliche Begrenzung untereinander und zum Kieferknochen auf. Es besteht eine Lücke zwischen den „Wurzelbereichen" der Incisivi und des P1 des Unterkiefers.
- Die Kauflächen der Backenzähne von Ober- und Unterkiefer passen kongruent aufeinander.
- Der untere Rand der Mandibula weist eine scharf begrenzte Knochenkompakta auf, ebenso wie der Interalveolarrand.
- Die Nasenhöhlen sind gut belüftet.

■ **Dorsoventrale Aufnahme** (Abb. 3.20 b)
- Die knöchernen Strukturen sind klar begrenzt und bei korrekter Lagerung symmetrisch.
- Die Zähne weisen eine deutliche Abgrenzung untereinander und zum Kieferknochen auf.
- Weichteilschatten, die durch Muskulatur und Augen entstehen, sind symmetrisch.
- Die Bullae tympanicae weisen eine deutliche Aufhellung auf und stellen sich auf beiden Seiten gleich dar.

3.4.5 Kontrastmitteluntersuchung

Die Röntgenuntersuchung mit Hilfe von Kontrastmitteln spielt bei Kaninchen nur eine untergeordnete Rolle. Es gibt nur wenige sinnvolle Indikationen für ihren Einsatz:
- Bei Stenosen des Tränennasenkanals können iodhaltige Röntgenkontrastmittel in den Tränengang appliziert werden, um die Lokalisation der Stenose darzustellen.

- Bei Verdacht auf das Vorliegen eines Bezoars im Magen kann dieser durch eine Kontrastmitteluntersuchung dargestellt werden, sofern der Magenausgang nicht verlegt und das Tier nicht inappetent ist. Kontrastmittelreste bleiben dann an dem Haarballen zurück.

Eine Kontrastmitteluntersuchung des Magen-Darm-Trakts bei inappetenten Kaninchen ist sinnlos! Der Kontrastmittelbrei gelangt nur in den Darm, wenn kontinuierlich Futter aufgenommen wird; andernfalls verbleibt er im Magen. Diese Situation darf nicht irrtümlich zu der Fehldiagnose führen, es läge ein Passagehindernis vor!

3.5 Ultraschalldiagnostik

3.5.1 Abdominale Sonografie

Die Indikationen für die abdominale Sonografie beim Kaninchen sind vielfältig: Abklärung von Gebärmuttererkrankungen, Diagnose von Hepatopathien und Nephropathien, Trächtigkeitsuntersuchungen, Darstellung von Konkrementen in den Harnwegen usw.

Die Untersuchung erfolgt, wie auch bei Hund und Katze, in Rückenlage. Wird diese Position nicht geduldet, kann der Helfer sich das Tier senkrecht vor den Oberkörper halten/auf den Schoß setzen (Abb. 3.21). Um ausreichend beurteilbare Bilder zu erhalten, sollten Schallköpfe mit einer Frequenz von mindestens 7,5 MHz verwendet werden (Abb. 3.22, Abb. 3.23).

Die Technik der Ultraschalldiagnostik gleicht der bei anderen Säugern. Bei Kaninchen kann die Übersicht in der Bauchhöhle durch Gaseinschlüsse im Darmlumen erschwert sein. Dies trifft insbesondere für Tiere zu, die unter Verdauungsstörungen mit Tympanie leiden.

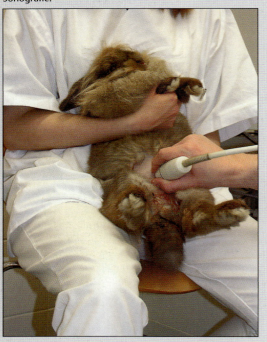

Abb. 3.21 Lagerung des Kaninchens zur abdominalen Sonografie.

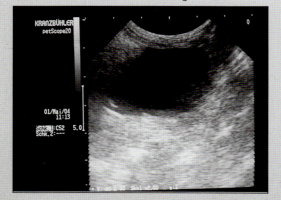

Abb. 3.22 Ultraschallbild der Blase, Längsschnitt.

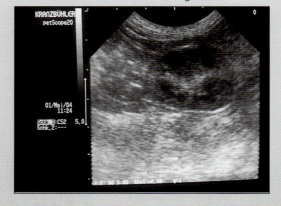

Abb. 3.23 Ultraschallbild der Niere, Längsschnitt.

3.5.2 Echokardiografie

Die Echokardiografie ist die sensibelste und spezifischste Methode zur Diagnostik von Herzerkrankungen. Echokardiografische Untersuchungen erfolgen am unsedierten Tier. Der Bereich zwischen dem dritten und sechsten Interkostalraum wird parasternal geschoren. Die Untersuchung erfolgt mit einem 7,5 MHz-Schallkopf. Das Kaninchen kann in Seitenlage auf einem Tisch mit Loch fixiert werden. Der Schallkopf wird dann von unten an die Thoraxwand herangeführt. Besser wird in der Regel eine Untersuchung in Brustlage geduldet, wobei Brustkorb und Vorderbeine vom Tisch abgehoben werden. In beiden Positionen ist es wegen des engen Thorax des Kaninchens erforderlich, die Vorderbeine ausreichend weit nach kranial auszuziehen. Nur so kann der Schallkopf an geeigneter Stelle (vierter bis fünfter Interkostalraum) angesetzt werden (Abb. 3.24).

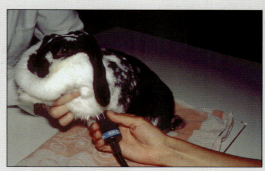

Abb. 3.24 Lagerung zur Echokardiographie.

Tab. 3.7 Physiologische Werte der echokardiografischen Untersuchung

Parameter	Richtwert	Parameter	Richtwert
LVEDD (cm)	1,25 ± 0,16	**IVSES** (cm)	0,38 ±0,04
LVESD (cm)	0,75 ± 0,15	**LVWED** (cm)	0,23 ±0,05
Ao (cm)	0,65 ± 0,07	**LVWES** (cm)	0,41 ±0,08
LA (cm)	0,98 ± 0,11	**FS** (%)	41,20 ±6,18
LA/Ao	1,51 ± 0,20	**V$_{max}$ Aorta** (m/sec)	0,75 ±0,08
IVSED (cm)	0,23 ± 0,04	**V$_{max}$ A. pulmonalis** (m/sec)	0,74 ±0,1

LVEDD = Linksventrikulärer Diameter in der Diastole, **LVESD** = linksventrikulärer Diameter in der Systole, **Ao** = Enddiastolischer Aortenwurzeldiameter, **LA** = Enddiastolischer Vorhofdiameter, **LA/Ao** = Quotient linker Vorhof/Aortenwurzel, **IVSED** = Intraventrikuläre Septumdicke in der Diastole, **IVSES** = intraventrikuläre Septumdicke in der Systole, **LVWED** = Linksventrikuläre Hinterwand in der Diastole, **LVWES** = Linksventrikuläre Hinterwand in der Systole, **FS** = Verkürzungsfraktion, **V$_{max}$ Aorta** = maximale Blutflussgeschwindigkeit in der Aorta, **V$_{max}$ A. pulmonalis** = maximale Blutflussgeschwindigkeit in der Arteria pulmonalis

3.6 Elektrokardiografie (EKG)

Die elektrokardiografische Untersuchung wird prinzipiell wie bei Hund und Katze durchgeführt: Die Registrierung erfolgt in rechter Seitenlage. Die Elektroden werden mit Krokodilklemmen befestigt. Für die bipolaren Extremitätenableitungen nach Einthoven (Abb. 3.25) und die unipolaren Extremitätenableitungen nach Goldberger (Abb. 3.26) werden die allgemein üblichen Ableitungspunkte verwendet. Das EKG-Gerät ist auf 1,0 cm/1 mV bzw. 2,0 cm/1 mV zu eichen. Die Schreibgeschwindigkeit wird auf 25 oder 50 mm/sec festgelegt.

Tab. 3.8 Physiologische EKG-Werte bei Kaninchen (Ableitung II nach Einthoven)

Parameter	Richtwert
Herzfrequenz	190–300/min
P-Welle	≤ 0,03 mV; ≤ 0,02 sec
Q-Zacke	selten vorhanden; ≤ 0,05 mV
R-Zacke	≤ 0,25 mV
S-Zacke	selten vorhanden; ≤ 0,05 mV
T-Zacke	≤ 0,15 mV; ≤ 0,06 sec
PQ-Intervall	≤ 0,07 sec
QT-Strecke	≤ 0,16 sec
QRS-Dauer	≤ 0,04 sec

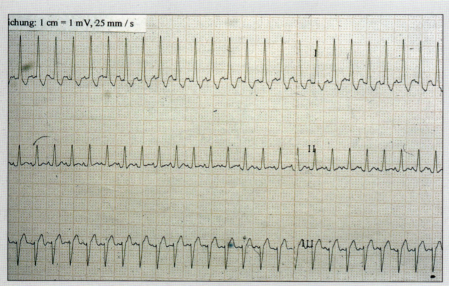

Abb. 3.25 EKG: Bipolare Extremitätenableitung nach Einthoven.

Abb. 3.26 EKG: Unipolare Extremitätenableitung nach Goldberger.

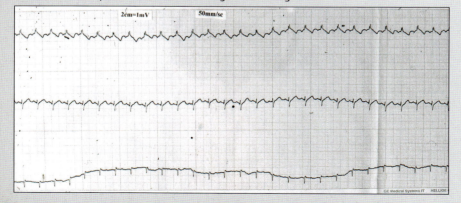

3.7 Dermatologische Diagnostik

Erkrankungen der Haut kommen bei Kaninchen häufig vor. Die Veränderungen sehen trotz unterschiedlicher Ätiologie oft sehr ähnlich aus, so dass weiterführende Untersuchungen meist sinnvoll sind.

3.7.1 Parasitologische Untersuchungen

Tesafilm-Abklatschpräparate sind v.a. bei Bildung von großen, weißlichen Schuppen auf der Haut (besonders im Nackenbereich) angezeigt. Diese entstehen bei der Cheyletiellose, der häufigsten parasitären Hauterkrankung des Kaninchens (Abb. 2.119, S. 216).
Oberflächliche Hautgeschabsel können ebenfalls zum Nachweis von Cheyletiellen herangezogen werden. Eine Aufbereitung der Proben ist in der Regel nicht erforderlich. Die Beurteilung kann jedoch unter Umständen durch die Behandlung mit Kalilauge erleichtert werden.
Tiefe Hautgeschabsel müssen bei Verdacht auf Demodikose (Abb. 2.123, S. 217) entnommen werden, wobei die Erkrankung bei Kaninchen äußerst selten anzutreffen ist.

3.7.2 Mykologische Untersuchungen

Mykologische Untersuchungen sollten sowohl bei zirkulär begrenztem Haarausfall, als auch bei diffuser Alopezie eingeleitet werden (Abb. 2.126, S. 220).
Die **Wood´sche Lampe** dient lediglich der Diagnose einiger *Microsporum canis*-Arten, die unter ultraviolettem Licht grün fluoreszieren. Andere Dermatophyten werden diagnostisch jedoch nicht erfasst.
Pilz-Anzuchtböden sollten sowohl mit oberflächlichen Hautgeschabseln aus den Randzonen der veränderten Areale als auch mit Haaren bestückt werden.

3.7.3 Bakteriologische Untersuchungen

Bakteriologische Untersuchungen sollten bei allen feucht-schmierigen und flächigen krustösen Hautveränderungen eingeleitet werden. Am günstigsten ist die Einsendung von Tupferproben. Diese werden direkt aus feuchten Hautarealen oder nach Ablösung krustöser Veränderungen entnommen.

3.7.4 Histologische Untersuchungen

Histologische Untersuchungen von Hautbioptaten sind zu erwägen, wenn die bereits beschriebenen diagnostischen Verfahren nicht zu einer Diagnosefindung geführt haben. Biopsien können unter Lokalanästhesie mit Lidocain mit Hilfe der handelsüblichen Hautstanzen entnommen werden.

3.8 Neurologische Untersuchung

Neurologische Untersuchungen werden bei verschiedensten Symptomen wie Ataxie, Lähmungserscheinungen, Anfällen, Krämpfen und Bewusstseinstrübungen erforderlich.

- Es wird zunächst festgehalten, ob das Kaninchen physiologisch auf seine Umwelt reagiert (in der Praxis entweder neugierig oder ängstlich) oder ob Bewusstseinstrübungen vorliegen.
- Die Tiere werden dann, soweit die Ausfallerscheinungen es zulassen, auf griffigem Untergrund hoppeln gelassen, um Ganganomalien genau erfassen zu können.
- **Korrekturreaktionen** werden durch Überköten der Pfoten sowie durch Überkreuzen der Gliedmaßen überprüft.

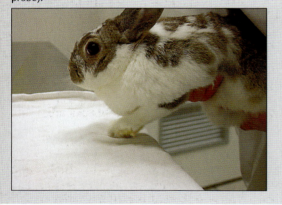

Abb. 3.27 Überprüfung der Stellreaktionen (Tischkantenprobe).

- Auch die **Stellreaktionen** können meist gut getestet werden, indem ein Bein des hochgehobenen Kaninchens in Richtung der Tischkante geführt wird. Gesunde Tiere heben die Pfote bei Berührung an (Abb. 3.27).
- Eine Prüfung der **spinalen Reflexe** ist bei Kaninchen nur bedingt möglich, da sie meist heftige Abwehrreaktionen vollführen, wenn versucht wird, sie in Seitenlage zu fixieren. Bei Tieren mit Paresen sind die Tests leichter durchzuführen. Der Pannikulus- und der Analreflex können immer gut überprüft werden.
- Weiterhin sollten **Hirnnerventests** durchgeführt werden. Der Pupillarreflex ist v.a. bei Infektionen mit *Encephalitozoon cuniculi* häufig beeinträchtigt. Es wird außerdem überprüft, ob ein Nystagmus besteht oder durch Lageveränderung ausgelöst werden kann. Durch Beklopfen des Lidrands sollte ein Lidschluss erfolgen (Orbicularis-oculi-Reflex). Die Hautsensibilität wird durch Reizung der Nasenschleimhaut und der Kopfhaut rostral des Auges getestet. Ein Drohreflex ist in der Regel auch bei gesunden Kaninchen nicht auszulösen.
- Schließlich werden **Sensibilität und Schmerzreaktionen** überprüft. Oberflächenschmerz wird getestet, indem oberflächlich in Haut und Zwischenzehenbereiche gekniffen oder gestochen wird. Der Tiefenschmerz wird ausgelöst, indem eine Reizung der Schmerzrezeptoren in tiefen Geweben erfolgt. Dies geschieht durch Kneifen der Phalangen mit einer Pean-Klemme.
- Eine **Überprüfung der Sinnesorgane** ist beim Kaninchen in der Praxis nur schwer möglich. Eine Beeinträchtigung fällt v.a. den Besitzern in der häuslichen Umgebung auf, wenn die Tiere gegen Hindernisse laufen oder auf Geräusche nicht mehr reagieren.

Anhang

Medikamentenverzeichnis

1. Antibiotika
2. Antiparasitika
3. Antimykotika
4. Verdauungstrakt
5. Respirationstrakt
6. Herz-Kreislauf-System
7. Auge
8. Hormone, Kortikoide
9. Vitamine, Mineralstoffe, Spurenelemente
10. Infusionslösungen
11. Wundbehandlung
12. Analgetika
13. Narkotika, Narkoseprämedikation, Euthanasie
14. Künstliche Ernährung
15. Impfstoffe, Paramunitätsinducer

Dieses Medikamentenverzeichnis wurde sorgfältig nach dem derzeitigen Kenntnisstand der Wissenschaft erstellt. Es ist zu beachten, dass nur wenige Medikamente für Kaninchen zugelassen sind. Auch gibt es kaum Studien zur Pharmakokinetik der genannten Wirkstoffe bei diesen Tieren. Die angegebenen Dosierungen entstammen teilweise der Fachliteratur, teilweise wurden für Hund und Katze gebräuchliche Dosierungen auf das Kaninchen umgerechnet. Bei der Umwidmung von Arzneimitteln sind die geltenden gesetzlichen Bestimmungen einzuhalten.

Es ist besonders zu bedenken, dass Kaninchen als Lebensmittel liefernde Tiere eingestuft werden. Daher dürfen viele der genannten Arzneimittel bei dieser Tierart prinzipiell nicht eingesetzt werden. Um das Spektrum der verwendbaren Präparate erweitern zu können, muss für Kaninchen ein „Gesundheitspass" – ähnlich dem „Equidenpass" bei Pferden – erstellt werden, in dem festgelegt wird, dass das Tier von der Lebensmittelgewinnung ausgeschlossen wird.

Um einen möglichst guten Therapieerfolg zu gewährleisten, sind bestimmte Grundsätze zu beachten, die sich besonders auf den Einsatz von Antibiotika beziehen:

- Die Tiere müssen vor Beginn der medikamentellen Therapie auf einer geeigneten Waage gewogen werden, um das Gewicht exakt bestimmen zu können. Nur so ist eine genaue Medikamentendosierung möglich. Unterdosierungen gefährden nicht nur den Behandlungserfolg, sie begünstigen bei Chemotherapeutika auch die Entstehung von Resistenzen.
- Eine antibiotische Behandlung muss auch bei Kaninchen ausreichend lange durchgeführt werden. Die Unterschreitung eines einwöchigen Therapieintervalls fördert die Resistenzentstehung und ist in den meisten Fällen therapeutisch unsinnig. In vielen Fällen sind ohnehin deutlich längere Behandlungen erforderlich.
- Kaninchen besitzen eine grampositive Darmflora, die äußerst empfindlich ist. Chemotherapeutika mit ausschließlich/überwiegend gram-positivem Wirkungsspektrum sollten daher nur in Ausnahmen und nach strikter Indikationsstellung verwendet werden. Ihre Applikation darf ausschließlich parenteral erfolgen. Die Behandlung sollte durch die Gabe von Laktobazillus-Präparaten begleitet werden. Die orale Anwendung solcher Antibiotika ist kontraindiziert und kann lebensbedrohliche Durchfälle auslösen.
- Bei der Anwendung von Augenpräparaten ist zu bedenken, dass Kaninchen den Wirkstoff durch Putzen oral aufnehmen können. Es sollten daher möglichst Wirkstoffe verwendet werden, die auch bei systemischer Anwendung verträglich sind. Müssen Ophthalmologika eingesetzt werden, die bei oraler Auf-

nahme zu Instabilitäten der Darmflora führen können, sind Formulierungen in Tropfenform vorzuziehen, da diese keine Rückstände im Fell hinterlassen.
- Auch bei der Verwendung von Salben zur äußerlichen Anwendung auf der Haut ist zu bedenken, dass die Gefahr der oralen Aufnahme groß ist, so dass unerwünschte Nebenwirkungen auftreten können. Die Kaninchen müssen ggf. durch einen Halskragen geschützt werden. Bei jedem Salbeneinsatz ist zu bedenken, dass das Haarkleid langfristig verunreinigt werden kann. Eine Anwendung ist nur sinnvoll, wenn die veränderten Hautstellen der Behandlung gut zugänglich sind und darüber liegendes Fell durch Rasur entfernt wurde.
- Kaninchen haben deutlich höhere Stoffwechselraten als Hunde und Katzen. Daher besitzen viele Medikamente eine kürzere Wirkungsdauer. Dies ist wiederum besonders bei Chemotherapeutika zu beachten. Antibiotische Präparate, die bei Hund und Katze Depotwirkung besitzen, müssen bei Kaninchen täglich appliziert werden.

1. Antibiotika (Behandlungsdauer i.d.R. 7-10 d)

#	Wirkstoff / Präparat	Dosierung	Hinweise
1	**Amikacin** Biklin®	5 mg/kg, 2 x tägl. s.c.	Nur als Reseveantibiotikum! Nephro- und ototoxisch! Nur bei intakter Nierenfunktion!
2	**Ampicillin** Ampicillin pro inj.®	10 mg/kg, 1 x tägl. s.c.	Nur parenteral bei strenger Indikationsstellung!
3	**Amoxicillin** Duphamox LA®	15 mg/kg, 1 x tägl. s.c.	Nur parenteral bei strenger Indikationsstellung!
4	**Chloramphenicol** Chloromycetin® Palmitat, Paraxin®	50 mg/kg, 2 x tägl. p.o., s.c.	Liquorgängig. Ausscheidung wird durch Leber-/Nierenfunktionsstörungen verzögert.
5	**Ciprofloxacin** Ciprobay®	10 mg/kg, 2 x tägl. p.o.	Liquorgängig. Knochen- und gelenkgängig. Nicht während Laktation, Trächtigkeit oder bei Tieren im Wachstum.
6	**Clindamycin** Sobelin®, Cleorobe®	7,5 mg/kg, 2 x tägl. s.c., p.o.	Knochengängig. Bei oraler Gabe oft Verdauungsstörungen!
7	**Doxycyclin** Doxycyclin-ratiopharm®	5–10 mg/kg, 1 x tägl. s.c.	Nur bei intakter Leber- und Nierenfunktion!
8	**Enrofloxacin** Baytril®	10 mg/kg, 1 x tägl. s.c., p.o.	Liquorgängig. Knochen- und gelenkgängig. Nicht während Laktation, Trächtigkeit oder bei Tieren im Wachstum.
9	**Gentamicin** Gentamicin 50®	2,5-8 mg/kg, 2 x tägl. s.c.	Nur als Reserveantibiotikum! Nephro- und ototoxisch! Nur bei intakter Nierenfunktion!
10	**Metronidazol** Clont i.v.®, Flagyl®	10–20 mg/kg, 2 x tägl. s.c., p.o.	Bei Infektionen mit Anaerobiern.
11	**Marbofloxacin** Marbocyl FD®	4 mg/kg, 1 x tägl. s.c., p.o.	Liquorgängig. Nicht während Laktation, Trächtigkeit oder bei Tieren im Wachstum. Injektionslösung kann auch oral gegeben werden.
12	**Oxytetracyclin** Terramycin LA®	10–20 mg/kg, 1 x tägl. s.c.	Nur bei intakter Leber- und Nierenfunktion!

Handschriftliche Notiz: Convenia: alle 4-7 Tage, Dosis wie bei Hd/Ktz, MSW nicht! tödlich!

13	**Sulfadoxin/ Trimethoprim** *Borgal® 24%, Cotrim K-ratiopharm®*	30–40/6-8 mg/kg, 2 x tägl. s.c., p.o.	Auf ausreichende Flüssigkeitszufuhr achten! Nicht in der Trächtigkeit! Injektionslösung verdünnen, sonst gewebereizend!
14	**Tetracyclin** *Tetracyclin 10%®, Tetraseptin mite*	10–20 mg/kg, 2 x tägl. s.c., p.o.	Gefahr von Durchfällen, bes. bei oraler Gabe! Nur bei intakter Leber- und Nierenfunktion! Keine längere Anwendung in der Trächtigkeit.

2. Antiparasitika

15	**Amitraz** *Ectodex®*	äußerliche Anwendung 0,05%ig, alle 5–7 d	V.a. bei Demodikose.
16	**Febantel** *Rintal®*	1 x tägl. 10 mg/kg p.o. über 3 d	Bei Nematodenbefall.
17	**Fenbendazol** *Panacur®*	20 mg/kg, 1 x tägl. p.o. über 5 d	Bei Nematodenbefall, Wiederholung nach 2 Wochen.
18	**Imidacloprid** *Advantage®*	20 mg/kg, 1 x ig als Spot-on	Gegen Flöhe; Wiederholung alle 4 Wochen.
19	**Ivermectin** *Ivomec®*	0,3–0,5(–1) mg/kg, 1 x s.c., 2-3 x im Abstand von 7-10 d	Bei Milbenbefall
20	**Mebendazol** *Telmin®*	20–25 mg/kg, 1 x tägl. p.o. über 3–5 d	Bei Nematodenbefall, Wiederholung nach 2 Wochen.
21	**Phoxim** *Sebacil®*	äußerliche Anwendung 0,05%ig (0,1%ig)	Bei Flöhen u. Läusen 1x behandeln. Bei Räude 2 x im Abstand von 1-2 Wochen. 0,1%ig nur bei massivem Befall.
22	**Praziquantel** *Droncit®*	5 mg/kg, 1x ig s.c.	Gegen Bandwürmer.
23	**Propoxur** *Bolfo®*	äußerliche Anwendung, 1 x wöchentlich	Gegen Läuse, Flöhe (Wirkung bei Hunde- u. Katzenfloh unzureichend), Zecken.
24	**Selamectin** *Stronghold®*	15 mg/kg, Spot-on,	2 x im Abstand von 3–4 Wochen, bei Demodikose alle 14 Tage.
25	**Toltrazuril** *Baycox®*	10 mg/kg, 1 x tägl. p.o.	Mittel der Wahl bei Kokzidiose. 3 Tage Behandlung – 3 Tage Pause – 3 Tage Behandlung.

3. Antimykotika

26	**Clotrimazol** *Canesten®*	äußerliche Anwendung	Nicht ablecken lassen! Fell vor Anwendung großflächig rasieren.
27	**Enilkonazol** *Imaverol®*	äußerliche Anwendung (1:50 verdünnt), 1 x tägl.	Bei Dermatomykosen. Mehrmals im Abstand von 2–4 Tagen.
28	**Griseofulvin** *Fulcin S-Tabletten®*	30–40 mg/kg, 1 x tägl. p.o.	Behandlung mind. 4 Wochen. Gefahr von Durchfall und Leberschädigung!
29	**Ketokonazol** *Nizoral®*	20 mg/kg, 1 x tägl. p.o.	Behandlung mind. 3-4 Wochen. Gefahr von Durchfall und Leberschäden!

30	**Lufenuron** *Program®*	100 mg/kg, 1 x ig p.o.	Bei Dermatomykosen. 3 Behandlungen im Abstand von je 2 Wochen. Bei Flohbefall halbe Dosis im Abstand von 4 Wochen.
31	**Nystatin** *Nystaderm-S®*	15–20 mg/kg (60.000–90.000 IE/kg), 2 x tägl. p.o.	Bei Darmmykosen über 7–10 Tage.

4. Verdauungstrakt

32	**Bariumsulfat** *Micropaque®*	5–10 ml/kg, 1 xig p.o.	Röntgenkontrastmittel. Lange Verweildauer durch Zäkotrophie.
33	**Butylscopolamin** *Buscopan®, Buscopan compositum®*	0,5–1 mg/kg, 1–2 x tägl. s.c. In Kombination mit Metamizol nur 0,4-0,8 mg/kg!	V.a. bei Spasmen im Harnwegsbereich. Bei wiederholter Anwendung Gefahr der Darmatonie. Nicht bei Tympanien oder Obstipation!
34	**Dimeticon** *Sab simplex®*	0,8–1 mg/kg, mehrmals tägl. p.o.	Bei Tympanie, v.a. feinschaumigen Gärungsprozessen.
35	**Metoclopramid** *MCP-ratiopharm®*	1–5 mg/kg, 2–3 x tägl. s.c., p.o.	Nur über 3-4 Tage, sonst Gefahr der Darmatonie nach Absetzen.
36	**Paraffinum subliquidum** *Obstinol M®*	3–5 ml/kg, 2–3 x tägl. p.o.	Bei Obstipation.
37	**Probiotikum** *Bird Bene-Bac®*	nach Bedarf	Zur Stabilisierung der Darmflora.

5. Respirationstrakt

38	**Acetylcystein** *NAC-ratiopharm®*	3 mg/kg, 2 x tägl. p.o., s.c.	Mukolytikum. Injektionslösung kann zur Inhalation verwendet werden.
39	**Bromhexin** *Bisolvon®*	0,5 mg/kg, 1–2 x tägl. p.o.	Sekretolytikum.
40	**Dimethylbutyramid** *Respirot®*	15–30 mg/kg intranasal, sublingual	Atemstimulans.
41	**Doxapram** *Dopram-V®*	5–10 mg/kg s.c., i.m., i.v.	Atemstimulans. In Notfällen auch intralingual!
42	**Theophyllin** *Solosin Tropfen®, Euphylong 200 Inj.-Lsg.®*	2–3 mg/kg, 2–3 x tägl. p.o., s.c.	Bronchodilatator.

6. Herz-Kreislauf-System

43	**Digoxin** *Lenoxin liquidum®*	0,005–0,01 mg/kg, 1 x tägl. p.o.	Bei dilatativer Kardiomyopathie und tachykarder Arrhythmie.
44	**Enalapril** *Enacard®*	0,5-1 mg/kg, 1 x tägl. p.o.	ACE-Hemmer.
45	**Etilefrin** *Effortil®*	0,5–1 mg/kg, 3–4 x tägl. s.c., i.m., p.o.	Sympathomimetikum; bei Bedarf alle 3–4 Stunden
46	**Furosemid** *Dimazon®*	1–5 mg/kg, 1–2 x tägl. s.c., i.m., p.o.	Bei Ödemen, Thoraxerguss. Bei hochdosierter Daueranwendung gelegentliche Kalium-Kontrollen.
47	**Imidapril-hydrochlorid** *Prilium®*	0,125–0,25 mg/kg p.o.	ACE-Hemmer.
48	**Mannitol** *Mannit-Lösung®*	0,3 g/kg/h i.v.	Strenge i.v.-Applikation! Bei Hirnödem nach Ausschluss intrakranieller Blutungen.
49	**Metildigoxin** *Lanitop mite®*	0,005–0,01 mg/kg, 1 x tägl. p.o.	Bei dilatativer Kardiomyopathie und tachykarder Arrhythmie.
50	**Propranolol** *Dociton®*	0,02 mg/kg, 3 x tägl. i.v., p.o.	β-Blocker; bei tachykarden Arrhythmien.
51	**Ramipril** *Vasotop®*	0,125 mg/kg, 1 x tägl. p.o.	ACE-Hemmer.

7. Auge

52	**Atropinsulfat** *Atropin-POS®*	2–3 x tägl.	Mydriatikum. Bei schmerzhaften Entzündungen zur Lösung von Ziliarspasmen; zur Lösung von Synechien.
53	**Azidamfenicol** *Thilocanfol® 1%*	mehrmals tägl.	Bei bakteriellen Infektionen der vorderen Augenabschnitte.
54	**Chloramphenicol** *Thilocanfol® C1%*	mehrmals tägl.	Bei bakteriellen Infektionen der vorderen Augenabschnitte.
55	**Dexamethason** *Dexamethason-Augensalbe Jenapharm®*	2–3 x tägl.	Bei nicht-infektiösen Entzündungen der vorderen Augenabschnitte. Nur bei intakter Kornea!
56	**Dexpanthenol** *Bepanthen® Roche Augen- u. Nasensalbe*	2–3 x tägl.	Bei Haut- und Schleimhautläsionen am Auge.
57	**Gentamicin** *Refobacin®*	mehrmals tägl.	Bei bakteriellen Infektionen der vorderen Augenabschnitte.
58	**Norfloxacin** *Chibroxin®*	mehrmals tägl.	Bei bakteriellen Infektionen der vorderen Augenabschnitte.
59	**Ofloxacin** *Floxal®*	mehrmals tägl.	Bei bakteriellen Infektionen der vorderen Augenabschnitte.

#	Medikament	Dosierung	Indikation
60	**Oxytetracyclin** *Oxytetracyclin-Augensalbe Jenapharm®*	mehrmals tägl.	Bei bakteriellen Infektionen der vorderen Augenabschnitte.
61	**Prednisolonacetat** *Ultracortenol®, Inflanefran®(forte)*	mehrmals tägl., ggf. stündlich	Bei schweren nicht-infektösen Entzündungen des Auges. Nur bei intakter Kornea!
62	**Vitamin A** *Vitamin A®-POS*	3 x tägl.	Bei Hornhauterosionen.
63	**Vitamin A + Thiamin + Ca-Panthotenat** *Regepithel®*	3 x tägl.	Bei Hornhautdefekten und –erosionen.
64	**Kombinationspräparate: Antibiotikum + Kortikoid** *z. B. Isopto-Max®, Terracortril®*	mehrmals tägl.	Bei Konjunktivitis, Dacryocystitis und Entzündungen der vorderen Augenabschnitte. Nur bei intakter Kornea! Bei Dacryocystitis Augentropfen verwenden!

8. Hormone, Kortikoide

#	Medikament	Dosierung	Indikation
65	**Cabergolin** *Galastop®*	12,5 µg/kg, 1 x tägl. p.o.	Über 4–6 Tage bei Lactatio falsa.
66	**Dexamethason** *Dexasel®*	0,2 mg/kg, 1 x tägl. s.c., p.o.	Antiinflammatorische Wirkung. Appetit-anregende und durststeigernde Wirkung. Bei höherer Dosierung Immunsuppression! Antibiotische Abschirmung sinnvoll.
67	**Insulin** *Caninsulin®, Insulin lente®*	1–3 I.E./kg, 1–2 x tägl. s.c.	Anfangsdosis: 1 I.E./kg, *Insulin lente®* nur über Auslandsapotheke erhältlich.
68	**Oxytocin** *Oxytocin®*	0,5–1 I.E./kg, 1 x ig s.c., i.m.	Bei Wehenschwäche.
69	**Prednisolon** *Medrate solubile®, Solu-Decortin®, Prednisolon 1 %®*	1–2 mg/kg, 1 x tägl. s.c., p.o. 5–10 mg/kg, 1 x ig bei Schock	Nicht in der Frühträchtigkeit! In niedriger Dosis auch als Narkoseprämedikation zur Schockprophylaxe geeignet.

9. Vitamine, Mineralstoffe, Spurenelemente

#	Medikament	Dosierung	Hinweise
70	**Calciumgluconat** *Calcium Braun®*	bis 50 mg/kg s.c., i.v.	Intravenöse Gaben nur langsam und unter Kontrolle der Herztätigkeit!
71	**Eisen** *Eisendextran 20®*	5 mg/kg, 1 x ig i.m.	Evtl. Wiederholung nach 10 Tagen.
72	**Kalium** *Rekawan®*	20 mg/kg, 1 x tägl. p.o.	Evtl. bei Dauereinsatz von Diuretika. Nur bei nachgewiesener Hypokaliämie!
73	**Mineralstoff- gemisch & Vitamine** *Korvimin ZVT®*	1 Messerspitze/Tier/d	Als Zusatz zur Ersatzmilch bei Handaufzucht.
74	**Vitamin B-Komplex (B_1, B_2, B_6)** *Vitamin B-Komplex N® CEVA*	B_1 : 10 mg/kg B_2 : 1 mg/kg B_6 : 5 mg/kg = ca. 1 ml/kg, 1 x tägl. s.c., p.o.	Substitution bei Verdauungsstörungen. Bei ZNS-Störungen.
75	**Vitamin B_{12}** *Catosal®, Vit. B_{12}-Jenapharm®*	150 mg/kg, 1 x tägl. s.c., p.o.	Substitution bei Verdauungsstörungen.
76	**Vitamin E** *E-Vicotrat®*	20 mg/kg, 1 x tägl. i.m., p.o.	Substitution evtl. bei schwerwiegenden Resorptionsstörungen nötig.
77	**Vitamin E + Selen** *Vitamin E + Selenium®*	5 mg/kg + 0,2 mg/kg, 1 x ig i.m., p.o.	Evtl. Wiederholung nach 2 Wochen, max. 4x anwenden.
78	**Vitamin K** *Konakion®*	1–5 mg/kg, 1–2 x tägl. s.c.	Bei Blutungsneigung, Gerinnungsstörungen.

10. Infusionslösungen

#	Medikament	Dosierung	Hinweise
79	**Aminosäurenlösung** *Amynin®*	10–20 ml/kg, 1–2 x tägl. p.o., s.c., i.v.	Nicht bei Leberfunktionsstörungen, nur zu deren Prophylaxe!
80	**Glukose** *Glukosel®, Glucosteril®*	bis 500 mg/kg 1–2 x tägl. p.o., s.c., i.v.	Zur parenteralen Kalorienzufuhr. 10 und 20 %ige Lösung sind gewebereizend – nur verdünnt oder streng i.v. anwenden!
81	**Isotone Kochsalzlösung** *Isotone Kochsalz-Lösung 0,9 % Braun®*	60–100 ml/kg/d i.v., s.c.	V.a. bei chronischer Niereninsuffizienz mit Hyponatriämie u. Hyperkaliämie.
82	**Vollelektrolytlösung** *Ringer-Laktat-Lösung®, Jonosteril® Sterofundin®*	60–100 ml/kg/d i.v., s.c.	Bei isotoner Dehydratation.

11. Wundbehandlung

83	**Chlorhexidin** *Frubilurgyl*®	2–3 x tägl. 1 Sprühstoß	Zur lokalen Behandlung von Schleimhautläsionen in der Maulhöhle.
84	**Enzymhaltige Salbe (Trypsin, Chymotrypsin, Papain)** *Nekrolytan*®	ein- bis mehrmals tägl. lokal auf Wundflächen	Zur Behandlung von nässenden und ulzerierenden Wunden.
85	**Dexpanthenol** *Bepanthen*® Roche Wund- und Heilsalbe	mehrmals tägl. lokal auf Wundflächen	Adjuvans bei Hautläsionen.
86	**Ethacridinlactat** *Rivanol*®	0,01 %ig	Lokales Antiseptikum zur Wundbehandlung und Spülung von Wundhöhlen.
87	**Hexetidin** *Hexoral*®	2–3 x tägl. 1 Sprühstoß	Zur lokalen Behandlung von Schleimhautläsionen in der Maulhöhle.
88	**Povidon-Iod** *Braunol*®, *Braunovidon*®, *Betaisodona*®	mind. 1:5 verdünnt	Lokales Antiseptikum. Bevorzugt wässrige Lösungen verwenden! Wundbehandlung, Spülung von Wundhöhlen.
89	**Wasserstoffperoxid (H_2O_2)**	1–3 %ig	Zur Wundbehandlung und zum Spülen von Wundhöhlen

12. Analgetika

90	**Buprenorphin** *Temgesic*®	0,01–0,05 mg/kg, 2–3 x tägl. s.c., i.m., i.v.	Morphinabkömmling; fällt unter BTM-Gesetz. Bei starken postoperativen Schmerzzuständen. Nur bei intakter Leberfunktion!
91	**Carprofen** *Rimadyl*®	5 mg/kg, 1 x tägl. s.c.	Nur bei intakter Leberfunktion!
92	**Meloxicam** *Metacam*®	0,15 mg/kg, 1 x tägl. s.c., p.o.	Nur bei intakter Leber- u. Nierenfunktion! Nicht in Laktation oder Trächtigkeit!
93	**Metamizol** *Novalgin*®	10–20 mg/kg, 2–3 x tägl. s.c., p.o.	Bei Dauertherapie Blutbildschäden möglich! Bei Überdosierung Schockgefahr! Nur bei intakter Nierenfunktion!
94	**Tolfenaminsäure** *Tolfedine*®	4 mg/kg, 1 x tägl. s.c., p.o.	Über max. 3 Tage.

13. Narkotika, Narkoseprämedikation, Euthanasie

95	**Atipamezol** *Antisedan®*	1 mg/kg s.c., i.m.	Antagonist für Medetomidin [98].
96	**Atropinsulfat** *Atropin-Braun®*	0,05–0,1 mg/kg s.c., i.m.	Als Prämedikation v.a. vor Inhalationsnarkosen. Verhindert Bronchosekretion. Bei langer OP Nachdosierung erforderlich (Tropa-Esterase des Kaninchens!).
97	**Diazepam** *Valium®*	1–5 mg/kg s.c., i.m., i.v.	Bei Anfällen. Zur kombinierten Injektionsnarkose [102].
98	**Fentanyl & Midazolam & Medetomidin** *Fentanyl Janssen® & Dormicum® & Domitor®*	0,02 mg/kg i.m. & 1 mg/kg i.m. & 0,2 mg/kg i.m.	Bei Zwergkaninchen ⅔ der Dosierung. Vollständig antagonisierbar.
99	**Flumazenil** *Anexate®*	0,01 mg/kg s.c., i.m.	Antagonist für Midazolam [98].
100	**Isofluran** *Isoflo®, Forene®*	Einleitung: 4–5 Vol%, dann 2–3 Vol%	Inhalationsnarkose. Erforderliche Konzentration abhängig von sedativer Prämedikation.
101	**Ketamin & Medetomidin** *Ketavet® & Domitor®*	20 mg/kg s.c., i.m. & 0,25 mg/kg s.c., i.m.	Zur Sedation ½ bis ⅔ der Dosierung. Medetomidin antagonisierbar mit Atipamezol. Cave: Ketaminüberhang! Antagonisierung erst ca. 45 min nach Ketamingabe.
102	**Ketamin & Medetomidin & Diazepam** *Ketavet® & Domitor® & Diazepam-ratiopharm®*	20 mg/kg s.c., i.m. & 0,25 mg/kg s.c., i.m. & 0,5 mg/kg s.c., i.m. (80 % d. Mischung applizieren)	Medetomidin und Diazepam sind antagonisierbar. Cave: Ketaminüberhang! Antagonisierung erst ca. 45 min nach Ketamingabe.
103	**Ketamin & Xylazin** *Ketavet® & Xylazin 2 %®*	40–60 mg/kg s.c., i.m. & 4–6 mg/kg s.c. i.m.	Zur Sedation ⅓ bis ⅔ der angegebenen Dosierung.
104	**Naloxon** *Narcanti® Vet*	0,03 mg/kg s.c., i.m.	Antagonist für Fentanyl [98].
105	**Pentobarbital** *Narcoren®, Eutha 77®*	500–800 mg/kg i.v., i.p., i.c.	**Dosierung für Euthanasie!** Durchführung S. 20
106	**Propofol** *Rapino Vet®*	5–8 mg/kg i.v.	Strenge i.v.-Applikation!

14. Künstliche Ernährung

107	**Critical Care®:** kommerzielles Futter zur künstl. Ernährung von Pflanzenfressern; wird mit Wasser angerührt	Je nach Verdünnungsgrad 50–80 ml/kg/d	
108	**Breimischung:** Obst-/Gemüsebrei (Alete®, HIPP®), zermahlene Pellets, Traubenzucker	ca. 80 ml/kg/d	Gesamtmenge auf 6–8 Portionen aufteilen. Applikation auch über Magensonde möglich.
109	**Pedigree® Canine Concentration Instant Diet:** 47 g/100 ml Wasser oder **Whiskas® Concentration Instant Diet:** 50 g/150 ml Wasser + zermahlene Pellets	70–80 ml/kg/d	

15. Impfstoffe, Paramunitätsinducer, Immunstimulantien

110	**Parapoxvirus ovis** *Baypamune®*	1 ml/Tier s.c.	Paramunitätsinducer. 3 x nach dem Schema: 1., 2./3. und 8. Behandlungstag.
111	**Echinacin** *Echinacea stada®*	0,1 ml/kg, 2 x tägl. p.o.	Immunstimulans, Anwendung über etwa 2 Wochen.
112	**Kaninchenschnupfen-Impfstoff** *Cunivac PAST®*		Ab 4. Lebenswoche, 2 x im Abstand von 14 d, Wiederholung nach 6 Monaten.
113	**Myxomatose-Impfstoff** *Cunivak MYXO®*		Ab 4. Lebenswoche, Wiederholungen je nach Infektionsdruck 1 und 5–6 Monate nach Erstimpfung.
114	**RHD-Impfstoff** *Cunivak RHD®*		1 x jährlich. Ab 6. Lebenswoche (bei Jungtieren ungeimpfter Häsinnen) bzw. ab 12. Lebenswoche (bei Jungtieren geimpfter Häsinnen).

Abbildungsnachweis

Dr. Barbara Glöckner, Tierarztpraxis Dr. H. Brieger, Anhaltinerstr. 2a, 14163 Berlin:
Abb. 2.28, 2.35, 2.134 a+b, 3.20 a+b

Institut für Parasitologie, Freie Universität Berlin, Königsweg, 14163 Berlin:
Abb. 2.21, 2.22, 2.23, 2.47, 2.120, 2.121, 2.122, 2.123, 2.124, 2.125

Dr. Petra Kattinger, Kleintierpraxis am Uhlenhorst, Uhlenhorst 8, 14532 Kleinmachnow:
Abb. 3.24, 3.25, 3.26

Dr. Friedrich Roes, Tierarztpraxis Dr. B. Sörensen, Königsbergerstr. 36, 12207 Berlin:
Abb. 2.55 a, 2.69 a, 2.69 f, 2.69 g, 2.70

Thorsten Schäfer, Nuthestr. 5a, 14513 Teltow:
Abb. 1.2, 2.2 a+b, 2.3, 2.136

Dr. Anja Ewringmann, Tierarztpraxis Dr. B. Sörensen, Königsbergerstr. 36, 12207 Berlin:
alle weiteren Abbildungen

Sachregister

Rote Seitenzahl = ausführliche Besprechung einer Erkrankung nach Ätiologie, Pathogenese, Klinik, Diagnose, Therapie, Prognose
Kursive Seitenzahl = zugehörige Abbildung
Fette Seitenzahl = Haupteintrag

A

Abdomen, Röntgendiagnostik 259 ff
Abdomenbewegung, paradoxe 26
Arteria auricularis 247 f
Arteria ovarica 125
Arteria uterina 125
Abszess, Gesäuge **123**
–, intraabdominal **101**
–, Kiefer **69 f**
–, Lymphknoten 71
–, Ohr 71
–, retrobulbär 60 f
–, Rückenmark **180**
–, Weichteile **71**
Acetylcystein 272
Adenokarzimom, Gesäuge 121 f
–, Uterus 133
Adipositas 83, *86*
Aktivkohle 45
Alanin-Aminotransferase 250 ff
Albumin 251 f
Alkalische Phosphatase 250 ff
Allergie **25 f**, **72 f**
–, Haut **224**
Allgemeinbefinden, Beurteilung 4
Alopezie **206 ff**
ALT s. Alanin-Aminotransferase
Amikacin 270
Aminosäurenlösung 275
Amitraz 271
Amoxicillin 222, 270
Ampicillin 222, 270
Amputation 197
Anämie 249
Analgetika **276**
Anamnese **1 ff**
Anaphylaxie **25**
Anfall **161 ff**
Anoplocaphaliden 43
Antibiotika **270**
Antibiotikaintoxikation **45**
Antimykotika **271**
Antiparasitika **271**
Antiseptika **276**
Apathie **241 ff**
Apnoe, Notfallmaßnahmen 10
Arrhythmie **234 ff**
Arthritis **202**
Aspartat-Aminotransferase 250 ff
AST s. Aspartat-Aminotransferase
Ataxie **161 ff**
Atipamezol 277
Atmung, Medikamente **272**
–, Untersuchung 5, 7
Atropin 273, 277
Auge, Ausfluss **47 ff**
–, Trübung **47 ff**
–, Medikamente **273**
–, Untersuchung 5
Automutilation 173, 220
Azidamfenicol 273

B

Bacillus piliformis 39 f
Bandwurm-Befall **43**
Bariumsulfat 272
Basophile Granulozyten 249 f
Bewegungsapparat, Untersuchung 5
Bewegungsstörung **189 ff**
Bewusstseinstrübung **161 ff**
Bezoar 79 f
Bilirubin 251 f
Bissverletzung 175, **222 f**
–, Penis **113 f**
Blasengrieß 96 f, 148 ff
Blasenkompression 253
Blasenstein 96 f, 148 ff
Blinddarm, Physiologie 29
Blutbild s. Hämatologie
Blutchemie **250 ff**
Blutentnahme 247 f
Blutuntersuchung **247 ff**
Blutzucker 275
Bordetella bronchiseptica 17, 175
Brachygnathia superior *232*
Bromhexin 272
Bronchopneumonie 17 ff
Brunst 102
Buprenorphin 276
Butylscopolamin 272

C

Cabergolin 274
Calicivirus 20
Carprofen 276
Cheyletiellose **215 f**
Chloramphenicol 270, 273
Chlorhexidin 276
Cholesterin 251 f
Ciprofloxacin 270
Cittotaenia spp. 43
CK s. Kreatinkinase
Clindamycin 270
Clostridien 37, 39 f
Clotrimazol 271
Coronavirus 44
Ctenocephalides canis 219
Ctenocephalides felis 219

D

Dacryocystitis **56 f**
Darmmykose **39**, *40*
Darmtympanie **93 ff**
Demodikose **217 f**
Dermatitis, bakterielle **221**
–, nekrotisierende **215**
Dermatomykose **220 f**
Dexamethason 273 f
Dexpanthenol 273, 276
Diabetes mellitus **157 f**, **237 f**
Diazepam 277

Differentialblutbild **249 f**
Digoxin 273
Dimethylbutyramid 272
Dimeticon 272
Doxapram 272
Doxycyclin 270

E

Echokardiographie 265
Eimeria spp. 41 f
Eimeria stiedai 84
Eisen 275
Ektoparasiten **215 ff**
Elektrokardiographie 266
Elektrolyte 245, 275
Ellenbogengelenkluxation **200 f**
Enalapril 273
Encephalitozoon cuniculi s. Encephalitozoonose
Encephalitozoonose 59, 63, 98, 147, 159, **172 ff**, 182, 186, 203, 251
Endometriale Hyperplasie 99, **131 f**, 151
Endoparasiten **41 ff**
Enilkonazol 271
Enrofloxacin 270
Enteritis **28 ff**
–, bakterielle **39 f**
–, chronische **237**
–, virale **44**
Enterotoxämie 185
Entropium 57
Eosinophile Granulozyten 249 f
Epididymitis **114**
Ernährung, künstliche s. Zwangsfütterung
Ernährungszustand, Beurteilung 5
Ersatzmilch 116
Erythrozyten, Blut 249
–, Harn 254
Escherichia coli 22, 37, 39 f
Ethacridinlactat 276
Etilefrin 273
Euthanasie **20**
Exophthalmus **60 f**
–, stressbedingt 6
Exsikkose, Behandlung 245

F

Febantel 271
Fehlernährung s. Fütterungsfehler
Fellwechsel, saisonaler 206
Fellverlust s. Alopezie
Femurfraktur *198*
Fenbendazol 271
Fentanyl 277
Fettleber **83**, 185
Fettsucht s. Adipositas
Fixateur externe 196 f, *198*
Fliegenmadenbefall s. Myiasis
Flohbefall **219**
Flotationsmethode 256
Flumazenil 277
Fraktur, Femur 195
–, Metacarpus 195
–, Metatarsus 195
–, pathologische **202 f**
–, Radius 195
–, Schädel **177 f**
–, Tibia 195
–, traumatische **195 ff**
–, Ulna 195
Francisella tularensis 240
Furosemid 273
Fütterung, bei Durchfall 29 f
–, Rationszusammensetzung **3**, 39
–, während der Laktation 184
–, während der Trächtigkeit 184
Fütterungsfehler **38 f**, 79

G

Gallensäuren 251 f
Ganganomalien **189 ff**
Gastroenteritis **28 ff**
Geburt 125
Geburtsstörung **135 f**
Gehirntumor **178**
Gelenk, Entzündung **202**
Gentamicin 270, 273
Gesamteiweiß 251 f
Gesäuge, Abszess **123**
–, Hyperplasie **122**
–, Schwellung **119 ff**
–, Tumor **121 f**
Geschlechtsbestimmung 1
Gewichtsverlust **226 ff**
Glaukom **60**

GLDH s. Glutamatdehydrogenase
Glukose 275
–, Serum 251 f
Glukosurie 157, 237 f
Glutamatdehydrogenase 250 ff
Granulozyt 248 f
Graphidium strigosum 42 f
Griseofulvin 271
Gynäkomastie **123**

H

Haemodipsus ventricosus 219
Haltung 2
Hämatokrit 249
Hämatologie **248 ff**
Hämaturie 131, **137 ff**
Hämoglobin 249
Hämometra 99, **131 f**, 151 f
Hämorrhagische Diathese 20
Handling 4
Harn, Absatzstörung 111 f, **137 ff**
–, physiologischer 254 f
–, Probenentnahme 253
–, Untersuchung 254 f
Harnröhrenstein 96 f, **111 f**, 148 ff
Harnstoff 251 f
Haut, Diagnostik 5, **267**
–, Nekrose 215, 223
Hautturgor 7
Hefen 39 f
Hepatitis, infektiöse **85**
–, traumatische **85**
Hepatopathie **185 f**
Herz, Medikamente **273**
Herzerkrankung **24 f**, **187 f**, **234 ff**
Hexetedin 276
Hirntumor s. Gehirntumor
Hitzschlag **22**, **182**
Hodentumor **114**
–, intraabdominal 101
Hormone **274**
Hüftgelenkluxation **201 f**
Hydrometra 99, **133 f**, 151 f
Hyperästhesie 172 ff
Hyperparathyreoidismus 203 f
Hyperplasie, Endometrium 99, **131 f**, 151 f
–, Gesäuge **122**
–, Nickhautdrüse **62**

Hypersalivation 212
Hyperthermie s. Hitzschlag
Hypoglykämie **183 f**
Hypoklazämie **183 f**

I
Ikterus 84
Imidacloprid 271
Imidaprilhydrochlorid 273
Impfstoff **278**
Impfung, Kaninchenschnupfen **19**, 278
–, Myxomatose 21, **72**, 278
–, RHD **20**, 278
Inappetenz **241 f**
Infusionslösungen **275**
Infusionstherapie 245
Inguinaldrüse, Anatomie 102
–, Entzündung **110**
Inhalation 19
Insulin 274
Interferon 72
Intoxikation s. Vergiftung
Intubation 10, *11*
Isofluran 277
Ivermectin 271

J
Jugularvene s. V. jugularis
Juckreiz 206 ff
–, analer 42, 113

K
Kachexie **226 ff**
Kalium 250 ff, 275
Kalzium, Glukonat 275
–, Mangel 183 f, 231 f
–, Serum 250 ff
–, Stoffwechsel **137**, 148, 203 f
Kaninchenschnupfen **17 ff**, 56, 175, 182
Kaninchensyphilis 111, **221 f**
Kardiomyopathie 24, 187, **234 ff**
Kastration s. Ovariohysterektomie
Katarakt **63**
Katheterharn 253
Keratitis **57 f**
Ketamin 277
Ketoazidose 83
Ketokonazol 271
Kieferabszess **69 f**

Kiefererkrankung **231 ff**
Knochentumor, Gliedmaßen **204 f**
–, Schädel **73**
–, Wirbelsäule **204 f**
Kochsalzlösung, isotone 275
Körpertemperatur 8
Kokzidiose, Darm **41 f**
–, Leber **84**, 185
Konjunktivitis **55 f**
Kopfschiefhaltung **161 ff**
Kornealäsion 57 f
Kortikoide **274**
Kortison 160
Kotsuspension 45
Krallenverletzung **199**
Kreatinin 251 f
Kreatinkinase 250 ff
Kreislauf, Medikamente **273 f**
–, Stabilisierung 245 f
Kristallurie, physiologische 137, 254 f

L
Lactatio falsa 121
Lähmung **161 ff**
Laktatdehydrogenase 250 ff
Laktation 183
Läusebefall **219**
Leberkokzidiose **84**
Leberstauung *83*, **84**
Leberverfettung **83**, 185, *244*
Leporipoxvirus 20, 71, 110
Leukose **73**, **85**, 98, 147, 185, **239**
Leukozyten, Blut 249
–, Harn 254 f
Ligamentum latum uteri 125
Lufenuron 272
Lunge, Abszess **19 f**
–, Blutung **27**
–, Ödem 24, 187
–, Tumor **21 f**
Luxation, Ellenbogengelenk **200 f**
–, Hüfgelenk **201 f**
–, Wirbel 179
Lymphozyten 249

M
Magensonde 80
Magentympanie **78 ff**
Magenüberladung 24, **81 f**

Magenwurm-Befall **42 f**
Mammatumor s. Gesäugetumor
Mannitol 273
Marbofloxacin 270
Marknagelung 196
Mastitis **123 f**
Mebendazol 271
Medetomidin 277
Meloxicam 276
Meningitis **182**
Meningoencephalitis 172
Mesometrium 125
Mesovar 125
Metamizol 272, 276
Metastasen, Lunge 21
Metildigoxin 273
Metoclopramid 272
Metronidazol 270
Microsporum spp. 220 f
Midazolam 277
Mineralstoffe **275**
Monozyten 249
Mosgovoya spp. s. *Cittotaenia spp.*
Mukometra 99, **133 f**, 151 f
Mutterlose Aufzucht **116 f**
Myiasis **109 f**
Mykose, Darm s. Darmmykose
–, Haut s. Dermatomykose
Myxomatose **20 f**, **71 f**, **110 f**

N
Nagerpest s. Rodentiose
Naloxon 277
Narkotika **277**
Nase, Untersuchung 6
–, Spülung 18
–, Tupferprobe 18
Nasenausfluss **9 ff**
Nativpräparat, Harn 255 f
–, Kot 256
Natrium 250 ff
Nekrotisierende Dermatitis **215**
Nematoden **42 f**
Neoplasie s. Tumor
Nephritis **97 f**, 146 f, 158 f, 172, 186
Nephrolithiasis **96**, 147, **148 ff**, 159, 186
Nephropathie **186 f**
Neurologische Untersuchung **268**

Neutrophile Granulozyten 249 f
Nickhautdrüsenhyperplasie **62**
Nieren, Physiologie 137
Niereninsuffizienz, akute **146 f**
Niereninsuffizienz, chronische **147 f**, **159 f**, **236 f**
Nierentumor **98 f**, 159, 186
Norfloxacin 273
Nystagmus 172 ff
Nystatin 272

O

Obstipation **95 f**
Ofloxacin 273
Ohren, Untersuchung 6
Ohrräude 175, **216 f**
Oleandervergiftung 182 f
Orchitis **114**
Ornithonyssus bacoti **218**
Oronasale Fistel **23 f**
Osteodystrophie **203 f**
–, alimentäre 203, 231 f
Osteomyelitis **204**
Osteosarkom 73
Osteosynthese **196 f**
Otitis externa 216 f
–, interna **175 f**
–, media **175 f**
Ovariohysterektomie **125 f**
Oxytetracyclin 270, 274
Oxytocin 274
Oxyuren s. *Passalurus ambiguus*

P

Papillomatose **113**
Paralyse 161 ff
Parästhesie 172 ff
Paraffin 272
Paramunitätsinducer 278
Parasitose, Haut 215 ff
–, Magen-Darm 41 ff
Parese **161 ff**
Passalurus ambiguus **42**
Pasteurella multocida **17 ff**, 175
Penisprolaps **113 f**
Pentobarbital 277
Pflegezustand, Beurteilung 5
Phakoklastische Uveitis **59 f**
Phosphat, anorganisches 250 ff
Phoxim 271
Plattenosteosynthese 196
Pododermatitis **199 f**

Polyplax serrata 219
Polyplax spinulosa 219
Povidon-Iod 276
Präputialödem **113 f**
Praziquantel 271
Prednisolon 274
Prednisolonacetat 274
Probiotikum 272
Propofol 277
Propoxur 271
Propranolol 273
Protein s. Gesamteiweiß
Pseudoeosinophiler 248 f
Pseudogravidität s. Scheinträchtigkeit
Pseudotuberkulose s. Rodentiose
Psoroptes cuniculi 175, **216 f**
Pterygium conjunctivae **62 f**
Pyometra 99 f, **134 f**

R

Rabbit Haemorrhagic Disease (RHD) **20**
Ramipril 273
Reflex, Untersuchung 268
Rektumtupfer 256
Retrovirus 239
RHD s. Rabbit Haemorrhagic Disease
Rhinitis contagiosa cuniculi s. Kaninchenschnupfen
Ringer-Laktat-Lösung 275
Rodentiose 185, **240**
Rohfasermangel **214 f**, 232
Röntgendiagnostik **257 ff**
–, Anlage 257
–, Beurteilung **258 ff**
–, Folien 257
–, Kontrastmittel 263 f
–, Lagerung **257 f**
Rotavirus 44
Rückenmark, Entzündung 180
–, Läsion **179 f**

S

Saccharomyces guttulatus 39, *40*, 256
Salmonellen 39 f
Schädel, Fraktur **177 f**
–, Röntgendiagnostik 262 f
–, Trauma **177 f**

Scheidentumor **136**
Scheinträchtigkeit **121**, **214**
Selamectin 271
Selen 275
Septikämie **22**, **185**
Serologie 251
Spilopsyllus cuniculi 219
Spirochätose s. Kaninchensyphilis
Spondylose 181
Spontanharn 253
Spritzennekrose **223**
Spurenelemente **275**
Staphylokokken 17, 39 f, 175, 221
Stauungsleber *83*, **84**
Streptokokken 17, 39 f, 175
Stufengebiss 37
Sulfadoxin 271

T

Tesafilm-Abklatsch 256
Tetracyclin 271
Theophyllin 272
Thorax, Röntgendiagnostik 258 f
Thoraxerguss 24, 187
Thrombozyten 249
Tolfenaminsäure 276
Toltrazuril 271
Totalprotein s. Gesamteiweiß
Toxoplasmose **177**
Trächtigkeit 206
Trächtigkeitstoxikose **184 f**
Tränennasenkanal, Anatomie 47
–, Entzündung **56 f**
Trauma, Schädel **177 f**
–, Weichteile **198**
–, Wirbelsäule **179 f**
Treponema cuniculi s. Kaninchensyphilis
Trichophyton spp. 220 f
Trichostrongylus retortaeformis **43**
Triglyceride 251 f
Trimethoprim 271
Tularämie 185, **240**
Tumor, Gehirn **178**
–, Gesäuge **121 f**
–, Hoden 100, **114**
–, intraabdominal 101

–, Knochen **73**, 204
–, Lunge **21 f**
–, Niere **98 f**, 159, 186
–, retrobulbär 60
–, Scheide **136**
–, Uterus 99 f, **133**, 151 f
–, Wirbelsäule **180 f**
Tympanie 24
–, Darm **93 ff**
–, Magen **78 ff**
Tyzzer's Disease 39 f

U
Ultraschalldiagnostik **264 f**
Ureterstein *151*
Urethrastein s. Harnröhrenstein
Urin, Verfärbung **137 ff**
Urolithiasis **96 f**, **148 ff**
Uterustumor 99 f, **133**, 151 f
Uveitis **58 f**
–, phakoklastische **59 f**

V
Vena auricularis 247 f
Vena cava cranialis 248

Vena cephalica 247 f
Vena jugularis 248
Vena ovarica 125
Vena saphena lateralis 247
Verband 189 f
Verdauungstrakt, Anatomie 74
–, Infektionen **39 ff**
–, Medikamente **272**
–, Physiologie 28 f
–, Untersuchung 7 f
Vergesellschaftung 223
Vergiftung **45**, **182 f**
Virusenteritis **44**
Vitamine **275**
Vollelektrolyte 275

W
Wamme 65
Wasserstoffperoxid 276
Wehenschwäche 135 f
Weichteile, Abszess **71**
–, Trauma **198**
Wirbelsäule, degenerative Erkrankung **181**
–, Trauma **179 f**
–, Tumor 204, **180 f**

Wundbehandlung 276
Wurmbefall **42 f**

X
Xylazin 277

Y
Yersinia pseudotuberculosis 240

Z
Zähne, Extraktion 23
–, Granulome 23
–, Korrektur 233 f
–, Untersuchung 6
Zahnerkrankung **37 f**, 60 f, 69 f, *156*, *212*, **231 ff**
Zäkotrophie 28 f
Zwangsfütterung 29 f, **241**, 278
Zwerchfellruptur **26 f**
Zystitis 96, **145 f**
Zystozentese 253